Demenz

Hilfe für Angehörige und Betroffene

Demenz

Hilfe für Angehörige und Betroffene

STIFTUNG WARENTEST

verbraucherzentrale Nordrhein-Westfalen

Günter Niklewski
Heike Nordmann
Rose Riecke-Niklewski

Stiftung Warentest
ISBN-10: 3-937880-29-1
ISBN-13: 978-3-937880-29-7

Verbraucherzentrale Nordrhein-Westfalen
ISBN-10: 3-938174-55-2
ISBN-13: 978-3-938174-55-5

Zu diesem Buch

Vor 100 Jahren entdeckte Alois Alzheimer eine, wie er meinte, „seltene" Krankheit. Inzwischen ist sie unter seinem Namen zur Volkskrankheit geworden: Allein in Deutschland leben zurzeit mindestens 1 Million Demenzkranke. Bis zum Jahr 2030 werden es – so schätzt man – zwischen 1,9 und 2,5 Millionen sein.

Betroffen sind jedoch noch viel mehr Menschen. Etwa zwei Drittel der Erkrankten leben in Privathaushalten und werden dort überwiegend von Angehörigen versorgt und gepflegt. Das heißt, immer mehr Menschen müssen sich einem Schicksal stellen, das trotz intensiver Forschung bis heute letztlich unaufhaltsam ist.

Das bedeutet aber nicht, dass man „da nichts tun kann", wie viele meinen. Zwar gibt es noch keine Medikamente, die die Alzheimerkrankheit heilen können. Aber die richtige medizinische Behandlung und eine angemessene Betreuung können das Leben mit ihr deutlich erleichtern. Fachgerechte Pflege, demenzspezifische Hilfeangebote und Finanzierungshilfen können Betroffene und ihre Angehörigen nachhaltig entlasten. Wer einen Demenzkranken pflegt, sollte diese Mittel und Wege kennen und nutzen. Denn viele überfordern sich und versäumen es, rechtzeitig Hilfe zu suchen.

Dieser Ratgeber ist in Zusammenarbeit der Stiftung Warentest und der Verbraucherzentrale Nordrhein-Westfalen entstanden. Ein Schwerpunkt der Arbeit der Stiftung Warentest ist die Bewertung von Medikamenten, Diagnose- und Behandlungsmethoden. Die Verbraucherzentrale NRW ist seit zehn Jahren Trägerin von Pflegeberatungsstellen und betreibt das Demenz-Servicezentrum für die Region Aachen/Eifel. Das Wissen dieser beiden Organisationen ist ebenso in dieses Buch eingeflossen wie die persönlichen und beruflichen Erfahrungen der Autoren mit Demenzkranken.

Ziel ist es, den Betroffenen und Angehörigen so viel praktisches Wissen wie möglich an die Hand zu geben. Wer über den Verlauf und die Auswirkungen der Krankheit Bescheid weiß, kann mit den vielen kleinen und großen tagtäglichen Problemen besser umgehen. Er kann leichter planen und steht nicht hilflos oder resigniert vor neuen Entwicklungen. Für Erkrankte im Frühstadium wird selbstbestimmte Vorsorge möglich.

Erste Anzeichen und Diagnose

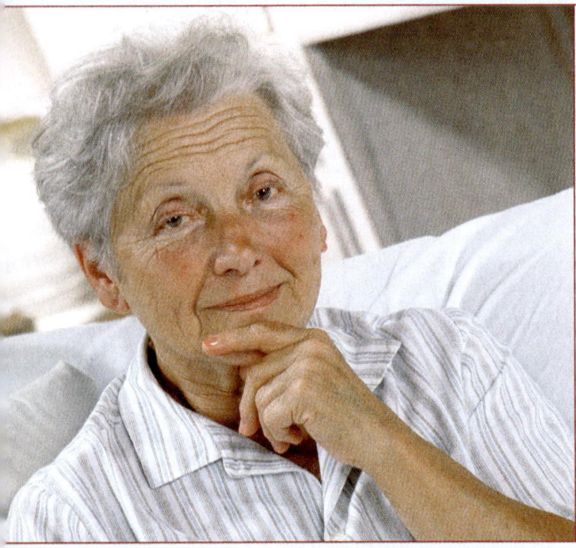

12 Was ist Demenz?
15 Beim Arzt: Die Diagnose der Demenz
15 Das ärztliche Gespräch: Die Exploration
19 Vom Verdacht zur Diagnose
21 Die nächsten Schritte: Psychologische Diagnostik
24 Die neurologisch-psychiatrische Untersuchung
26 Laborchemische und apparative Diagnostik
28 Warum ist die richtige Diagnose so wichtig?

Die verschiedenen Formen der Demenz

35 Durchblutungsstörungen im Gehirn: Die vaskuläre Demenz
35 Die Symptome der vaskulären Demenz
36 Ursachen der vaskulären Demenz
37 Die Behandlung der vaskulären Demenz
38 Demenz bei einer Parkinsonkrankheit
39 Therapie der Demenz bei einer Parkinsonkrankheit
39 Mischformen
40 Reversible (behandelbare) Demenzen
41 Alkoholmissbrauch und Demenz
42 Diabetes mellitus als Ursache
42 Demenz als Folge eines Mangels an Schilddrüsenhormonen
43 Vitamin-B_{12}-Mangel als Ursache
43 Wilsonsche Erkrankung
44 „Wasser im Gehirn" – ein Normaldruckhydrozephalus
45 Demenzen bei Hirntumoren
45 Demenzen nach Schädelhirntraumen
46 Nebenwirkungen von Medikamenten
47 Demenzen bei Infektionen und Entzündungen des Gehirns
47 Demenz oder Depression?
48 Was an eine Depression denken lässt
50 Was die richtige Diagnose außerdem erschwert
50 Die Behandlung der Depression

Die Alzheimerkrankheit: Entstehung und Symptome

52 **Was konnte Alzheimer feststellen?**
54 **Was man heute weiß: Die Rolle der Botenstoffe**
56 **Ist Alzheimer erblich?**
59 **Die Symptome der Alzheimerkrankheit**
60 Die Störungen der geistigen Leistungsfähigkeit
64 Verhaltensauffälligkeiten

Die erste Säule der Behandlung

72 **Die Rolle der hausärztlichen Betreuung**
73 **Die zwei Säulen der Behandlung**
75 **Die Behandlung mit Medikamenten**
75 **Antidementiva**
76 Azetylcholinesterasehemmer
78 Glutamatrezeptorantagonisten
81 Wann kommen Antidementiva infrage?
81 Wie lange sollten Antidementiva eingenommen werden?
82 Antidementiva in der Kritik
83 **Antidepressiva**
85 **Antipsychotika (Neuroleptika)**

Die zweite Säule der Behandlung

88 **Psychotherapie**
88 Kognitives Training – „Gehirnjogging“
90 Und wenn die Erkrankung fortgeschritten ist?
90 Ergotherapie – mehr als Beschäftigungstherapie
91 Erinnerungstherapie: „Biografische Rekonstruktion“
92 **Ausdrucksorientierte Therapieformen: Musik-, Kunst- und Tanztherapie**
93 **Bewegungstherapie**

Wie es weitergehen wird – der Verlauf der Alzheimerkrankheit

97 **Der individuelle Verlauf**
98 **Die Stadien des Vergessens**
98 Frühes Stadium – Vergesslichkeit (leichte Demenz)
101 Zweites Stadium (mittlere Demenz)
103 Drittes Stadium (schwere Demenz)

→

Das Leben mit Demenz (neu) organisieren

108 Die richtigen Entscheidungen treffen
111 Motive für die Übernahme der Pflege erkennen
116 Die Grenzen des Machbaren
117 Hilfe und Versorgung in Heimen und anderen Einrichtungen
119 Mit Demenz allein in der eigenen Wohnung leben
120 Hilfe und Unterstützung für Alleinlebende
122 Grenzen des Alleinlebens
125 Der passende Zeitpunkt zum Umzug
127 Die Wohnung gestalten – die Umgebung sichern
128 Orientierung und Selbstständigkeit in der Wohnung
131 Sicherheit in der Wohnung
135 Unterstützung bei zunehmendem Pflegebedarf

Das Alltagsleben gestalten

140 Die Welt der Demenz verstehen
141 Kommunikation
142 Kommunikationsschwierigkeiten
144 Kommunikation mit Wörtern
148 Wertschätzung und Verständnis
149 Reden ohne Worte
151 Essen und Trinken
152 Die richtigen Nährstoffe in höherem Lebensalter
153 Gefahr der Unterernährung bei Demenz
154 Genügend trinken
155 Mahlzeiten richtig gestalten
164 PEG-Sonde: Ja oder nein?
166 Körperpflege und Hygiene
167 Körperpflege
169 Kleidung
170 Blase und Darm: Wenn die Kontrolle nicht mehr sicher klappt
172 Tag und Nacht gestalten
173 Struktur für den Tag
174 Aktivitäten am Tag
178 Ruhe für die Nacht

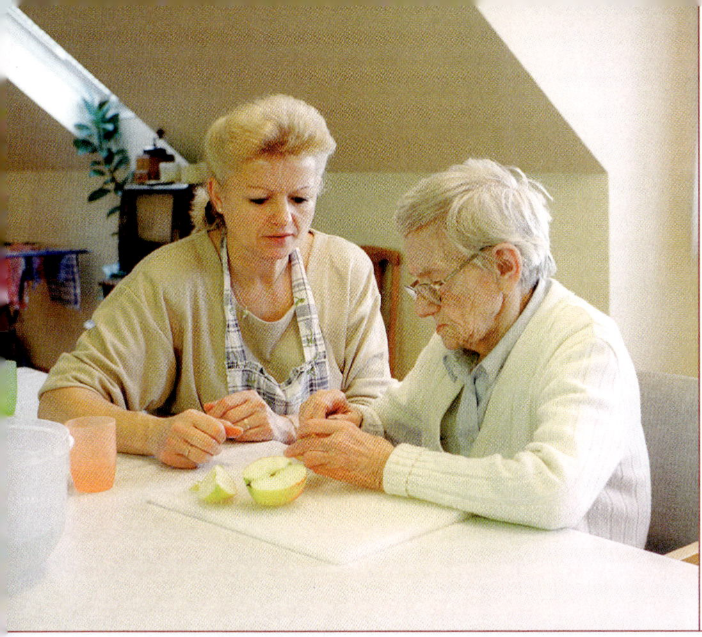

180 Soziales Umfeld
180 Gesellschaftliche Kontakte
182 Kinder und Menschen mit Demenz
183 Tiere als Therapeuten
184 Gefährliches Verhalten
184 Rauchen und offenes Feuer
185 Auto fahren

Konflikte erkennen und bewältigen

188 Die täglichen Herausforderungen
199 Unterstützung und Entlastung für Angehörige
200 Selbsthilfegruppen und Gesprächskreise
201 Schulungskurse für pflegende Angehörige
202 Urlaub für Demenzkranke und Angehörige

Betreuungs- und Pflegeangebote für Menschen mit Demenz

204 Qualitätskriterien
204 Kontinuität in der Betreuung
205 Qualifizierung des Personals
205 Erfahrung des Anbieters mit Demenzkranken
206 Zusätzliche Auswahlkriterien bei Pflegeheim, Kurzzeit- oder Tagespflege
207 Betreuungsdienste
209 Ambulante Pflegedienste
213 Hauswirtschaftliche Hilfen
214 Rund-um-die-Uhr-Betreuung
216 Ehrenamtliche Hilfen
218 Tages-/Nachtpflege
221 Kurzzeitpflege
223 Pflegeheim
225 Betreutes Wohnen für ältere Menschen
227 Wohngemeinschaften für Pflegebedürftige und Demenzkranke
230 Beratungs- und Anlaufstellen

Finanzielle Hilfen

238 Krankenversicherung
238 Leistungen der gesetzlichen Krankenkassen
242 Zuzahlungen
243 Pflegeversicherung
244 Voraussetzungen und Pflegestufen
251 Leistungen der Pflegeversicherung
258 Sozialhilfe
258 Grundsicherung
261 Hilfe zur Pflege
264 Schwerbehinderung

Richtig vorsorgen

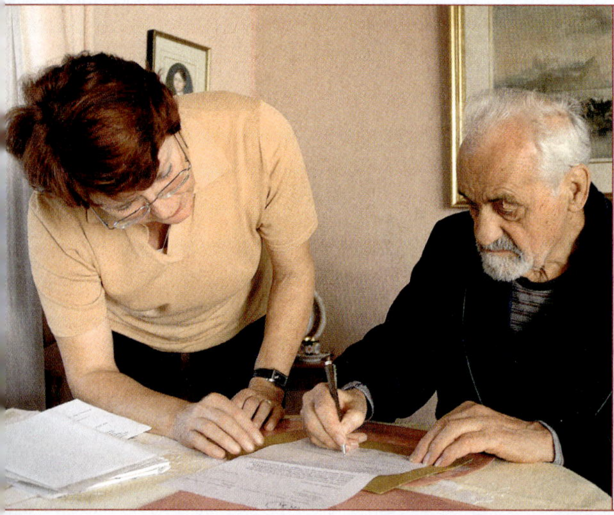

268 Bürgerrechte bei Demenz
268 Geschäftsfähigkeit
271 Deliktfähigkeit und Aufsichtspflicht
272 Versicherungsschutz
274 Rechtliche Betreuung
274 Antragsverfahren
276 Rechte und Pflichten des Betreuers
277 Betreuung in persönlichen Angelegenheiten
279 Vollmachten und Verfügungen
280 Vorsorgevollmacht
284 Betreuungsverfügung
286 Patientenverfügung

Service

290 Literatur und Filme
293 Adressen und Kontakte (eine Auswahl)
296 Gedächtnissprechstunden/Gedächtnisambulanzen
310 Stichwortverzeichnis
317 Impressum

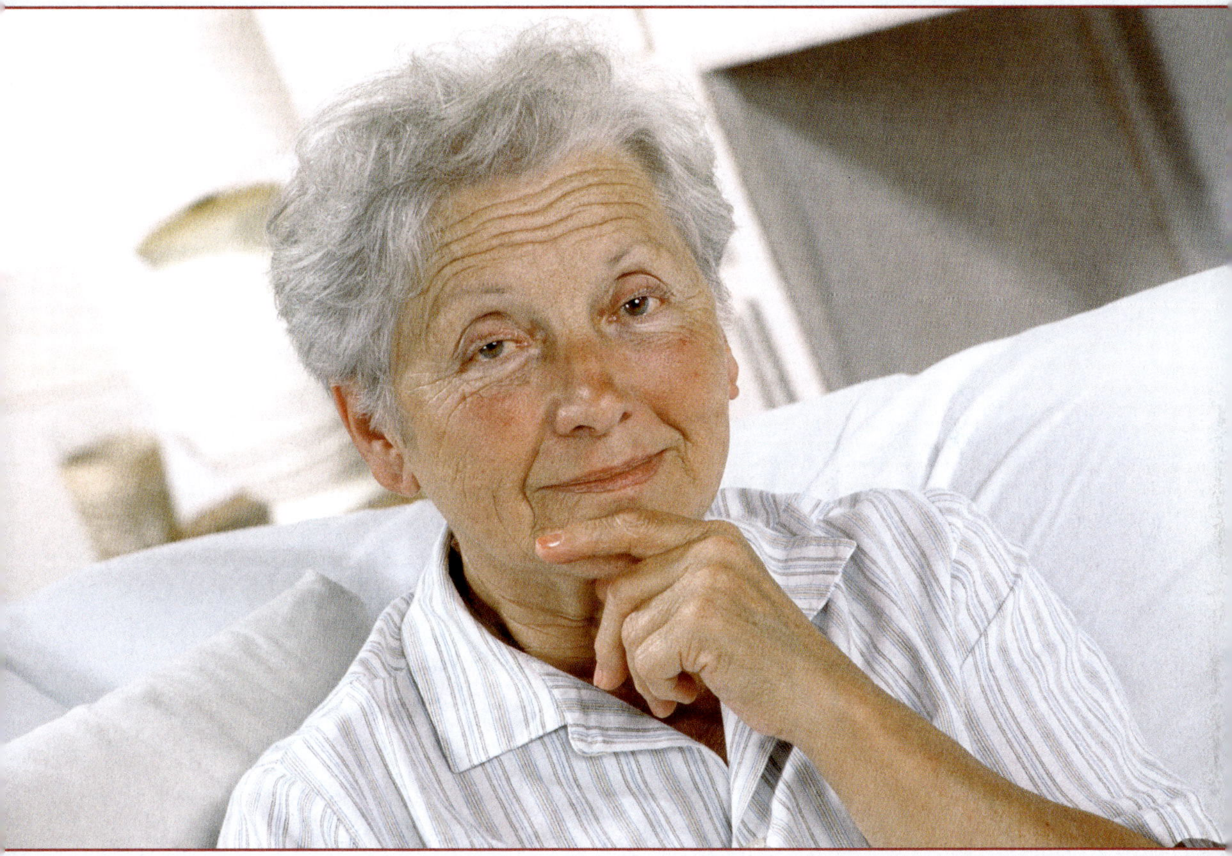

Erste Anzeichen und Diagnose

Was ist Demenz?

Das lateinische Wort dementia bedeutet wörtlich übersetzt „ohne Verstand" oder „ohne Geist". Medizinisch versteht man unter Demenz fortschreitende Erkrankungen des Gehirns, bei denen so wichtige Aufgaben wie das Gedächtnis, das räumliche Orientierungsvermögen oder auch die Sprache zunehmend schlechter funktionieren. Der Begriff Demenz wird also als Oberbegriff für verschiedene Erkrankungen benutzt, die sich in den wesentlichen Symptomen entsprechen: Sie führen zu einem Verlust der Geistes- und Verstandesfähigkeiten. Durch diesen Prozess verändern sich die Persönlichkeit, die grundlegenden Wesenseigenschaften und das Verhalten der Erkrankten sowie – im letzten Stadium der Krankheit – auch die Kontrolle über die eigenen Körperfunktionen.

Das Risiko, an Demenz zu erkranken, ist nicht in jedem Alter gleich hoch: Aufgrund unterschiedlichster Untersuchungen nimmt man inzwischen an, dass es sich im Alter zwischen 60 und 70 Jahren langsam vermehrt, sich diese Tendenz bis etwa 75 etwas beschleunigt und danach steil ansteigt (→ Tabelle unten).

Quelle: The Lancet 12/2005

Zahl der Demenzkranken in Deutschland (geschätzt)

Alter	Betroffene in %	Betroffene in Zahlen
65–69 Jahre	1,2 %	50 000
70–74 Jahre	3,8 %	101 000
75–79 Jahre	6,0 %	170 000
80–84 Jahre	12,3 %	196 000
85–89 Jahre	23,9 %	260 000
90+ Jahre	34,6 %	177 000

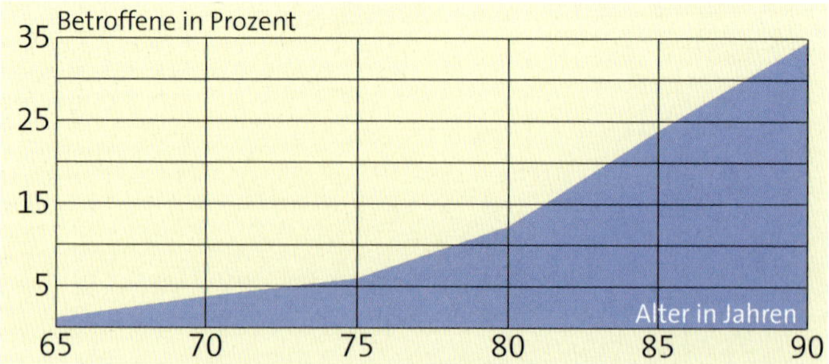

Und da sich unsere Lebenserwartung verbessert, bedeutet das auch, dass sich die Zahl der Demenzkranken in Deutschland stark erhöhen wird.

Hier ein typisches Beispiel dafür, wie sich eine beginnende Demenzerkrankung bemerkbar machen kann:

Ein Hausarzt schildert, was ihm seine Patientin Gertrud S., 62 Jahre, und ihr Mann bei der Untersuchung anvertraut haben:
„Frau S. hatte sich auf ihren Geburtstag gefreut, den sie in gewohnt großer Runde feiern wollte. Sie hatte sich lange vorher mit dem Speisezettel beschäftigt, immer war sie bemüht gewesen, ihren Freunden und Angehörigen einen ganz besonderen Tag zu bereiten. Schon in den letzten Jahren hatte sich dabei das Gefühl einer ganz besonderen Anstrengung bei ihr eingestellt. Aber dieses Jahr fühlte sie sich wirklich überfordert. Nichts ging mehr so von der Hand wie früher. Sie war so schusselig und zerstreut, dass sie weitaus mehr Zeit für die Vorbereitung „ihres“ Tages benötigte, als sie eingeplant hatte. Wenn ihr nicht ihre Kinder in den letzten Stunden, bevor die Gäste kamen, einiges abgenommen hätten, wäre es wohl schiefgegangen. Völlig erschöpft nur konnte sie sich an den Tisch setzen. Was auch neu war: In diesem Jahr erlebte sie zum ersten Mal, dass sich bei ihr die Freude über das gelungene Werk und die Entspannung nach getaner Arbeit nicht einstellen wollten. Ihr war alles zu viel, sie konnte sich ihren Gästen nicht zuwenden, die Gespräche bei Tisch waren schwierig, weil sie sich nicht mehr auf immer neue Gesprächspartner einstellen konnte.

Auch ihre Umgebung bemerkte ihre Anspannung. Gäste boten ihre Hilfe an, was sie zu früheren Zeiten nie zugelassen hätte. Sie hatte das Gefühl einer großen inneren Entfernung, kam sich vor, als sei sie in völlig fremder Gesellschaft.

Dieses Gefühl stellte sich auch immer häufiger an ihrem Arbeitsplatz ein. Frau S. war die „gute Seele“ einer recht großen Anwaltskanzlei. Sie betreute den Empfang, übernahm die Telefonate für die wirklich wichtigen Mandanten und schaffte es bei alldem auch noch, die Ablage für ihren Chef, den Senior der Kanzlei, nebenbei à jour zu halten. Die meisten Dinge erledigte sie automatisch, ohne groß darüber nachdenken zu müssen. Dies fiel ihr aber zunehmend schwer. Immer wieder musste sie feststellen, dass Termine durcheinander geraten waren, dass ihr Chef auf der Suche nach Unterlagen war, die sie zu verwalten hatte, oder gereizt auf ihre Nachfragen zu Terminen reagierte. Sie fragte sich, ob der Stress größer geworden oder ob es einfach das Alter war, das ihr jetzt immer mehr zu schaffen machte.

Sie spürte eine Veränderung: Alles war nicht mehr wie früher. Sie hatte auch ein grundlegendes Gefühl, sich selbst verändert zu haben. In dieser Phase war es ihr außerordentlich wichtig, diese Veränderungen vor anderen zu verheimlichen.

Ihr fiel nicht auf, dass ihr dies immer weniger gelang. Ihr Mann, der vor allem ihre Niedergeschlagenheit und Zerstreutheit bemerkte, schob alles auf den zunehmenden Stress in der Kanzlei. Um sie etwas aufzuheitern und abzulenken, überraschte er sie mit der Buchung einer Urlaubsreise nach Holland zur Tulpenblüte. Gertrud S. äußerte große Freude, doch wirklich freuen konnte sie sich ganz und gar nicht. Eigentlich hatte sie nur Angst. Angst vor den Reisevorbereitungen, vor der Veränderung, vor der fremden Umgebung. Tatsächlich war sie kaum imstande, den Koffer zu packen. Ihre Tochter half ihr dabei.

Am Abend ihrer Ankunft war sie zu erschöpft, um nach dem Abendessen noch mit ihrem Mann und den anderen Hotelgästen an der Bar den Abend ausklingen zu lassen. Sie verabschiedete sich schon bald von der Runde, die noch fröhlich zusammensaß.

Als ihr Mann gegen Mitternacht ins Zimmer kam, stellte er fest, dass seine Frau gar nicht im Bett lag, obwohl sie ihre Kleider wie immer abends sehr ordentlich auf einen Stuhl gelegt hatte. Auch im angrenzenden Bad war sie nicht. Ihm fiel auf, dass die Zimmertür zum Gang nur angelehnt gewesen war. Nun begab er sich im Hotel auf die Suche und fand seine Frau am Ende des Flurs im Nachthemd völlig verängstigt und verstört auf einem Stuhl sitzend. Nach und nach kam er darauf, dass sie wahrscheinlich die Badezimmertür mit der Tür zum Gang verwechselt und sich dann im Hotel verirrt hatte …

Nach dieser Reise kam Herr S. mit seiner Frau in meine Praxis."

Beim Arzt: Die Diagnose der Demenz

Für die meisten Menschen, die an sich Veränderungen ihrer geistigen Leistungsfähigkeit wahrnehmen, ist der Hausarzt die erste Anlaufstelle. Dies ist durchaus sinnvoll. Denn die langjährige Beziehung zwischen Patient und Arzt kann die Hemmschwelle senken, die möglicherweise lange verhindert, offen über die Befürchtungen und Ängste, die diese Einbußen auslösen, zu sprechen. Auch die Angehörigen, die sich um ihre Mutter, ihren Vater oder Lebenspartner Sorgen machen, wählen meist den Gang zu deren Hausarzt. Er kennt seine Patienten und ihre körperliche und geistige Verfassung schon lange und kann deshalb auch besser als ein fremder Arzt Veränderungen feststellen.

Das ärztliche Gespräch: Die Exploration

Wenn es um die Abklärung einer Demenzerkrankung geht, ist die Exploration (lat. explorare = auskundschaften) das erste und wichtigste „Instrument" des Arztes. Denn die Beschwerden, die der Betroffene und die Angehörigen ihm schildern, bilden die Grundlage für die Diagnose und Behandlung. Nur im persönlichen Gespräch kann der Arzt klären, woran der Patient leidet und welche Behandlung die beste sein wird.

Der erste Eindruck

Einen wichtigen Bestandteil bildet das Erstgespräch, bei dem Patienten und/oder ihre Angehörigen zum ersten Mal über ihre Sorgen und Befürchtungen sprechen können. Häufig stehen Klagen über das zunehmend schlechte Gedächtnis, über Orientierungs- oder Verhaltensstörungen im Vordergrund. Oft sind es auch depressive Verstimmungen, Lustlosigkeit und Verlust des Antriebs und Interesses, die die Betroffenen zum Arzt geführt haben oder die Angehörigen dazu bewegt, den Partner, die Partnerin, die Mutter oder den Vater dem Hausarzt vorzustellen. Anhand der geschilderten Beschwerden erhält der Arzt einen ersten Eindruck, der ihn zu weiteren Fragen und Untersuchungen veranlasst. Denn Ärzte orientieren sich in ihrer Gesprächsführung an bestimmten Leitsymptomen. Bei der Diagnose einer Demenz ist dies meist die nachlassende Merkfähigkeit.

Der Arzt richtet dann sein Augenmerk im Gespräch zum Beispiel auf die Konzentrationsfähigkeit des Patienten. Er wird darauf achten, ob

- und wie er dem Gespräch folgen kann,
- es ihm schwerfällt, bei der Sache zu bleiben,
- er Wichtiges von Unwichtigem unterscheiden kann,
- er Schwierigkeiten hat, Wörter zu finden, Sätze zu bilden oder
- er dazu neigt, durch Umschreibungen zu verdeutlichen, was er auszudrücken momentan nicht in der Lage ist.

Der Arzt registriert auch, ob sein Patient im Gespräch leicht ermüdet und insgesamt abgeschlagen, interesse- und antriebslos wirkt. Danach wird er noch einmal die Beschwerden überdenken, die der Patient oder seine Angehörigen ihm geschildert haben. Ist zum Beispiel die beklagte Vergesslichkeit innerhalb der Bandbreite des Üblichen oder deutet sie wirklich schon auf einen krankhaften Abbau der geistigen Fähigkeiten hin?

Abwarten und Tee trinken?

Viele Menschen, auch jüngere, klagen über Schwierigkeiten beim Erinnern von Namen. Häufig hat dies keinen Krankheitswert. Möglicherweise schlägt Ihnen Ihr Hausarzt deshalb vor, alles erst einmal zu beobachten. Dies kann sinnvoll sein. Doch auf der anderen Seite werden die Symptome einer beginnenden Demenz von Betroffenen und ihren Angehörigen oft zu lange ertragen, bevor sie professionelle Hilfe suchen. Das heißt, die Schwierigkeiten bestehen schon so lange, dass eigentlich eine rasche diagnostische Abklärung anstünde. Durch ein weiteres abwartendes „Beobachten" geht wertvolle Zeit verloren.

Deshalb: Falls Sie schon mehr als sechs Monate Probleme beim Erinnern beobachtet haben, sollten Sie dies Ihrem Hausarzt mitteilen und gegebenenfalls auf weitergehende Untersuchungen bestehen. Es gibt mittlerweile eine Vielzahl von Hausärzten, die sich mit dem Demenzproblem auseinandersetzen und entsprechend ausgebildet sind. Leider steht dies nicht am Praxisschild.

Nur Vergesslichkeit? Oder schon erste Anzeichen einer Demenz?

Wie alle Fähigkeiten lässt auch das kognitive Vermögen (also die geistigen Fähigkeiten wie zum Beispiel die Wahrnehmung, das Erkennen, das Denken und Schlussfolgern, das Urteilen und Erinnern) mit dem Alter nach. Zum einen vermindert sich die Geschwindigkeit, mit der wir neue Informationen aufnehmen können, zum anderen nimmt das Tempo ab, mit dem wir Aufgaben bearbeiten, und seien es so alltägliche Dinge wie ein Kreuzworträtsel. Grundsätzlich ist die kognitive Leistungsfähigkeit beim normalen Alterungsprozess umso besser, je aktiver die Menschen ihr Alltagsleben noch gestalten können, also selbst für ausreichend Bewegung und soziale Aktivitäten sorgen. Unser Gehirn ist auf den regelmäßigen und intensiven Zufluss von neuen Informationen angewiesen. Ein bekannter Intelligenzforscher brachte es lapidar auf die Formel „use it or loose it", was so viel heißt wie: „Benutze dein Gehirn oder du wirst es verlieren" – eine Tatsache, die beim körperlichen Trainingszustand längst bekannt ist.

Viele ältere Menschen stellen fest, dass sie sich Namen nicht mehr merken können, manchmal bei der Orientierung nicht ganz sicher sind und Schwierigkeiten haben, zwei Dinge gleichzeitig zu tun – etwa ein Telefonat führen und dabei die Einkaufsliste für den Besuch im Supermarkt weiterzuschreiben.

Die Wissenschaft spricht dann von MCI: mild cognitive impairment, oder auf Deutsch: einer leichten Beeinträchtigung der geistigen Leistungsfähigkeit. Experten tun sich schwer, verlässliche wissenschaftliche Kriterien für die Beschreibung dieser Erscheinung – von einer Erkrankung kann nicht gesprochen werden – zu entwickeln. Die Betroffenen sind bei testpsychologischen Untersuchungen meist unauffällig oder zeigen allenfalls leichte Leistungsbeeinträchtigungen. 10 bis 20 Prozent von ihnen entwickeln im weiteren Verlauf eine Demenz. Es ist in diesen Fällen also sinnvoll, in regelmäßigen Abständen psychologische Tests durchzuführen, um den weiteren Verlauf zu beobachten (→ Seite 21).

Wenn die „Krankheitseinsicht" fehlt

Menschen, die an einer beginnenden Demenz leiden, sind oft nicht in der Lage, sich selbst und ihr abnehmendes Gedächtnisvermögen realistisch einzuschätzen. Und wenn sie es tun, so hilft ihnen oft allein, diese Erkenntnis zu verleugnen – das Nicht-wahrhaben-Wollen –, um mit ihrer Angst vor der Zukunft fertig zu werden. Partner, Kinder und Freunde sehen sich also mit der Aufgabe konfrontiert, zum Arztbesuch zu motivieren, obwohl der Betroffene selbst genau dies nicht für notwendig hält. Sie müssen ihrer Sorge Ausdruck verleihen, ohne kränkend zu sein. Ein schwieriges Unterfangen, weil unser Selbstwertgefühl sehr eng mit unserer geistigen Leistungsfähigkeit zusammenhängt und uns jeder Hinweis auf etwaige Defizite möglicherweise in unseren Grundfesten erschüttert.

Da aber Früherkennung so wichtig ist, um den Krankheitsverlauf positiv beeinflussen zu können, ist Scheu oder falsch verstandene Höflichkeit fehl am Platz. Der Erfolg eines solchen Gesprächs hängt von vielen Faktoren ab – nicht zuletzt vom gegenseitigen Vertrauen oder Misstrauen, das bisher die Beziehung prägte. Oft ist jedoch gerade das Verhältnis zwischen Eltern und ihrer Tochter, ihrem Sohn nicht als Grundlage für ein solches Gespräch geeignet. Vor dem eigenen Kind Schwächen eingestehen zu müssen, von ihm „gute Ratschläge" anzunehmen oder gar auf Defizite hingewiesen zu werden, fällt vielen Eltern schwer, da es die Umkehrung des bisherigen Verhältnisses bedeutet. Deshalb haben es viele Familien als sehr hilfreich erlebt, wenn der Hausarzt von sich aus auf seinen Patienten, der ihn möglicherweise wegen eines ganz anderen Problems aufsucht, zugeht. Er wird im Vorfeld zu einem Gespräch mit den Angehörigen bereit sein, in dem diese von ihren Beobachtungen und den damit verbundenen Befürchtungen berichten können.

Fremdanamnese: Die Angehörigen sind gefragt

Die Angehörigen sind nicht nur gefragt, wenn es darum geht, zum Arztbesuch zu animieren. Ihre Befragung ist Teil der Diagnose. Patienten mit einer beginnenden oder bereits bestehenden Demenz schätzen, wie oben erwähnt, ihre Fähigkeiten oft sehr viel optimistischer ein und neigen dazu, ihre Schwierigkeiten herunterzuspielen. Selten berichten sie spontan von Schwierigkeiten an unbekannten Orten, vom

Verlegen und Vergessen, von unruhigen Nächten oder schildern sie gar ihre zunehmende aggressive Gereiztheit oder Fehlwahrnehmungen. Aus diesem Grund sind detaillierte Informationen durch andere – „Fremde" – für den behandelnden Arzt von elementarer Wichtigkeit. Die so genannte Fremdanamnese ist fast immer die Voraussetzung für eine richtige Diagnose.

Fragen, die der Arzt stellen wird

Um die Krankheit richtig diagnostizieren zu können, braucht der Arzt etliche Informationen. Zur Vorbereitung auf den Arztbesuch empfiehlt es sich, schon einmal über folgende Fragen nachzudenken:

- Welche Probleme machen den Arztbesuch notwendig?
- Sind Veränderungen des Denkvermögens, der Selbstkritik und Schwierigkeiten beim Lösen von Problemen aufgefallen?
- Haben sich die Sprache und das Sprechen verändert?
- Gibt es Schwierigkeiten, Gegenstände zu erkennen und zu benennen?
- Treten Schlafprobleme auf?
- Gibt es Schwierigkeiten mit der Kontrolle der Blase oder des Darms (Inkontinenz)?
- Fallen Verhaltensveränderungen wie Niedergeschlagenheit oder Gereiztheit auf?
- Bestehen Probleme bei der Orientierung?

Weitere Fragen werden den Beginn und den Verlauf der Probleme betreffen:

- Seit wann bestehen die Probleme?
- Haben diese sich in der letzten Zeit verändert, und wenn ja, wie?
- Wie wirken sie sich auf den Alltag aus?

Vom Verdacht zur Diagnose

Die Daten, die der Arzt durch die Anamnese gewonnen, und der Eindruck, den er im Gespräch mit seinem Patienten bekommen hat, haben nun möglicherweise die Klagen des Patienten und seiner Angehörigen bestätigt: Es muss tatsächlich an eine krankhafte Störung der geistigen Leistungsfähigkeit gedacht werden. Ärzte sprechen dann in einer ersten Hypothese vom Verdacht auf einen demenziellen Prozess oder auf eine Demenz.

Wann muss an eine beginnende Demenz gedacht werden?

Wenn jemand sein Leben lang schon immer Namen vergessen oder seinen Schlüssel verlegt hat, so ist das kein Krankheitszeichen. Anders ist dies, wenn innerhalb der letzten sechs Monate die geistige Leistungsfähigkeit deutlich abgenommen hat mit der Folge, dass es immer schwerer fällt,

- sich neue Informationen zu merken,
- Handlungen, die aus mehreren Schritten bestehen, zu planen und durchzuführen (zum Beispiel Koffer packen, Einkaufen im Supermarkt, Kochen, Autofahren),
- sich in fremder Umgebung zurechtzufinden,
- Denkleistungen zu erbringen, die früher „reine Routine" waren (zum Beispiel eine Banküberweisung ausfüllen, mit der Scheckkarte am Automaten Geld abheben, eine Rechnung im Restaurant überprüfen).

Wann diagnostizieren Ärzte eine Demenz?

Im ICD-10, einem weltweit verwendeten Instrument zur Beschreibung und Klassifikation aller Erkrankungen, das von der Weltgesundheitsorganisation (WHO) eingeführt wurde, um Häufigkeit, Verlauf und Behandlungserfolge bei Erkrankungen besser beurteilen und vergleichen zu können, finden sich für die Demenz folgende diagnostische Kriterien:

1. Störungen des Gedächtnisses

- Die Fähigkeit zur Aufnahme und Wiedergabe neuerer Informationen hat abgenommen.
- In späteren Stadien kommt ein Verlust früher erlernter und vertrauter Inhalte hinzu.

2. Störungen des Denkvermögens

- Die Fähigkeit zum vernünftigen Handeln ist beeinträchtigt.
- Der Ideenfluss ist vermindert.
- Die Verarbeitung von Informationen ist verlangsamt und gestört.

3. Störungen der emotionalen Kontrolle

- Das Sozialverhalten ist gestört.
- Der Antrieb und die Motivation sind vermindert.

Diese Kriterien sind eher grob gefasst und geben nur einen Teil der möglichen Symptome wieder. Als Anzeichen einer Krankheit, das heißt als Symptome für eine Demenz gelten diese Merkmale, wenn sie so schwerwiegend sind, dass sie eine wesentliche Beeinträchtigung im Alltag darstellen und nicht nur hin und wieder auftreten oder erst seit kurzem beobachtet wurden, sondern wenn sie seit mindestens sechs Monaten bestehen.

Um zu einer gesicherten Diagnose zu gelangen, sind jedoch weitere Untersuchungen notwendig. Viele Hausärzte haben aufgrund ihrer Ausbildung und Erfahrung die Kompetenz dafür. Dennoch empfiehlt es sich meist, Spezialisten hinzuzuziehen.

Die nächsten Schritte: Psychologische Diagnostik

In der Sprechstunde des Arztes wird oft eine zunehmende „Vergesslichkeit" beklagt. Dabei können sich diese Klagen auf ganz unterschiedliche Probleme beziehen: Was der eine schon als massive Einbuße erlebt und beschreibt, mag für einen anderen zwar lästig, aber kaum der Rede beziehungsweise Klage wert sein, auch wenn seinen Angehörigen seit langem auffällt, dass er „ständig am Suchen ist" und „ununterbrochen dasselbe fragt". Weil die vorgetragenen Beschwerden so unterschiedlich sein können, ist es wichtig, die Gedächtnisleistungen mit objektiven Messinstrumenten, das heißt mit standardisierten psychologischen Tests zu untersuchen. Die testpsychologische Diagnostik leistet einen wichtigen Beitrag in der Früherkennung von Demenzen und erlaubt den Schweregrad zu beurteilen. Für die weitere Verlaufsbeobachtung müssen bestimmte Tests in regelmäßigen Abständen von 6 bis 18 Monaten wiederholt werden. Die Ergebnisse solcher Wiederholungsuntersuchungen stellen eine wesentliche Grundlage für Behandlungsempfehlungen dar und werden auch zur Kontrolle der Behandlung eingesetzt.

Testpsychologische Untersuchungen können ganz unterschiedlich aussehen (→ Seite 23). Oft handelt es sich um Fragebögen, die die Betroffenen oder ihre Angehörigen selbst ausfüllen. Manchmal müssen auch, geleitet von einem Psychologen oder Arzt, einige strukturierte Aufgaben bewältigt werden.

Manche dieser Tests sind einfach zu handhaben und können in jeder Arztpraxis auch von der Arzthelferin durchgeführt werden. Sie dienen der ersten Orientierung. Untersucht wird in diesen Tests nicht nur das Gedächtnis: Komplexere Testverfahren, die vor allem im Rahmen der Früherkennung eingesetzt werden, überprüfen auch andere Aspekte der geistigen Leistungsfähigkeit. Das heißt: Gegenstand sind auch die Sprache und das Sprachverstehen, zielgerichtetes Handeln, logischabstrahierendes Denken sowie das Urteilsvermögen. Diese detaillierten testpsychologischen Untersuchungen können jedoch nur in Spezialambulanzen wie den Gedächtnissprechstunden (Adressen → Seite 297) durchgeführt werden.

In der Gedächtnisambulanz

Mittlerweile gibt es in Deutschland fast flächendeckend Spezialsprechstunden, um Gedächtnisstörungen abzuklären. Zunehmend bieten auch spezialisierte Fachärzte in der Zusammenarbeit mit Psychologen in ihren Praxen diese Diagnostik an.

Die komplette Diagnostik – also Laboruntersuchungen, EEG (→ Seite 26), gegebenenfalls bildgebende radiologische Untersuchungen, die Befragung des Betroffenen und seiner Angehörigen in einem ausführlichen Gespräch sowie die internistische und neurologische Untersuchung – wird, soweit möglich,

Beispiel: Ablauf der Gedächtnissprechstunde Klinikum Nürnberg

	Gedächtnissprechstunde 1. Tag
9.00 Uhr	Empfang des Patienten und seines Partners oder Betreuers und Erläuterungen zum Ablauf
9.30 Uhr	Neurologische und internistische Untersuchung des Patienten, Blutentnahme (Arzt), Anamnesegespräch mit dem Angehörigen (Psychologe)
10.30 Uhr	Testpsychologische Untersuchung Teil 1 (Psychologe), Strukturierte Befragung des Angehörigen (Fragebögen etc., Psychologe)
11.30 Uhr	EEG
12.00 Uhr	Pause, Mittagessen
13.00 Uhr	Testpsychologische Untersuchung Teil 2
14.30 Uhr	Kaffeepause
Ab 15.00 Uhr	Andere apparative Untersuchungen (Bildgebung etc.)
	Gedächtnissprechstunde 2. Tag
10.00 – 11.00 Uhr	Besprechung der Ergebnisse mit Betroffenem und Angehörigem, Besprechung des Therapieplanes (→ Seite 74)

an einem einzigen Untersuchungstag durchgeführt. Meist folgt dann innerhalb der nächsten zwei Wochen, wenn alle Befunde vorliegen, ein abschließendes Beratungsgespräch mit dem Betroffenen und seinen Angehörigen.

Welche Tests erwarten mich?

Als wichtigster und international am häufigsten eingesetzter Screening-Test gilt der Mini-Mental-Status-Test (MMST). Er umfasst insgesamt elf Fragen. Werte von 23 und weniger weisen auf eine deutliche Beeinträchtigung der geistigen Leistungsfähigkeit, Werte von 20 und weniger auf eine Demenz hin.

Ein besonders im deutschen Sprachraum häufig als Screening-Test eingesetztes Verfahren ist der Syndrom-Kurz-Test (SKT). Auch mit ihm werden eine ganze Reihe von Gedächtnis- und Aufmerksamkeitsleistungen überprüft. Anders als beim MMST stehen beim SKT hohe Werte für eine schlechte geistige Leistungsfähigkeit. Testpersonen ohne Anzeichen von Demenz erreichen einen Wert von 0. Auf eine Demenz weisen Werte von 9 und mehr hin. Der schlechteste Wert ist 27.

Beide Testverfahren haben sich als Hilfsmittel bewährt, um die Beeinträchtigungen der geistigen Leistungsfähigkeit im Bereich der leichten und mittelschweren Demenz zu erfassen. In einem fortgeschritteneren Stadium der Demenz können sie nicht mehr angewendet werden.

Ein anderer weit verbreiteter Screening-Test ist der so genannte Uhrentest: Dabei wird dem Patienten ein gezeichneter Kreis vorgelegt. Die Testperson wird dann gebeten, in diesen Kreis die Ziffern einzutragen und die Zeiger auf eine bestimmte Uhrzeit einzuzeichnen.

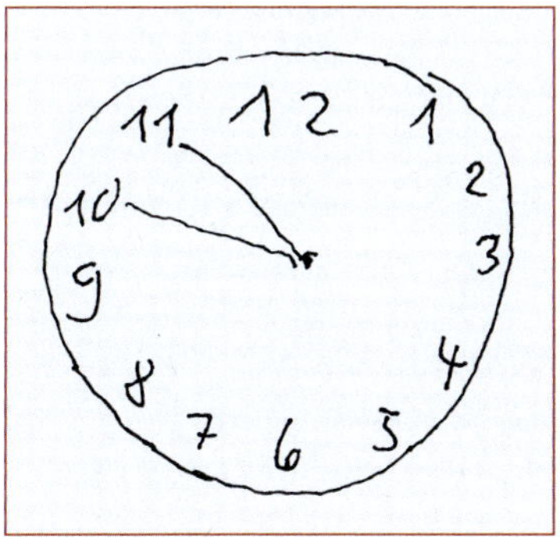

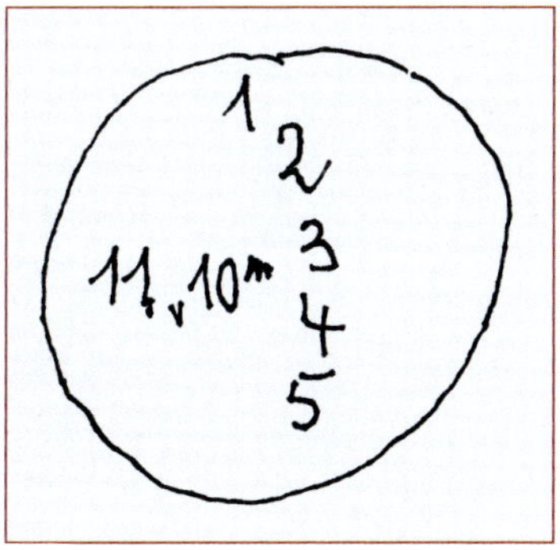

Beispiele für den Uhrentest: links: Patient mit leichter Demenz rechts: Patient mit schwerer Demenz

Grundsätzlich kann man sagen, dass der testpsychologische Untersuchungsaufwand umso geringer wird, je fortgeschrittener die Erkrankung ist. Bei späteren Stadien sind oftmals kurze orientierende Untersuchungen schon ausreichend. Bei Frühformen der Erkrankung können diese Untersuchungen aber relativ aufwendig sein und mehrere Stunden dauern.

Bitte keinen Stress!

Machen Sie sich frei von Vorstellungen, bei einer solchen Untersuchung „möglichst gut“ abschneiden zu müssen, es geht um die Beurteilung Ihres durchschnittlichen Leistungsvermögens und nicht um eine von Ihnen zu erbringende Spitzenleistung. Keiner dieser Tests, keine dieser Aufgaben bringt etwas Geheimnisvolles über Sie heraus; Sie müssen keine Angst haben, dass damit Informationen gewonnen werden, die Ihnen verborgen bleiben. Wie bei einer ganz normalen ärztlichen Untersuchung wird auch nach einer testpsychologischen Untersuchung das Ergebnis abschließend mit Ihnen und gegebenenfalls auch mit Ihren Angehörigen durchgesprochen.

Die neurologisch-psychiatrische Untersuchung

Eine Demenz passiert im Gehirn. Sie ist eine „neurodegenerative Erkrankung“. Dies bedeutet, dass im zentralen Nervensystem Zellen untergehen. Jede dieser Zellen hat eine bestimmte Funktion. Mit zunehmendem Verlust werden auch komplexere Funktionskreise in unserem Nervensystem beeinträchtigt. Dies heißt, dass es im fortgeschrittenen Stadium einer demenziellen Erkrankung zu Störungen der Motorik, Sensibilität, Koordination, der Wahrnehmung und anderer Funktionen kommen kann. Die neurologische Untersuchung ist nach der Erhebung der Krankengeschichte (Anamnese) und den psychologischen Tests also ein weiterer wichtiger Schritt, wenn es um die Erstdiagnose einer Demenz geht.

Diese Untersuchung kann durchaus der Hausarzt durchführen. Viele Hausärzte überweisen ihre Patienten aber an einen Facharzt für Neurologie und/oder Psychiatrie.

Beim Nervenarzt

Bei der neurologischen Untersuchung bedient sich der Neurologe sehr einfacher Mittel. Er beobachtet das Gangbild und die Haltung des Patienten und überprüft beides so auf mögliche Störungen. Er kontrolliert mit dem Reflexhämmerchen oder durch Berührung die Muskeleigenreflexe, insbesondere an Armen und Beinen. Zudem führt er Koordinationsprüfungen durch, bei denen er das Zusammenspiel von Nerven und Muskeln testet. Durch Bestreichen der Haut sucht er vor allem im Seitenvergleich nach Störungen der Oberflächensensibilität. Das Anhalten einer Art Stimmgabel an Knochen dient der Überprüfung der Tiefensensibilität. Auch Temperatur- und Schmerzempfinden werden getestet. Mithilfe der vegetativen Funktionsprüfung kontrolliert er das so genannte vegetative Nervensystem, das an der Steuerung der Körperfunktionen beteiligt ist, die nicht willentlich beeinflusst werden, also zum Beispiel die Verdauung und der Puls. Besonders wichtig ist das Überprüfen der Pupillenreaktion auf Lichtreize. Außerdem wird die Intensität der Schweißsekretion untersucht.

Zur nervenärztlichen Untersuchung gehört auch die Erhebung des psychiatrischen oder psychopathologischen Befundes. Hier wird noch einmal das Gespräch besonders wichtig, das der Arzt nach einem strukturierten Aufbau führt, ohne dass dieser für den Patienten immer erkennbar sein muss. Noch einmal werden der Patient und seine Angehörigen ausführlich nach den Beschwerden sowie deren Beginn und Verlauf, nach seinen Lebensumständen, nach bekannten aktuellen und früheren Krankheiten/Behandlungen und nach möglichen psychischen Erkrankungen in der Familie befragt. Der Arzt erkundigt sich auch, ob der Patient eventuell Medikamente und/oder Rausch-/Genussmittel eingenommen hat.

Spezifischer als in der Befunderhebung des Hausarztes geht es im psychopathologischen Befund des Psychiaters oder Neurologen um das Vorhandensein oder Nichtvorhandensein von Bewusstseins-

Nervenarzt, Neurologe, Psychiater?

Nervenarzt ist eine ältere Bezeichnung für den Facharzt für Neurologie und Psychiatrie. Ein solcher Arzt hat eine längere Facharztausbildung in beiden Fächern absolviert. Aber auch ein Facharzt für Neurologie oder ein Facharzt für Psychiatrie konnte während der Facharztweiterbildung ausreichend Erfahrung im jeweils anderen Fachgebiet sammeln. Das bedeutet: Sowohl Neurologen als auch Psychiater sind in der Lage, psychiatrische und neurologische Untersuchungen durchzuführen. Beide sind gleichermaßen befähigt, die Diagnose „Demenz“ zu stellen.

und Orientierungsstörungen, Störungen der Aufmerksamkeit und des Auffassungsvermögens, Merkfähigkeits- und Gedächtnisstörungen, Halluzinationen und anderen Sinnestäuschungen.

Im Gespräch soll geklärt werden, ob Denkstörungen vorliegen. Dazu zählen beispielsweise Denkverlangsamung, Gedankensperrung (ein zunächst flüssiger Gedankengang bricht plötzlich ab), Zerfahrenheit im Denken oder Ideenflucht (es ist unmöglich, einen etwas längeren Gedankengang zu Ende zu führen). Der Arzt muss auch herausfinden, ob der Patient möglicherweise unter Wahnvorstellungen und Ich-Störungen, wie zum Beispiel vermeintlichen Gedankeneingebungen, leidet. Und er muss Störungen der Affektivität, das heißt zum Beispiel Veränderungen der Stimmung und der emotionalen Schwingungsfähigkeit (der Spannbreite der Gefühle) sowie Störungen des Antriebs und der Psychomotorik, ergründen.

Laborchemische und apparative Diagnostik

In einem weiteren Schritt wird nach der Ursache der Demenzerkrankung gefahndet. Notwendig sind dafür eine gründliche apparative Diagnostik sowie laborchemische Blutuntersuchungen. Je nach individueller Situation können auch Untersuchungen des Nervenwassers, also Liquor-Untersuchungen (→ Seite 28), hilfreich sein.

Apparate bei der körperlichen Untersuchung

EKG (Echokardiografie), Blutdruckmessung und das Röntgen des Brustkorbes (Thorax) dienen der Feststellung möglicher Herz-Kreislauf-Erkrankungen, wie zum Beispiel Herzrhythmusstörungen, eine Herzklappenerkrankung oder ein Bluthochdruck, als Ursachen für eine gefäßbedingte Demenz (vaskuläre Demenz → Seite 36).

Das EEG (Elektroenzephalogramm) oder visuell evozierte Potenziale (VEP) dienen dem Ausschluss einer Epilepsie und erlauben Rückschlüsse auf die Funktionsfähigkeit des zentralen Nervensystems.

Von großer Bedeutung sind heute auch bildgebende Verfahren zur Untersuchung des Gehirns. In der Demenz-Diagnostik kommen vor allem die Computertomografie (CT) und die Magnetresonanztomografie (MRT) zum Einsatz. Diese beiden

Verfahren sind am gebräuchlichsten und in allen Fällen sinnvoll. Mit ihrer Hilfe können Veränderungen wie Tumore, Blutungen – Ärzte sprechen von raumfordernden Veränderungen – oder andere zerebrale (lat. cerebrum = Gehirn) Erkrankungen, wie zum Beispiel Infarkte, Hirnabbauprozesse oder eine Erweiterung der Hirnkammern (→ Seite 44, 52), sichtbar gemacht oder ausgeschlossen werden. Die Lage und die Verteilung der gefundenen Beschädigungen geben möglicherweise einen Hinweis darauf, um welche Demenzform es sich handelt.

Bei speziellen Fragestellungen kommen darüber hinaus die Single-Photon-Emissions-Computertomografie (SPECT) oder Positronenemissionstomografie (PET) zum Einsatz. Mit diesen Diagnoseverfahren können Unterschiede im Stoffwechsel und in der Durchblutung verschiedener Hirnareale sichtbar gemacht werden.

Dem Hirn beim Arbeiten „zusehen“

Hirnforscher bedienen sich heute verschiedenster Technologien, mit der sie die Aktivität des Hirns beobachten können:

- Die Computertomografie (CT) und die Magnetresonanztomografie (MRT, sie wird auch Kernspintomografie genannt) zeigen das Aussehen und die Struktur des Gehirns.
- Die Positronenemissionstomografie (PET) und die Single-Photon-Emissions-Computertomografie (SPECT) machen die Stoffwechsel-Aktivität des Gehirns sichtbar.
- Die klassische Elektroenzephalografie (EEG) misst die elektrische Aktivität von Nervenzellverbänden.
- Visuell evozierte Potenziale (VEP) messen Leitung und Antwort der verschiedenen Reize in Nervenbahnen und Gehirn.

Gesucht wird dabei nach Auffälligkeiten in der Struktur des Gehirns, in seiner Funktionsweise und in den neurochemischen Prozessen, die ja die Grundlage unserer Hirntätigkeit sind.

Laborchemische Untersuchungen

Laborchemische Untersuchungen dienen vor allem dem Ausschluss beziehungsweise Nachweis bestimmter Demenzformen, die mit Veränderungen einhergehen, die sich über Laborwerte (wie zum Beispiel die Blutwerte) nachweisen lassen.

Besonders wichtig kann eine Nervenwasser-Untersuchung (auch Liquor-Untersuchung oder Lumbalpunktion genannt) sein, um entzündliche Prozesse des Zentralnervensystems als mögliche Ursache der Demenz zu erkennen oder auszuschließen. Dazu wird mit einer feinen Nadel eine kleine Probe des Nervenwassers (Liquor), das das komplette Nervensystem schützend umhüllt und federt, auf Höhe der Lendenwirbelsäule entnommen. In dieser Flüssigkeit können inzwischen durch den Nachweis bestimmter Eiweiße (→ Seite 53) sichere Hinweise auf eine Alzheimerkrankheit gefunden werden. Diese Untersuchung ist vollkommen ungefährlich und kaum schmerzhaft.

Genetische Testungen

Möglich sind mittlerweile auch genetische Tests, die in manchen Fällen Aufschluss über bestimmte Formen der Demenz geben können. Dies ist zum Beispiel bei familiären Formen der Alzheimerkrankheit der Fall (→ Seite 57). Hier gibt es inzwischen einen Labortest zum Nachweis verantwortlicher Gene. Die Tests werden dazu eingesetzt, die Diagnose der Erkrankung zu sichern. Sie können auch dazu verwendet werden, die Wahrscheinlichkeit einer möglichen späteren Erkrankung vorauszusagen. (Ausführlicher zu genetischen Tests → Seite 56.)

Warum ist die richtige Diagnose so wichtig?

Die Demenz-Symptome, wie abnehmende Gedächtnisleistung, Störungen des logischen und abstrakten Denkens sowie Störungen des Sozialverhaltens oder der Stimmung, die der Arzt bei den vorangegangenen Untersuchungen unter Umständen festgestellt hat, können bei recht unterschiedlichen Krankheiten auftreten, wie etwa Fieber auch Symptom ganz verschiedener Erkrankungen sein kann. „Demenz“ bezeichnet also streng genommen selbst keine Krankheitsform, sondern ist ein Sammelbegriff für Krankheiten mit ganz verschiedenen Ursachen. Auch wenn die Wahrscheinlichkeit sehr groß ist, dass der Arzt die Diagnose „Demenz“ als Demenz vom Alzheimer-Typ, also als Alzheimerkrankheit, stellen wird, muss er andere Erkrankungen ausschließen oder gegebenenfalls auch diagnostizieren können. Dies wird leider gerade bei älteren Menschen häufig versäumt. Zu schnell werden hier Einbußen der geistigen Leistungsfähigkeit mit der Alzheimerkrankheit gleichgesetzt.

Aber: Klagt ein älterer Mensch über Symptome, die auf den ersten Blick denen einer Alzheimerkrankheit ähneln, muss der Arzt – nicht anders als bei jungen Menschen – prüfen, ob diese nicht Folge einer schwerwiegenden anderen Erkrankung oder unerwünschte Wirkungen von Medikamenten sind (→ Seite 40 bis 47), bevor er die Diagnose stellen und ihre Behandlung in die Wege leiten kann.

Behandelbar oder nicht behandelbar?

Eine erste grobe Einteilung wird heute hin und wieder nach den Behandlungsmöglichkeiten getroffen. Folgt man dieser Einteilung, so spricht man von behandelbaren und nicht behandelbaren Demenzen (→ Kasten, Seite 30). Diese Unterscheidung führt jedoch oft zu Missverständnissen. Zwar ist nicht jede Demenz heilbar, aber jede Demenzform kann und muss behandelt werden.

Worin sich die beiden genannten Gruppen tatsächlich unterscheiden, ist das Spektrum der Behandlungsmöglichkeiten. Bei so genannten degenerativen Demenzen, wie der Demenz vom Alzheimer-Typ oder den Demenzen bei Gefäßerkrankungen und Störungen des Hirnkreislaufs, beschränken sich die Behandlungsmöglichkeiten auf die Verlangsamung des Krankheitsverlaufs und auf die Linderung der Symptomatik, ohne tatsächlich „reparieren“, „regenerieren“ zu können. Bei den so genannten behandelbaren Demenzen ist die Medizin hingegen heute in der Lage, gezielt an der Ursache selbst anzusetzen. Wenn die der Krankheit zugrunde liegende Ursache beseitigt wird, bessern sich auch die Symptome der Demenz, im günstigsten Fall verschwinden sie vollständig. Mediziner sprechen in einem solchen Fall von reversiblen (= umkehrbaren, das heißt heilbaren) Symptomen.

Unterschiedliche Versuche einer Einteilung

Immer wieder wurde versucht, in die Vielfalt der einzelnen Demenzformen eine Ordnung zu bringen.

- Bekannt ist zum Beispiel die Einteilung in primäre und sekundäre Demenzformen: Als primär oder primär-degenerativ werden die Demenzen bezeichnet, bei denen der Krankheitsprozess direkt im Gehirn beginnt. Sekundäre Demenzen sind nach dieser Einteilung solche, die als (sekundäre) Folgen bestimmter Grunderkrankungen, wie zum Beispiel Sauerstoffmangel bei Herzinsuffizienz, Anämie, Schilddrüsenunterfunktion oder Alkoholabhängigkeit, erkannt wurden.
- Seit dem Boom der Hirnforschung wird mithilfe bildgebender Verfahren auch nach dem „Ort des Geschehens" im Gehirn eingeteilt. Man unterscheidet also beispielsweise zwischen Demenzen, die auf einem Abbauprozess beziehungsweise einer Schädigung im Frontalhirn beruhen, von solchen, deren „Erkrankungsherd" in anderen Bereichen liegt, und spricht beispielsweise von kortikaler, subkortikaler oder frontaler Demenz.
- Ebenfalls auf den Ergebnissen neuerer Hirnforschung beruhen Einteilungen nach den biochemischen Prozessen, die der jeweiligen Demenz zugrunde liegen, das heißt, welche Botenstoffe im Gehirn (Neurotransmitter → Seite 54) beteiligt sind. Für die Alzheimer-Demenz wird zum Beispiel besonders das Fehlen des Botenstoffes Azetylcholin verantwortlich gemacht.
- Ein ganz anderer Einteilungsversuch, der heute oft zu finden ist, orientiert sich an den Behandlungsmöglichkeiten. Man spricht dann von behandelbaren und nichtbehandelbaren – besser: nicht heilbaren – Demenzen. Oder auch von reversiblen und nicht reversiblen Demenzen. Damit unterscheidet man zwischen Krankheiten, die bei richtiger Behandlung prinzipiell heilbar sind, und degenerativen Demenzen, wie zum Beispiel die Alzheimer-Demenz, bei denen dies nicht möglich ist.

Die genaue Diagnose ist Voraussetzung für die Behandlung

Der Arzt muss bei der Diagnose also die folgenden Fragen klären:

- Handelt es sich um einen im Rahmen des Alterungsprozesses normalerweise zu erwartenden Abbau der geistigen Leistungsfähigkeit oder handelt es sich um eine beginnende Demenz?

Hat er eine beginnende Demenz diagnostiziert, muss er prüfen:

- Handelt es sich um einen Hirnabbauprozess, der nicht von einer anderen Krankheit verursacht wird? Wenn ja, welche Form eines solchen Abbauprozesses liegt vor?
- Oder handelt es sich um eine Demenz, der eine andere Krankheit zugrunde liegt? Wenn ja, welche ist das?

Von der Antwort auf diese Fragen hängen die Behandlungserfordernisse und -möglichkeiten ab. Das heißt: Demenzen nach ihren Ursachen zu ordnen, hat unmittelbar therapeutische Konsequenzen. Zum Beispiel ist es wichtig, die Diagnose Demenz nicht fälschlicherweise zu verwenden, wenn eine altersgemäße Minderung der geistigen Leistungsfähigkeit vorliegt. Sie wäre auch falsch, wenn es sich nur um eine „leichte Beeinträchtigung" also eine MCI (→ Seite 17) handelt. Ein Kunstfehler läge vor, wenn eine behandelbare Demenz als nicht behandelbare verkannt würde, das heißt, die Behandlungsmöglichkeiten der (unerkannten) Grundkrankheit nicht ausgeschöpft würden. Verhängnisvoll wäre eine solche Fehldiagnose zum Beispiel dann, wenn eine Depression (→ Seite 47), die durchaus auch mit ähnlichen Symptomen in Erscheinung treten kann, als Demenz diagnostiziert würde und damit eine Behandlung der Depression unterbliebe oder wenn ein Hirntumor, der zu einer Demenz geführt hat, nicht erkannt und deshalb auch nicht operiert würde.

Aber auch die Diagnose einer nicht behandelbaren (nicht reversiblen) Demenz muss so früh und so genau wie möglich erfolgen. Denn nur so kann ein richtiger Behandlungsplan erstellt werden, können Begleiterkrankungen erkannt und behandelt und gegebenenfalls vorbeugende Maßnahmen ergriffen werden.

Die Frühdiagnose der Alzheimerkrankheit ist zum Beispiel deshalb wichtig, weil die bislang einzig verfügbaren Alzheimer-Medikamente zu Beginn der Krankheit am besten wirken. Einzelne Symptome wie Aggressivität, Unruhe, Schlafstörungen und Fehlwahrnehmungen können oft durch entsprechende Behandlung gelindert und die Fähigkeiten, die wichtig sind, um den Alltag zu bewältigen, lange aufrechterhalten werden.

Zudem erlaubt sie dem Patienten, die Abnahme seiner bisherigen Leistungsfähigkeit als krankheitsbedingt zu akzeptieren, ohne sie sich als selbstverschuldetes Versagen vorwerfen zu müssen, und seine Zukunft zu planen. Seinen Angehörigen hilft sie, die Veränderung des erkrankten Angehörigen besser zu verstehen, seine und die gemeinsame Zukunft besser zu planen und Hilfe zu organisieren, wann und wobei sie notwendig wird.

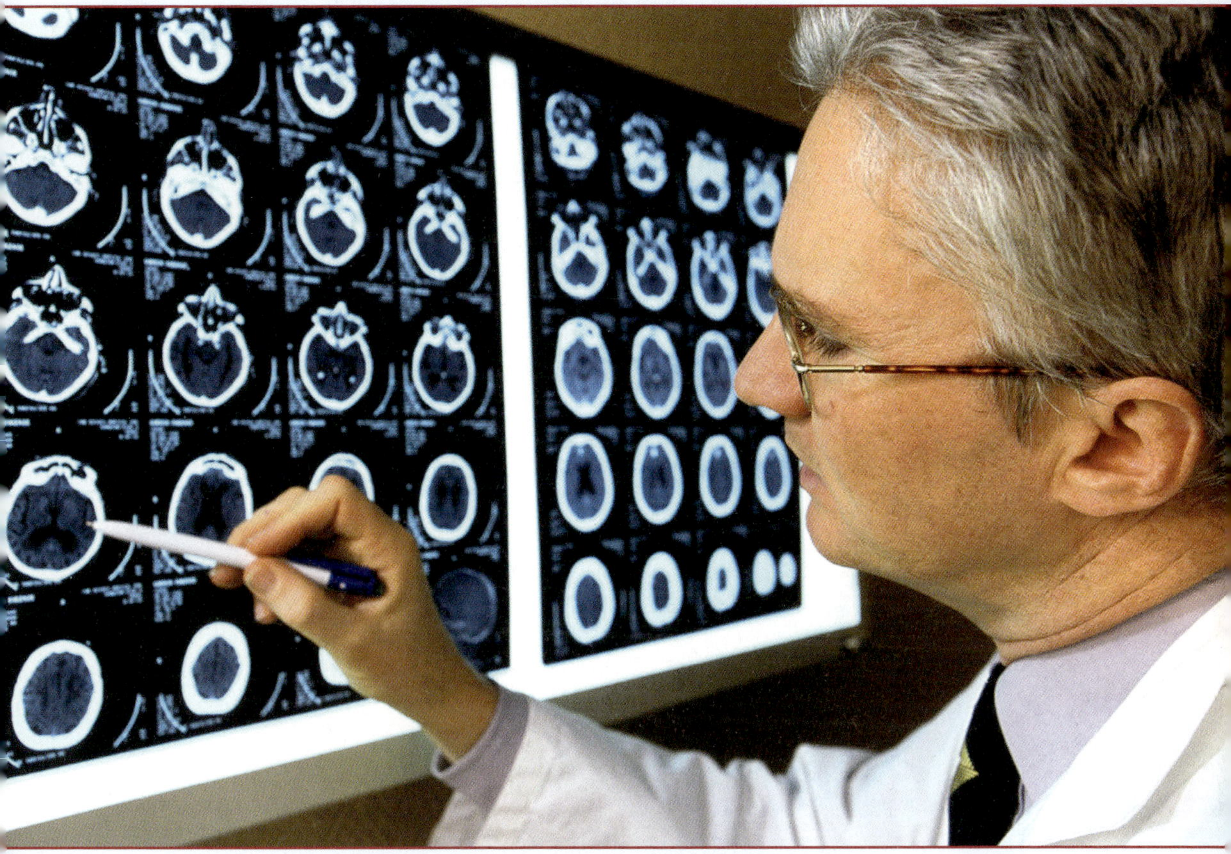

Die verschiedenen Formen der Demenz

Man spricht heute von unterschiedlichen Demenzformen. Tatsächlich werden über 50 Erkrankungen genannt, die mit Demenz-Symptomen einhergehen können.

Das Schaubild verdeutlicht, dass die Demenz vom Alzheimer-Typ zusammen mit den gefäßbedingten (vaskulären) Demenzen, die von Durchblutungsstörungen verursacht werden, den weitaus größten Teil der Demenzen im Alter ausmachen. Die meisten Betroffenen haben also eine oder gar beide dieser Demenzformen. Sehr viel seltener sind die hier als „sonstige Demenzen" bezeichneten Formen. Meist handelt es sich dabei um heilbare (reversible) Erkrankungen (→ Seite 29).

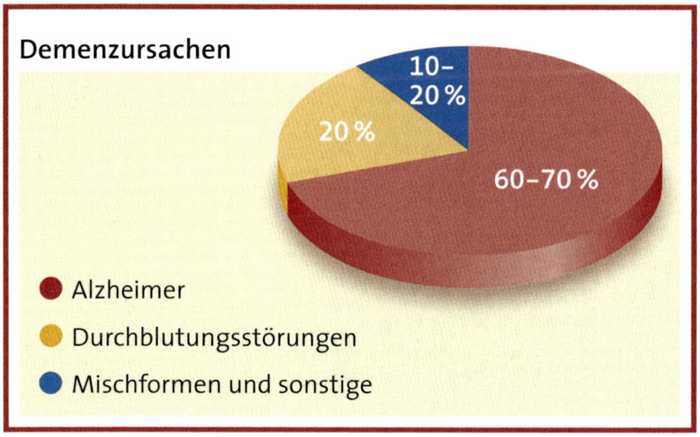

Im Folgenden werden wir die wichtigsten dieser Demenzformen vorstellen, dabei auch kurz auf Besonderheiten der Diagnostik und eventuell der Behandlungsmöglichkeiten eingehen. Der Demenz vom Alzheimer-Typ wird dann ein eigenes Kapitel eingeräumt (→ Seite 51).

Bekannte, aber seltene Demenzformen

Die hier genannten Demenzerkrankungen gehören zur Gruppe der nicht heilbaren Demenzen.

Creutzfeld-Jacob: Zu Zeiten der Diskussionen um den „Rinderwahnsinn" geisterte die Creutzfeldt-Jacob-Erkrankung durch die Medien. Diese Demenzform ist jedoch sehr selten; eine genetische Veranlagung und ein infektiöses Protein müssen zusammentreffen, um sie auszulösen. In Deutschland erkranken pro Jahr etwa 100 Menschen daran.

Frontotemporale Demenz (Morbus Pick): Auch eher selten ist die frontotemporale Demenz, die früher nach ihrem Erstbeschreiber als Morbus Pick bezeichnet wurde. Im Vordergrund steht eine Persönlichkeitsveränderung mit sozial auffälligen Verhaltensweisen, Minderung von Kritik und Urteilskraft, Stimmungslabilität. Die Störungen der geistigen Leistungsfähigkeit müssen nicht so ausgeprägt sein. Über die Wirkung der neueren Medikamente (→ Antidementiva,

Seite 75) bei dieser Demenzform ist wenig bekannt. Die Behandlung erfolgt nach den vorherrschenden Symptomen, etwa mit Antidepressiva.

Lewy-Körperchen-Demenz: Ein Mitarbeiter von Alois Alzheimer, der Pathologe Lewy, fand in den Nervenzellen Demenzkranker noch andere Einschlüsse als die von Alzheimer entdeckten (→ Seite 52). Sie wurden nach ihm als Lewy-Körperchen bezeichnet. Bei einer eher seltenen Verlaufsform der Demenz treten diese Veränderungen stark vermehrt auf. Betroffene leiden oft schon früh im Krankheitsverlauf unter optischen Halluzinationen (Trugwahrnehmungen) und – dies ist für die Therapie sehr wichtig – reagieren auf bestimmte Medikamente, die bei Demenzkranken zum Einsatz kommen können (→ Neuroleptika, Seite 85), höchst sensibel mit einem Parkinson-ähnlichen Krankheitsbild (→ Seite 38). Gesichert werden kann die Diagnose Lewy-Körperchen-Demenz erst durch eine feingewebliche Untersuchung des Hirngewebes nach dem Tod des Patienten.

Durchblutungsstörungen im Gehirn: Die vaskuläre Demenz

Die vaskuläre (gefäßbedingte) Demenz ist die wichtigste Demenzform neben der Alzheimerkrankheit.

Die Symptome der vaskulären Demenz

Die Symptome der vaskulären Demenz unterscheiden sich nicht grundsätzlich von denen der Demenz vom Alzheimer-Typ. Es kommt zu Einbußen der geistigen Leistungsfähigkeit und häufig auch zu einer depressiven Verstimmung. Wenn die Symptome nach einem Schlaganfall einsetzen, kann die Depression durchaus psychologisch verstehbar als Reaktion auf die eingetretenen Behinderungen zunächst im Vordergrund stehen. Die Gedächtnisleistungen können besonders zu Beginn besser sein als bei Patienten mit Alzheimer-Demenz. Patienten mit vaskulärer Demenz haben häufiger Sprachstörungen, insbesondere Störungen des Sprechflusses, der Aufmerksamkeit und Konzentration, sowie Schwierigkeiten bei komplexeren Leistungen wie Planen, Organisieren oder der gleichzeitigen Ausführung von zwei Aufgaben.

Die Symptome können ganz plötzlich oder erst allmählich in Erscheinung treten. Als erstes Anzeichen wird meist ein

Verlust des Kurzzeitgedächtnisses bemerkt. Nach und nach gehen andere Gehirnfunktionen als Folge weiterer kleiner Schlaganfälle verloren. Auf diese deutet ein stufenweiser oder sehr wechselhafter Abbau der geistigen Leistungsfähigkeit hin. Das heißt: Sie verschlechtert sich, stabilisiert sich wieder oder wird sogar für einige Zeit besser und verschlechtert sich dann erneut. Es gibt Zeiten plötzlicher Verwirrtheit, die jedoch auch vorübergehend wieder verschwinden können.

Ein weiteres Unterscheidungskriterium zur Alzheimerkrankheit ist häufig, dass Patienten die Einbußen ihrer geistigen Leistungsfähigkeit anfänglich, nicht zuletzt wegen des oft raschen Einsetzens, sehr stark wahrnehmen.

Ursachen der vaskulären Demenz

Verantwortlich für die Symptome dieser Demenzen sind wiederholte, kleine und häufig unbemerkt gebliebene Schlaganfälle, die zu einer Unterbrechung in der Durchblutung verschiedener Gehirnareale führen. Diese Durchblutungsstörungen bewirken, dass die Gehirnzellen in diesem Bereich absterben (Hirninfarkte, Schlaganfall). Je nachdem, welche Gehirnbereiche betroffen sind, kann es zu unterschiedlichen Ausfällen kommen. Neben den Gedächtnisstörungen, die an eine Alzheimerkrankheit denken lassen, sind dies zum Beispiel Sprachstörungen, Lähmungserscheinungen, Störungen der Sensibilität (Berührungen auf der Haut werden nicht gespürt) und epileptische Anfälle.

Risikofaktoren für Hirndurchblutungsstörungen

Risikofaktor	Das Risiko erhöht sich ...
Rauchen	1- bis 2-fach
Übergewicht	1- bis 2-fach
Fettstoffwechselstörungen	2-fach
Chronischer Alkoholmissbrauch	2- bis 3-fach
Diabetes mellitus	2- bis 3-fach
Koronare Herzkrankheit	2- bis 4-fach
Bluthochdruck	4- bis 5-fach
Herzrhythmusstörungen	6- bis 18-fach

Bei Störungen der geistigen Leistungsfähigkeit nach einem oder mehreren Schlaganfällen ist eine vaskuläre Demenz sehr wahrscheinlich. Es gibt aber auch andere Störungen der Hirndurchblutung, die „still" verlaufen, also keine Schlaganfälle verursachen, und in eine vaskuläre Demenz münden. Sie verursachen weniger Zelluntergänge in der Hirnrinde, wo die Nervenzellen sitzen, sondern führen mehr zu Schädigungen der so genannten weißen Substanz, in der die Verbindungsbahnen zwischen den einzelnen Nervenzellen verlaufen. Mithilfe der modernen bildgebenden Verfahren (Computertomografie, Magnetresonanztomografie → Seite 26) lässt sich dies überprüfen.

Vaskuläre Demenz: Diagnose-Kriterien

- Abnehmende Gedächtnisleistung im Zusammenhang mit mindestens zwei weiteren Beeinträchtigungen wie zum Beispiel der Orientierung, Aufmerksamkeit oder Sprache, die für die Alltagskompetenz wichtig sind.
- Typische neurologisch-psychiatrische Befunde und Hirngewebsveränderungen, die in der Computertomografie oder der Magnetresonanztomografie des Gehirns sichtbar werden. Sie zeigen, dass Hirninfarkte stattgefunden haben.
- In der Vorgeschichte des Patienten finden sich Hinweise auf Risikofaktoren für Hirndurchblutungsstörungen wie Bluthochdruck, Diabetes, koronare Herzkrankheit und andere. (→ Übersicht, Seite 36)

Wichtig: Es muss ein Zusammenhang hergestellt werden können zwischen den Symptomen der Demenz und den Zeichen, die auf eine krankhafte Veränderung der Blutgefäße im Gehirn hinweisen.

Die Behandlung der vaskulären Demenz

Es gibt keine Therapie, die eine vaskuläre Demenz heilen, also zum Verschwinden bringen kann. Die Therapie der Wahl ist die günstige Beeinflussung der Risikofaktoren für Gefäßleiden. Im Vordergrund muss daher stehen, den Blutdruck, die Blutzucker- und Blutfettwerte richtig einzustellen und die Gerinnungsfähigkeit des Blutes herabzusetzen. Wenn auf diese Weise weitere Gefäßschäden oder ein neuer Schlaganfall vermieden werden können, ist der Fortgang der Demenz erst einmal gebremst. Das Normalisieren der Blutdruckwerte

Vorbeugung der vaskulären Demenz

Grundsätzlich gilt, dass alle Maßnahmen, die für Herz-Kreislauf-Erkrankungen vorsorgend wirken, auch zur Vorbeugung einer vaskulären Demenz geeignet sind. Zusätzlich zu den genannten Maßnahmen (→ Seite 37) ist eine fettarme Ernährung mit einem hohen Anteil an ungesättigten Fettsäuren wichtig. Es gibt Hinweise, dass eine vitaminreiche Kost und regelmäßiger Fischverzehr unterstützend sein können. Das Rauchen sollte unbedingt aufgegeben werden. Auch bei dieser Demenzform ist regelmäßige Bewegung von hohem vorbeugenden Wert: Wissenschaftliche Untersuchungen belegen, dass besonders Ausdauersportarten (mindestens dreimal pro Woche eine halbe Stunde) geeignet sind.

kann durchaus auch als Vorbeugung gegen neue Infarkte betrachtet werden.

Eine Behandlung mit Antidementiva (→ Seite 75) muss im Einzelfall zusätzlich in Erwägung gezogen werden. Eine Behandlung ohne den gewünschten Erfolg sollte nach sechs Monaten abgebrochen werden. Kürzere Zeiträume sind bei der vaskulären Demenz nicht sinnvoll, weil sie keine Beurteilung einer Wirkung dieser Medikamente erlauben.

Demenz bei einer Parkinsonkrankheit

Die Parkinsonkrankheit, die zu den häufigsten neurodegenerativen Erkrankungen des höheren Alters zählt, ist eher bekannt als eine Bewegungsstörung mit allgemeiner Verlangsamung und Reduzierung der Beweglichkeit, einem feinen Zittern der ruhenden Muskulatur, einer Erhöhung der Muskelspannung, Störungen des Gangbildes und zunehmender Standunsicherheit. Heute weiß man, dass die Parkinsonkrankheit fast immer mit mehr oder weniger ausgeprägten Störungen der geistigen Leistungsfähigkeit einhergeht. Am Anfang sind vor allem sprachliche Fähigkeiten wie die Wortflüssigkeit beeinträchtigt, später sind dann die Fähigkeit, sich auf neue Situationen einzustellen, die Problemlösekompetenz und schließlich auch Gedächtnisfunktionen betroffen.

Die Demenz bei einer Parkinsonkrankheit beginnt vorwiegend schleichend, ähnlich wie bei der Alzheimer-Demenz. Der Grund für den Erkrankungsprozess ist eine Verminderung des Botenstoffes Dopamin in den Neuronenverbänden, die für die Feinsteuerung unserer Bewegungen zuständig sind, also den Stammganglien. Dort gehen die Zellen, die Dopamin produzieren, im Verlauf der Erkrankung mehr und mehr unter. Später sind dann auch andere Botenstoffe im Gehirn wie Serotonin und Azetylcholin (→ Seite 54) betroffen.

Therapie der Demenz bei einer Parkinsonkrankheit

Im Vordergrund steht die Behandlung der Parkinsonsymptome mit Medikamenten, die den Dopaminmangel ausgleichen helfen. Mittlerweile liegen Daten vor, dass auch der Azetylcholinesterasehemmer Rivastigmin (→ Seite 76) die Entwicklung einer Demenz bei Parkinsonkranken verlangsamen kann. Das Medikament ist inzwischen auch für dieses Anwendungsgebiet in Deutschland zugelassen.

Mischformen

Das Schaubild (→ Seite 34) zeigt es: Fast ebenso häufig wie die vaskulären Demenzen treten so genannte Mischformen auf. Meist sind dies Demenzen, die die von Alzheimer beschriebenen Symptome und Verlaufsformen zeigen (→ Seite 51, 95 bis 107), bei denen aber auch Veränderungen der Hirngefäße nachzuweisen sind. Bei diesen Patienten kombinieren sich also Alzheimer-Demenz und gefäßbedingte – vaskuläre – Demenz. Bei vielen Patienten, die aufgrund von Demenzsymptomen untersucht werden, finden sich auch typische Krankheitszeichen einer Alzheimer-Demenz „gemischt" mit Anzeichen einer Parkinsonkrankheit.

Neue Studien legen nun nahe, dass sich die Symptome gegenseitig verstärken können, das heißt, dass zum Beispiel Alzheimer-typische Befunde und vaskuläre Störungen wechselseitig den Schweregrad der Demenz entscheidend beeinflussen. Eine Alzheimerkrankheit verschlechtert sich häufig, wenn kleine – so genannte stumme – Infarkte hinzukommen. Umgekehrt entwickeln Schlaganfall-Patienten oft dann Demenz-Symptome, wenn vorher schon Anzeichen einer beginnenden Alzheimerkrankheit vorhanden waren.

Solche Mischformen „auseinanderzudividieren" und in sich diagnostisch zu unterscheiden, ist nicht nur theoretisch von Bedeutung. Denn je nach Befund muss mit unterschiedlichen Krankheitsverläufen gerechnet werden, und ganz unterschiedliche und vor allem aufeinander angepasste Behandlungspläne müssen erstellt werden.

Reversible (behandelbare) Demenzen

Bei Paul W., 65 Jahre, zeigten sich Symptome einer Demenz. Seine Frau erinnert sich:

„Mein Mann hatte sich so auf seine Pensionierung gefreut. Er hat mir immer wieder erzählt, dass ihm seine Arbeit bei der Stadtverwaltung keinen Spaß mehr mache. Vor allem die ständigen Computerkurse und neuen Computersysteme hat er gehasst. Er konnte sich die ganzen Abläufe nicht mehr recht merken, und dass er ständig Neues lernen sollte, schien ihn zu überfordern. Mir fiel auch auf, dass er geistig irgendwie abbaute. Kurz nach seiner Pensionierung bekam er dann Schwierigkeiten beim Wasserlassen – oder eigentlich mehr das Gegenteil: Der Harndrang konnte plötzlich so stark werden, dass er das Wasser nicht mehr halten konnte. Auch mit dem Gehen wurde es schlechter, er hatte das Gefühl, auf den Beinen immer unsicherer zu werden.

Schließlich wies ihn unser Hausarzt in eine urologische Fachabteilung ein, um die Probleme beim Wasserlassen abklären zu lassen. Da gab es einige unangenehme Untersuchungen. Das war meinem Mann alles nicht so recht.

Als ich ihn am Nachmittag des dritten Krankenhaustages besuchen wollte, erklärte mir die Schwester, dass man meinen Mann in der Nacht davor wegen eines ungeheuerlichen Vorfalles in die psychiatrische Abteilung habe verlegen müssen. Er sei laut singend mit einem Messer auf die Nachtschwester losgegangen. Glücklicherweise sei nichts passiert, weil er gar nicht richtig habe stehen können und gestürzt sei.

Der Arzt hat mir dann gesagt, dass die Verwirrtheit meines Mannes mit dem Ortswechsel zusammenhängen könne und auf eine Demenz hindeute. Da war ich ziemlich schockiert. Er versuchte mich zu beruhigen und meinte, man müsse einige Tests durchführen, um mehr sagen zu können. Bei den Untersuchungen stellte sich heraus, dass die inneren Hirnkammern deutlich vergrößert waren. Probeentnahmen von Nervenwasser führten immer zu einer kurzzeitigen Besserung der Symptome. Ich habe dann zusammen mit meinem Mann die Einwilligung zu einer Operation gegeben. Der Arzt riet uns dazu. Er meinte, es handele sich nur um einen kleinen Eingriff. Und es hat geholfen! Mein Mann war wie umgewandelt. Auch die Schwierigkeiten beim Wasserlassen und die Probleme beim Gehen waren verschwunden."

Paul W. hatte „Wasser im Gehirn“ (→ Seite 44), eine Demenzform, die sich heilen lässt, wenn die zugrunde liegende Krankheit rechtzeitig erkannt und behandelt wird. Solche heilbaren (reversiblen) Demenzformen kommen zwar sehr viel seltener vor als die nicht heilbaren. Dennoch muss der Arzt sie bei der Erstdiagnostik einer Demenz immer mit in Erwägung ziehen. Die Chance einer möglichen Heilung darf nicht verspielt werden. Im Folgenden stellen wir die wichtigsten dieser Demenzformen vor.

Alkoholmissbrauch und Demenz

Alkoholenzephalopathie

Der langjährige und exzessive Missbrauch von Alkohol führt fast immer zu schwerwiegenden Erkrankungen, die alle Organe und Funktionen des Körpers betreffen können. Auch das Gehirn ist davon nicht ausgenommen. Langfristig entsteht die so genannte Alkoholenzephalopathie (Gehirn = cephalos), eine Krankheit mit massiven funktionellen Einbußen der Hirntätigkeit. Diese zeigen sich als rasch zunehmende Störungen von Aufmerksamkeit, Gedächtnis, Denkvermögen und der räumlichen Orientierung, die zusammen den Demenz-Symptomen einer Alzheimerkrankheit (→ Seite 51) gleichen können. Im Gegensatz zu dieser, sind die demenziellen Symptome einer Alkoholenzephalopathie jedoch bei Verzicht auf Alkohol dann reversibel, wenn die Hirnschädigung nicht zu weit fortgeschritten ist.

Wernicke-Korsakoff-Syndrom

Eine zweite Erkrankung, die langer und exzessiver Alkoholmissbrauch nach sich zieht, ist das so genannte Wernicke-Korsakoff-Syndrom, bei dem sich im akuten Stadium Verwirrtheitszustände mit Augenbewegungsstörungen und Bewegungsstörungen der Muskulatur ausbilden können. Vor allem die Verwirrtheitszustände können an eine Alzheimerkrankheit denken lassen. Die Symptome des Wernicke-Korsakoff-Syndroms sind jedoch Folgen eines Vitamin-B_1-Mangels, der häufig bei alkoholkranken Menschen zu finden ist. Diese Störungen können sich deshalb durch eine Behandlung mit Vitamin B_1 zurückbilden.

Diabetes mellitus als Ursache

Die Zuckerkrankheit, wie der Diabetes im Volksmund heißt, ist ein entscheidender Risikofaktor für die Ausbildung einer vaskulären Demenz. Diabetes führt zu Änderungen des Fettstoffwechsels und damit zu den typischen Gefäßveränderungen, wie sie bei Störungen des Fettstoffwechsels bekannt sind. Früher bezeichnete man solche Veränderungen als „Verkalkung“. Diese Bezeichnung ist nicht so falsch: Tatsächlich lagern sich in Blutgefäßen so genannte Plaques ab. Sie bestehen aus Kalk und Fetten und ragen weit ins Innere der Gefäße hinein. Dort behindern sie den Blutfluss. Weil sich an diesen Plaques zusätzlich Blutplättchen einlagern, verengen sie den Durchmesser des Blutgefäßes immer stärker, bis es sich in fortgeschrittenen Stadien komplett verschließt. Manchmal lösen sich solche Ansammlungen wieder, werden vom Blutstrom weiter ins Gehirn transportiert und verschließen dort kleinste Gefäße. Man spricht dann von einem Hirninfarkt.

Akute Störungen des Zuckerstoffwechsels können zu Persönlichkeits-, Verhaltens- und Gedächtnisstörungen führen. Nach Normalisierung der Stoffwechsellage sind diese in aller Regel heilbar (reversibel).

Demenz als Folge eines Mangels an Schilddrüsenhormonen

Wird eine Demenz durch eine Unterfunktion der Schilddrüse ausgelöst, nimmt die geistige Leistungsfähigkeit langsam ab – im Gegensatz beispielsweise zur raschen Entwicklung der Symptome bei einer Alkoholenzephalopathie (→ Seite 41).

Eine solche Unterfunktion ist bei älteren Menschen oft schwer zu diagnostizieren. Sie zeigt sich zu Beginn eher in unspezifischen Beschwerden und einer stetig zunehmenden Verlangsamung in allen kognitiven Bereichen wie Aufmerksamkeitsleistung, Gedächtnis und Sprache. Persönlichkeitsveränderungen und auch akute Unruhezustände können hinzutreten. Alle Symptome können durch eine Behandlung mit Schilddrüsenhormonen, die den Mangel ausgleicht, rückgängig gemacht werden.

Vitamin-B_{12}-Mangel als Ursache

Vitamine sind für unseren Stoffwechsel von vitaler Wichtigkeit. Für das Funktionieren des Nervensystems haben sich die Vitamine B_1 und B_{12} als unverzichtbar erwiesen. Ein Vitamin-B_{12}-Mangel kann durch unzureichende Zufuhr, beispielsweise bei streng vegetarischer Ernährung oder Unterernährung aus anderen Gründen, entstehen. Vitamin B_{12} findet sich vor allem in Fisch, Fleisch und Milch.

Häufiger entsteht der Mangel aber durch eine gestörte Aufnahme des Vitamins im Darm. Der so genannte Intrinsic Factor, ein Stoff, der im Magen produziert wird, ist für die Aufnahme von Vitamin B_{12} im Dünndarm verantwortlich. Bei bestimmten Erkrankungen des Magens oder des Dünndarms (zum Beispiel Morbus Crohn) wird dieser Stoff nicht mehr ausreichend bereitgestellt und das Vitamin kann aus der Nahrung nicht mehr aufgenommen werden.

Frühe Symptome eines derartigen Vitaminmangels sind Brennen und Rötungen der Zungenschleimhaut, später kommen Missempfindungen vor allem in den Beinen hinzu. Im weiteren Verlauf der Erkrankung stellen sich Blutbildveränderungen ein. Danach kommt es zu stärkeren Störungen der Sensibilität und der feinen Abstufung der Bewegung; eine Demenz tritt relativ spät im Krankheitsverlauf auf. Sie ist von ihren Symptomen her zunächst nicht von einer Alzheimerkrankheit zu unterscheiden. Doch im Gegensatz zu dieser handelt es sich hier um eine Demenzform, die komplett heilbar ist. Die Behandlung ist denkbar einfach: Nach regelmäßigen intramuskulären Injektionen von Vitamin B_{12} können fast alle Symptome in kurzer Zeit abklingen.

Wilsonsche Erkrankung

Bei der Wilsonschen Krankheit handelt es sich um eine Erbkrankheit, bei der die Ausscheidung von Kupfer, das wir als Spurenelement bei einigen Stoffwechselvorgängen benötigen, gestört ist. Kupferionen werden in der Leber gespeichert und an das Blut abgegeben. Da sie nur in kleinen Mengen mit dem Urin ausgeschieden werden können, reichern sie sich über Jahre im Organismus an. Die Folge sind verschiedenste neurologische Symptome (Sprach- und Schreibstörungen,

Zittern der Gliedmaßen, motorische Störungen), aber auch Persönlichkeitsveränderungen, Depressionen und zunehmend Störungen der geistigen Leistungsfähigkeit, wie sie für demenzielle Erkrankungen typisch sind.

Möglich ist eine Behandlung mit Medikamenten, die wenigstens teilweise zur Rückbildung der Symptome führt. Da es sich um eine Erbkrankheit handelt, ist die Erhebung der Familienanamnese von besonderer Bedeutung. Bei der körperlichen Untersuchung sollte der Arzt auch auf Zeichen einer Kupferablagerung im Organismus achten.

„Wasser im Gehirn" – ein Normaldruckhydrozephalus

Normaldruckhydrozephalus: Erkennbar an den erweiterten inneren Hirnkammern, in denen sich Nervenwasser gesammelt hat

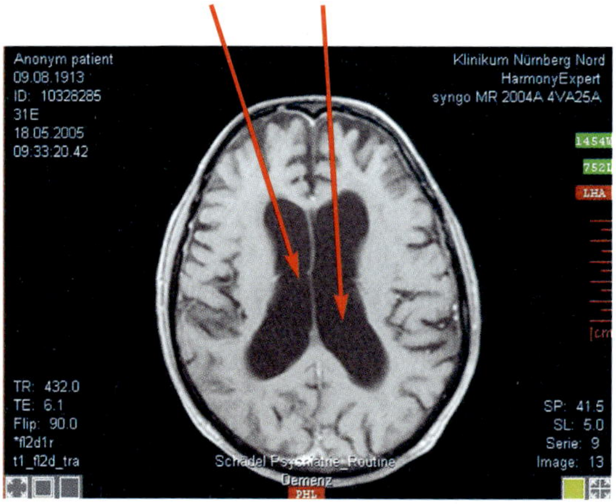

Unter den behandelbaren Demenzformen nimmt diese Sonderform einen großen Anteil ein. Manche Wissenschaftler sprechen von bis zu 25 Prozent (das wären etwa 2,5 Prozent aller Demenzfälle). Es handelt sich dabei um eine Störung der Wiederaufnahme des Nervenwassers in den Hirnkammern. Genauer: In unserem Gehirn finden sich vier Hohlräume, die mit der äußeren Hülle des Zentralnervensystems in Verbindung stehen. In diesem Hohlraumsystem wird das Nervenwasser, der liquor cerebrospinalis, produziert und auch wieder aufgenommen (resorbiert). Mit zunehmendem Lebensalter kann im Einzelfall diese Wiederaufnahme des produzierten Nervenwassers beeinträchtigt sein, weil die dafür zuständigen Zellgruppen nicht mehr richtig funktionieren und zahlenmäßig reduziert sind.

Die Einbußen der geistigen Leistungsfähigkeit gleichen denen einer Demenz vom Alzheimer-Typ (→ Seite 60). Die Kombination mit zwei anderen fast immer gleichzeitig auftretenden Symptomen, der Gangstörung und der Unfähigkeit, den Harn zurückzuhalten, ist typisch für diese Sonderform der Demenz (→ das Beispiel von Paul W., Seite 40). In der Bildgebung zeigen sich häufig erweiterte seitliche Hirnkammern. Trotz dieser so genannten klassischen Trias der Symptome und der Möglichkeiten, sie über die Bildgebung zu erkennen, wird die Krankheit leider oft viel zu spät richtig diagnostiziert und die Chance der Heilung vertan. Denn der Normaldruck-hydrozephalus ist durch einen kleinen neurochirurgischen Eingriff, besonders in den Anfangsstadien, gut zu behandeln. Dabei wird ein kleiner Schlauch aus einer der Hirnkammern unter der Haut hinunter in den Bauchraum geführt. Über ein Ventil kann dann das vermehrte Nervenwasser abfließen und eine Schädigung gesunden Hirngewebes vermieden werden.

Demenzen bei Hirntumoren

Prinzipiell kann jeder Hirntumor auch zur Demenz führen. Dies gilt vor allem für eher langsam wachsende Tumore. Welche Schädigungen letztlich auftreten, hängt vom Ort des Tumors im Gehirn – Ärzte sprechen von seiner Lokalisation – ab. Auch gutartige langsam wachsende Neubildungen können bei entsprechender Lage, zum Beispiel im Stirn- und Schläfenhirnbereich, zu demenziellen Symptomen und Krankheitsbildern führen. Um einen Tumor als Ursache einer Demenz auszuschließen, ist es also vor allem mit Blick auf Behandlungsmaßnahmen heutzutage unerlässlich, dass bei der Erstdiagnose nach Möglichkeit eine Computertomografie des Kopfes oder eine Magnetresonanztomografie (→ Seite 26) durchgeführt wird.

Demenzen nach Schädelhirntraumen

Nach schweren Hirnverletzungen (Traumen), etwa bei Verkehrsunfällen, kann es zu geistigen Leistungsstörungen von leichter Vergesslichkeit und Konzentrationsschwäche bis hin zu schwersten Demenzformen kommen. Hirnblutungen können ebenfalls diese Folgen nach sich ziehen. Entscheidend ist auch hier, welche Hirnregionen geschädigt wurden und in welchem Alter eine solche Schädigung auftrat. Im höheren Lebensalter sind die natürlichen Kompensationsmöglichkeiten, durch die die Folgen der Verletzung ausgeglichen werden könnten, reduziert. Die Gefahr, dass dauerhafte Schäden eintreten, ist sehr viel größer.

Nebenwirkung von Medikamenten

Auch unerwünschte Wirkungen von Medikamenten können zu Störungen der geistigen Leistungsfähigkeit im Sinne einer Demenz führen. Solche unerwünschten Wirkungen haben vor allem Medikamente, die zu einem Mangel des Botenstoffes Azetylcholin führen. (Zur Rolle, die Azetylcholin beim Entstehen einer Demenz spielt → Seite 30, 54.) Dazu gehören vor allem

- bestimmte ältere Antidepressiva (trizyklische Antidepressiva wie Amitryptilin → Seite 84),
- müde machende Antihistaminika wie Diphenhydramin oder Doxylamin, die auch als nicht-rezeptpflichtige Schlafmittel angewendet werden, sowie
- Medikamente, die Störungen des vegetativen Nervensystems wie eine Blasenschwäche bessern sollen.

Auch Schmerz- und Blutdruckmittel, krampflösende Medikamente, Herz- und Magenmedikamente und Mittel gegen Asthma haben zum Teil einen Einfluss auf die Konzentration von Azetylcholin.

Bestimmte Psychopharmaka aus der Gruppe der Benzodiazepine und der Epilepsiemedikamente führen vor allem im höheren Dosierungsbereich und in der Langzeitbehandlung zu Störungen des Gedächtnisses, der Konzentrationsfähigkeit und der Aufmerksamkeit. Leider werden diese in der Kurzzeitbehandlung immer wieder hilfreichen Medikamente bei älteren Menschen häufig zu lange und zu hoch dosiert gegeben.

Nur ein langsames Absetzen dieser Mittel und Untersuchungen zum weiteren Verlauf der Demenz können Aufschluss darüber bringen, ob es sich bei den Störungen um eine Medikamentennebenwirkung oder um eine eigenständige Störung im Rahmen eines demenziellen Prozesses handelt, die auch nach dem Absetzen der Medikamente weiter besteht. Deshalb muss der Arzt auch immer genau nach den bisher eingenommenen Medikamenten fragen. Eine solche Medikamentenanamnese verlangt eine genaue Auflistung aller Präparate und die Überprüfung ihrer unerwünschten und der möglichen Wechselwirkungen. Denn gerade ältere Menschen werden wegen der unterschiedlichsten Beschwerden nicht nur von einem Arzt behandelt. Haus- und fachärztliche Behandlungen finden nebeneinander statt, wodurch leider häufig eine ganzheitliche Behandlung mit Medikamenten unterbleibt (→ Seite 71).

Demenzen bei Infektionen und Entzündungen des Gehirns

Entzündliche Prozesse des Gehirns können in jedem Lebensalter vorkommen. Zu nennen sind in erster Linie Virusinfektionen, Infektionen durch Bakterien und die so genannten Autoimmunerkrankungen.

Als Folge einer Virusinfektion des Gehirns, beispielsweise einer Enzephalitis durch Herpesviren, kann es dauerhaft zu Einbußen der geistigen Leistungsfähigkeit von leichten Störungen bis hin zu schweren Demenz-Symptomen kommen.

Auch bei HIV-Infektionen treten im Rahmen des Aids-Syndroms Störungen der geistigen Leistungsfähigkeit auf.

Die Syphilis war früher eine Erkrankung, die häufig im späten Stadium zur Demenz führte. Sie ist im Antibiotika-Zeitalter eher selten geworden, dennoch muss sie immer noch in diagnostische Erwägungen einbezogen werden.

Unter den Autoimmunerkrankungen ist die multiple Sklerose bei möglichen Ursachen einer Demenz zu erwähnen. Es gibt Formen der multiplen Sklerose, welche ausschließlich mit Einbußen der geistigen Leistungsfähigkeit beginnen. Auch in späteren Stadien der Erkrankung sind Demenz-Symptome nicht selten. Die neurologische Untersuchung und eine Untersuchung des Nervenwassers (Lumbalpunktion → Seite 28) geben meistens Aufschluss darüber, ob eine multiple Sklerose als Ursache der Demenz in Betracht gezogen werden muss oder nicht.

Demenz oder Depression?

Dass Menschen, die an einer Depression leiden, niedergeschlagen sind, sich zu nichts aufraffen können, alles grau in grau sehen, wissen die meisten. Weniger bekannt ist, dass Depressionen eine Beeinträchtigung der geistigen Leistungsfähigkeit, also Störungen der Konzentrationsfähigkeit, der Gedächtnisfunktionen und des Denkens mit sich bringen können. Und genau dies führt sehr häufig zu Missverständnissen und Fehldiagnosen: Denn diese Folgen einer Depression werden oft als altersbedingter Abbauprozess oder erste Zeichen einer Alzheimerkrankheit verstanden. Nur selten denken

Betroffene, Angehörige, aber auch Ärzte an eine depressive Erkrankung und versäumen so häufig die therapeutischen Chancen einer gezielten antidepressiven Behandlung.

Dies wiegt besonders schwer, weil eine solche Fehldiagnose den Betroffenen eine hilfreiche Behandlung vorenthält.

Jutta F., 54 Jahre:
„Als mein Vater im letzten Jahr starb, hat meine Mutter rapide abgebaut. Zuerst schien sie seinen Tod ja ganz gut zu verkraften. Dass sie nicht mehr so oft das Haus verließ, die Beziehung mit den befreundeten Ehepaaren, mit denen sie und mein Vater immer unterwegs gewesen waren, auch ganz einschlafen ließ, kam uns irgendwie normal vor. Gegen die Schlafstörungen haben wir ihr immer Baldrian-Tropfen besorgt. Geholfen haben die eigentlich nicht. Wir haben sie schon so ab vier Uhr früh über uns in ihrer Wohnung herumgeistern hören. Darüber nachgedacht haben wir nicht. Alte Leute sollen ja meist schlecht schlafen, heißt es immer. Aber dass sie geistig so nachgelassen hat, war schon komisch. Ständig war sie am Suchen. Und dann das ewige Jammern über ihre Vergesslichkeit. Genau genommen fragten wir uns, ob sie überhaupt noch etwas mitbekommt, wenn man ihr etwas erklärt. Immer wieder fragte sie nach, konnte sich nicht erinnern, dass man schon x-mal davon gesprochen hatte. Die Kinder, die manchmal mit ihr fernsehen, erzählten, dass sie auch die Kindersendungen nicht kapiere. Ich bin dann mit ihr zum Arzt. Dass er eine Depression feststellte und nicht Alzheimer, hat mich schon gewundert."

Was an eine Depression denken lässt

Tatsächlich können bei einer Depression Störungen von Merkfähigkeit, Gedächtnis, Konzentration und Aufmerksamkeit so stark ausgeprägt sein, dass die Depression mit der Alzheimerkrankheit verwechselt wird. Umgekehrt können alle Anzeichen einer Depression den Beginn der Demenz markieren. Deshalb ist die Abgrenzung der beiden Störungsbilder manchmal nicht einfach. Dennoch gibt es – eine typische Ausprägung der Krankheit vorausgesetzt – Unterscheidungsmerkmale, die auch Laien erkennen können (→ Tabelle rechts).

Demenz oder Depression? Die wichtigsten Unterschiede

Demenz	Depression
Der Beginn der Störungen der geistigen Leistungsfähigkeit verläuft schleichend.	Der Beginn dieser Störungen lässt sich vom Erkrankten oder von seinen Bezugspersonen oft recht präzise angeben.
Der Betroffene hat keine Einsicht in seine Beschwerden, er versucht, seine geminderte Leistungsfähigkeit zu vertuschen, eine Fassade aufzubauen. Er klagt nicht.	In der Regel ist das tatsächliche Leistungsvermögen noch größer, als es aufgrund der Klagen des Betroffenen den Anschein hat. Er selbst nimmt die Störungen sehr viel stärker wahr, als es ihrem tatsächlichen Ausmaß entspricht. Er klagt viel über diese Beschwerden.
Anfänglich meist eine langsame Verschlechterung, das heißt, die Phase leichter Störungen kann Monate, sogar Jahre andauern.	Bei einer Depression nehmen diese Störungen rasch, das heißt innerhalb von wenigen Wochen, zu.
Häufig keine nervenärztlichen Behandlungen in der Vorgeschichte.	Früher schon häufigere Behandlungen durch Psychiater oder Psychotherapeuten, zum Teil auch wegen anderer Beschwerden wie etwa Angstsymptomen.
Der Betroffene sucht eher spät nach kompetenter Hilfe, das heißt oft erst dann, wenn sich Einbußen der geistigen Leistungsfähigkeit überhaupt nicht mehr vertuschen lassen.	Der Betroffene sucht schon recht früh, oft innerhalb der ersten Wochen nach Einsetzen seiner depressiven Beschwerden, die meist nicht nur seine Denk- und Merkfähigkeit betreffen, kompetente Hilfe.
Bei Gedächtnisstörungen ist das Langzeitgedächtnis, das Gedächtnis für lang zurückliegende Begebenheiten, in aller Regel ausgespart.	Der Betroffene beklagt häufig auch Störungen des Langzeitgedächtnisses.
Die Störungen der geistigen Leistungsfähigkeit bilden sich nicht zurück.	Die Störungen bilden sich mit der Besserung der Depression zurück.

Was die richtige Diagnose außerdem erschwert

Nicht nur der häufige Trugschluss, Einbußen der geistigen Leistungsfähigkeit im Alter seien immer Zeichen einer beginnenden Alzheimerkrankheit, macht die Diagnose einer Depression schwierig. Auch die weitverbreitete Ansicht, Unzufriedenheit, Missmutigkeit, Pessimismus und Antriebslosigkeit gehörten zum Alter, das ja – aus der Sicht jüngerer Menschen – allzu oft nur als Anhäufung nachlassender Fähigkeiten besteht, ist falsch. Denn depressive Verstimmungen sind durchaus keine normalen Folgen des Alters, sondern meistens Zeichen für eine Depression. Auch wenn eine solche Depression den Beginn einer Alzheimerkrankheit anzeigt, wie dies sehr häufig der Fall ist, muss eine diagnostische Abklärung und eine Therapie ebendieser Depression erfolgen. Denn ihre Symptome können die verständliche Reaktion auf die ängstigende Erfahrung, nicht mehr so gut zu „funktionieren" wie früher, sein und sind damit als Depression behandlungsbedürftig.

Wenn nicht festgestellt werden kann, ob die Depression oder die Demenz die zugrunde liegende Krankheit ist, sollten zuerst die Symptome der Depression behandelt werden.

Die Behandlung der Depression

Die Behandlung der Depression im Alter unterscheidet sich nicht grundsätzlich von der einer Depression in anderen Lebensaltern. Das heißt: Eine effektive Therapie wird sowohl eine Behandlung mit Medikamenten, also in diesem Fall mit Antidepressiva (ausführlich zur Therapie mit Antidepressiva → Seite 83), als auch Beratung oder Psychotherapie umfassen. Ein Gesamtbehandlungsplan muss erarbeitet werden, in dem die familiären und sozialen Lebensumstände ebenso berücksichtigt werden wie der körperliche, seelische und geistige Gesundheitszustand. Besonderes Augenmerk muss auf mögliche unerwünschte Medikamentenwirkungen und das Zusammenwirken verschiedener Medikamente gerichtet werden, die ältere Menschen aufgrund anderer Leiden einnehmen.

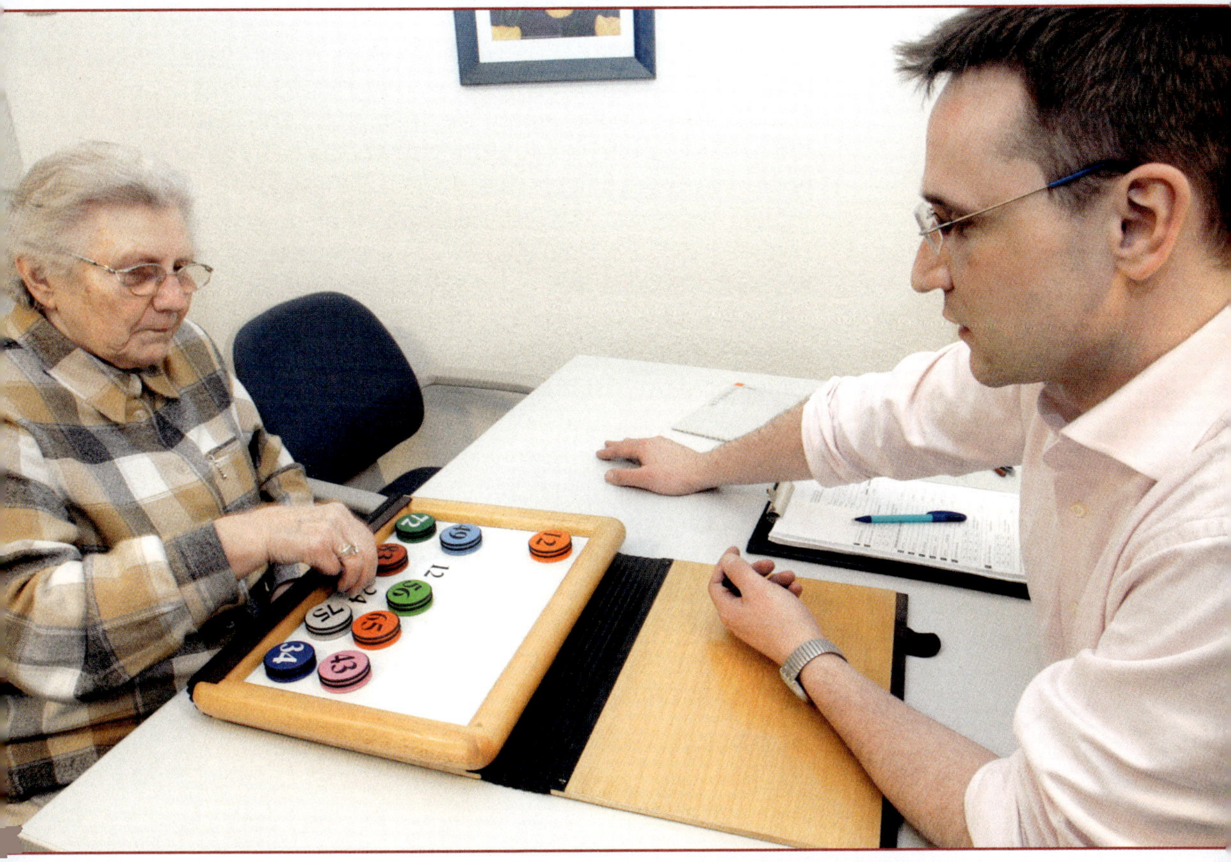

Die Alzheimerkrankheit: Entstehung und Symptome

Die weitaus häufigste Form ist die Demenz, die heute nach ihrem Entdecker und Erstbeschreiber Alois Alzheimer als Morbus Alzheimer oder Demenz nach dem Alzheimer-Typ (DAT) benannt wird. Inzwischen diskutiert man, ob auch diese Bezeichnung möglicherweise ein Oberbegriff für einen Krankheitsprozess ist, der unterschiedliche Ursachen haben kann. Wir werden im Abschnitt zur Erblichkeit (→ Seite 56) noch genauer darauf eingehen.

Alois Alzheimer hatte sich als junger Arzt in der hessischen Frankfurter Klinik intensiv mit seiner Patientin Auguste D. beschäftigt, die im November 1901 mit den heute als typisch geltenden Symptomen einer Demenz aufgenommen worden war. Alzheimer war 1906, als Auguste D. starb, schon nach München gewechselt. Sein Interesse an ihrem Krankheitsbild war aber so groß, dass er um die Erlaubnis einer Sektion, also einer medizinischen Untersuchung des Leichnams, bat, um dem Geheimnis dieser Erkrankung und der Todesursache auf die Spur zu kommen. Was er dabei fand und als eine „eigenartige Veränderung der Hirnrinde“ beschrieb, gilt noch heute als zentrales Merkmal der krankheitstypischen Gewebeveränderungen. Sie kommen zwar auch bei anderen degenerativen Erkrankungen des Gehirns vor. Für die Alzheimer-Demenz typisch ist jedoch der Grad ihrer Ausprägung.

Was konnte Alzheimer feststellen?

Alzheimer fand bei dieser Sektion ein Gehirn vor, bei dem ein nicht unerheblicher Schwund an Masse eingetreten war. Dies ist typisch für demenzielle Erkrankungen: In ihrem Verlauf kommt es zu einem Untergang von Gehirnzellen. Die Abbildungen rechts oben belegen dies.

Man kann auch als Laie leicht sehen, dass im zweiten Bild eine deutliche Veränderung des Gehirns stattgefunden hat: Die inneren Hirnkammern sind erweitert, die Furchung der Hirnrinde ist wegen des Schwunds an Masse deutlicher, und an den Seiten scheinen wesentliche Anteile verloren gegangen zu sein. Der über Jahre andauernde kontinuierliche Verlust an Nervenzellen, der hier sichtbar wird, findet besonders in den Regionen des Gehirns statt, die für die Verarbeitung und Speicherung von Sinneseindrücken von Bedeutung sind.

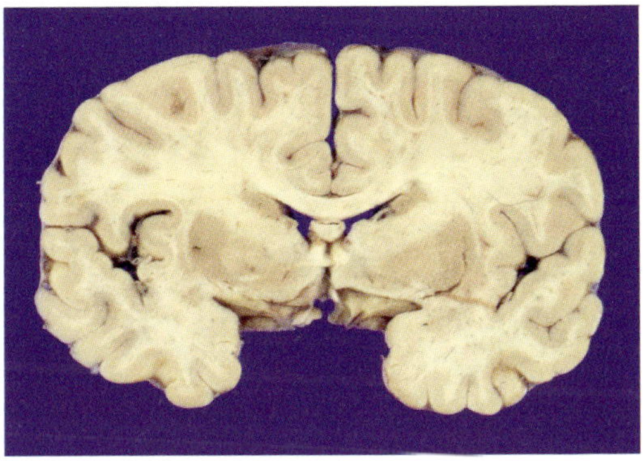

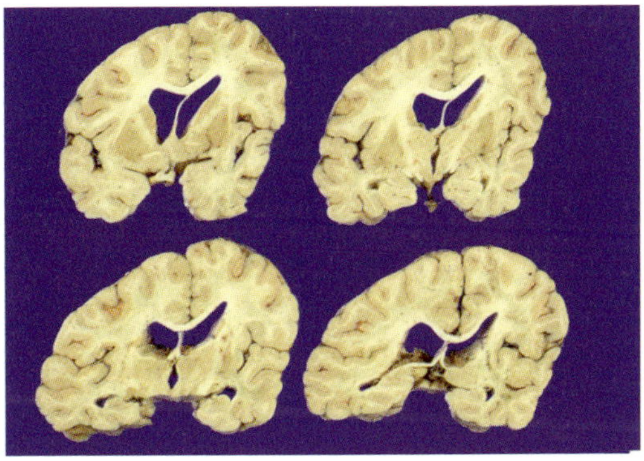

links: Ein normales Gehirn
rechts: Das Gehirn einer Alzheimerpatientin in vier unterschiedlichen Schnitten

Die neu entwickelten Anfärbemethoden seiner Kollegen ließen Alzheimer bei seiner mikroskopischen Analyse nicht nur ein deutlich verkleinertes Gehirn erkennen. Er entdeckte, dass es sowohl in den Nervenzellen selbst, als auch in deren Umgebung zu bemerkenswerten Veränderungen gekommen war, die diese mikroskopischen Bilder von denen eines gesunden Gehirns deutlich unterschieden. Er fand die so genannten Plaques und die Neurofibrillen – und damit die ersten Hinweise darauf, wie es zu dem Untergang der Nervenzellen gekommen war.

Plaques

Die erste Auffälligkeit, die Alzheimer beschrieb, waren die senilen Plaques. Mit solchen Plaques zeigte sich die gesamte Hirnrinde, besonders aber die Großhirnrinde, überschwemmt. Dabei handelt es sich um Ablagerungen außerhalb der Zellen, die aus einem bestimmten Eiweißstoff, dem Amyloid, bestehen. Dieses Amyloid – genauer: das Beta-42-Amyloid – gilt als ein entscheidender Faktor für das Entstehen einer Alzheimer-Demenz. Es entsteht als Abfallprodukt aus Spaltungsvorgängen, die von bestimmten Enzymen gesteuert werden, und ist giftig für die Nerven.

Alzheimer-Plaques

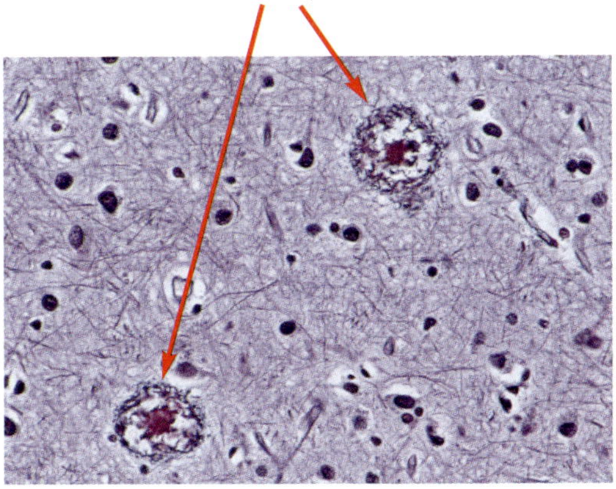

Haben sich die Plaques einmal gebildet, können sie nur schwer abgebaut werden. Im Gegenteil: Der Prozess schreitet fort, immer mehr dieser Eiweißmoleküle lagern sich im Gehirn ab und zerstören die Zellen.

Neurofibrillen

Die zweite Auffälligkeit, die Alzheimer entdeckte, waren die so genannten Neurofibrillen: Sie bestehen vor allem aus Ketten von „Tau-Proteinen". Dies sind Eiweißstoffe, die im Inneren der Zelle vorkommen. Im Krankheitsprozess beginnen diese Eiweißstoffe gewissermaßen auszuflocken. Sie stören die Funktion der Nervenzelle derart, dass diese letztlich dabei zugrunde geht.

Die Ablagerung dieser Neurofibrillen und mit ihr der Schwund an Hirnzellen folgt einem gleichbleibenden Schema: Die krankhaften Veränderungen beginnen in den vorderen (frontalen) Bereichen des Gehirns, dem so genannten Riechhirn (der regio entorhinalis), in dem Geruchseindrücke verarbeitet werden. (Dies erklärt auch, weshalb Störungen des Geruchssinnes häufig ein Frühsymptom der Erkrankung sind.) Sie greifen von dort aus auf den Hippokampus, die Region, die als wesentlich für das Gedächtnis erkannt wurde, über und überziehen vom Hippokampus aus nach und nach die gesamte Hirnoberfläche.

Nervenzellen mit Neurofibrillen

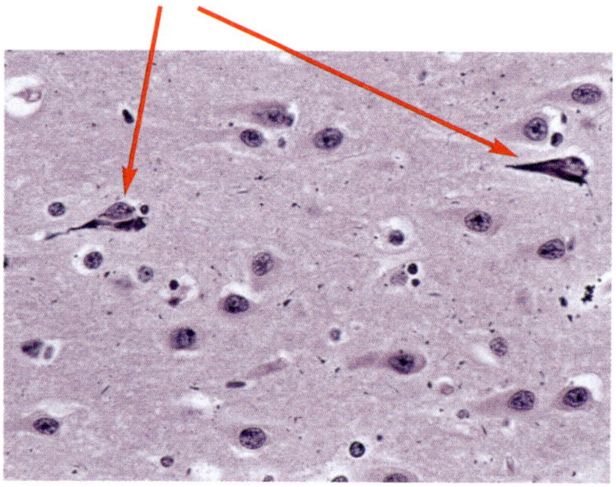

Was man heute weiß: Die Rolle der Botenstoffe

Für die Entstehung einer Alzheimer-Demenz macht man heute eine weitere Besonderheit im Gehirn verantwortlich. Als Folge des Untergangs von Zellen in bestimmten Hirnregionen tritt ein Mangel an Botenstoffen (Neurotransmittern) auf, die in diesen Hirnregionen gebildet werden.

Diese chemischen Substanzen übermitteln die Informationen von einer Nervenzelle zur nächsten. Dies geschieht – vereinfacht ausgedrückt – durch folgenden Prozess: Der Botenstoff wird an den Verbindungsstellen zweier Nervenzellen von einer Nervenzelle in den dazwischen liegenden Raum abgegeben, wandert durch diesen Spalt und dockt an einer Bindungsstelle der nächsten Nervenzelle, dem so genannten Rezeptor, an. Passt der Botenstoff zum Rezeptor wie der Schlüssel in ein

Schloss, sendet die Empfängerzelle ein Signal aus – die Information wurde an die zweite Nervenzelle weitergegeben.

Der Ort, an dem diese Übertragung geschieht, ist der so genannte synaptische Spalt zwischen zwei Nerven. Milliarden von Nervenzellen sind so zu einem hochkomplexen neuronalen Netzwerk verschaltet, und die Ausschüttung, Bindung und Wiederaufnahme der Botenstoffe begleiten unablässig im Millisekundentakt jede Aktivität des Gehirns.

Bei der Alzheimerkrankheit findet sich nun recht früh eine Verarmung der Überträgersubstanz in unserem zentralen Nervensystem, die von großer Bedeutung für Aufmerksamkeit sowie Lern- und Gedächtnisleistungen ist. Es handelt sich dabei um den Botenstoff Azetylcholin. Der Grund: Durch die Krankheit sind vor allem jene Nervenzellen betroffen, die für die Produktion dieses Botenstoffes zuständig sind. Genauer: Durch die senilen Plaques kommt es innerhalb der Zellen zu Veränderungen, die den regulären Stofftransport behindern. Folge dieser Veränderungen ist, dass immer mehr der Azetylcholin produzierenden Nervenzellen absterben. Im Gehirn entsteht also ein Mangel an Azetylcholin, wodurch das geistige Leistungsvermögen beeinträchtigt wird. Diese Beeinträchtigungen machen sich schon früh als Störung des Kurzzeitgedächtnisses bemerkbar und werden mit Zunahme des Mangels immer ausgeprägter.

Daneben ist bei der Alzheimer-Demenz die Freisetzung und Aufnahme von Glutamat gestört. Der Botenstoff Glutamat findet sich besonders in den Hirnarealen, in denen auch Azetylcholin von besonderer Wichtigkeit ist: Es sind dies vor allem der so genannte Hippokampus (→ Seite 54) und bestimmte Abschnitte des Frontalhirns.

Während im Falle des Azetylcholins ein Zuwenig als Ursache für die Symptome der Alzheimer-Demenz erkannt worden ist, wird im Fall des Glutamats von einem Zuviel ausgegangen: Bei Demenzkranken befindet sich auch im „Ruhezustand" immer eine geringe Menge Glutamat im synaptischen Spalt, obwohl kein Lernsignal eingetroffen ist. Das heißt, die Nervenzellen werden quasi dauererregt. Dadurch können (Lern-) Signale nicht mehr richtig erkannt und weitergeleitet werden. Schließlich kann die Nervenzelle der ständigen Überreizung nicht mehr standhalten und verliert ihre Funktionsfähigkeit.

Neben den beiden Botenstoffen Azetylcholin und Glutamat sind durch den Untergang von Nervenzellen jedoch noch weitere Botenstoffe und deren Produktion betroffen. Bekannt sind inzwischen ein Zuwenig an Noradrenalin und Serotonin. Beides wirkt sich auf die Stimmung und das Verhalten insgesamt aus. Es entstehen Depressionen, Angst oder Unruhe.

Verschiedene Botenstoffe und ihre Funktionen

- **Azetylcholin** ist für das Erinnern, das Denken, das Lernen und die räumliche Orientierung verantwortlich. Daneben reguliert es, wie stabil unsere Emotionen sind. Es ist so etwas wie ein Anker unter den anderen schnell reagierenden Botenstoffen.
- **Glutamat** spielt neben Azetylcholin für unsere Gedächtnisfunktionen und für die Anpassungsfähigkeit unserer Denkstrukturen (die so genannte Plastizität unseres Gehirns) eine entscheidende Rolle.
- **Serotonin** ist für die Regulation unserer Stimmung und für die Fähigkeit, Impulse zu kontrollieren, von wesentlicher Bedeutung.
- **Noradrenalin** ist an der Stimmungsregulation beteiligt. Ein Zuwenig dieses Botenstoffs kann zur Depression führen, ein Zuviel dagegen zur Überreiztheit und zu nicht angemessenen heftigen Reaktionsweisen.

Ist Alzheimer erblich?

In den letzten Jahren sind einige Gene identifiziert worden, die mit dem Schicksal „Demenz“ verknüpft sind. Dies sind Gene, die die Amyloid-Entstehung oder den Transport von Fettbestandteilen im Gehirn regulieren. Auf der ganzen Welt konnten bislang aber nur sehr wenige Familien identifiziert werden, bei denen auf einem oder mehreren Chromosomen ein solcher „Webfehler der Natur“ gefunden werden konnte, der dann mit einer Wahrscheinlichkeit von 50 Prozent eine Demenz zur Folge hat. In diesen Fällen konnte ein sehr viel früherer Erkrankungsbeginn beobachtet werden.

Bei der Mehrzahl der Erkrankungen handelt es sich aber um so genannte sporadische Fälle: Man versteht darunter Neuerkrankungen, die einem Zufallsmuster und nicht einem klassischen Erbgang folgen. Sie setzen sehr viel später ein und scheinen – so die gegenwärtige Annahme – eher auf Störungen des Hirnstoffwechsels zurückzuführen sein. Als Ursachen dieser

Störungen werden vornehmlich durch Stress bedingte Veränderungen des Glukosestoffwechsels, der Cholesterinverteilung und der Durchblutung genannt. Jede dieser Störungen reicht für sich alleine genommen nicht aus, um zur Demenz zu führen, also die oben beschriebenen Prozesse auszulösen, im Zusammenwirken aber durchaus.

Und wenn meine Mutter und Großmutter erkrankt waren?

Immer wieder wird diese Frage von Angehörigen Betroffener gestellt, und mit jeder Entdeckung einer neuen genetischen Variante wächst die Beunruhigung. Die familiäre Variante der Alzheimer-Demenz ist zwar bisher nur bei sehr wenigen Familien beobachtet worden. Aber wie steht es mit der Vererbung der sporadischen Form?

Wenn in früheren Generationen einer Familie zwei oder mehr Fälle von Demenz auftraten, ist für die nachfolgende Generation das Risiko, an einer Demenz zu erkranken, statistisch tatsächlich um das Zwei- bis Dreifache erhöht. Allerdings sind genaue Informationen oft nicht zu erhalten, und es ist in der Rückschau häufig nicht auszumachen, ob ein Verwandter aus früheren Generationen an einer Demenz nach Schlaganfall, an einer heute vielleicht behandelbaren Demenz oder an einer Demenz vom Alzheimer-Typ – sei sie nun familiär oder sporadisch – erkrankt war. Dies macht die Risikoabschätzung noch schwerer.

Zudem muss in solche Überlegungen immer auch das Alter als Hauptrisikofaktor einbezogen werden. Familien, deren Mitglieder eher ein hohes Lebensalter erreichen, tragen natürlich auch ein höheres Risiko, dass Angehörige an einer Alzheimer-Demenz erkranken.

Es gibt also auch bei der sporadischen Form möglicherweise genetische Einflüsse, die jedoch lange nicht so stark sind wie bei den familiären Formen mit frühem Krankheitsbeginn. Außerdem ist ein zwei- bis dreifach erhöhtes Risiko in der Medizin – verglichen mit anderen derartigen Risikoerhöhungen – nicht wirklich hoch. Bedacht werden muss auch, dass dies ein rein statistischer Wert ist, der nichts über die individuelle Lebensgestaltung und die daraus resultierenden gesundheitlichen Risiken eines Menschen aussagt.

Aus diesem Grund raten Ärzte von genetischen Untersuchungen ab, die nur dazu dienen, das eigene Risiko abschätzen zu können. Tatsächlich sind solche Untersuchungen wenig sinnvoll, sie erzeugen letztlich ein Leben in Angst. Auch ist in den nächsten Jahren und Jahrzehnten mit neuen therapeutischen Möglichkeiten zu rechnen, denn die Demenz ist für die medizinische Forschung zu einem ganz wesentlichen Arbeitsgebiet geworden.

Das heißt: Übermäßige Besorgnis ist nicht angebracht, wenn es bereits Fälle von Demenz in der Familiengeschichte gab. Es ist aber sinnvoll, die Risikofaktoren für Herz-Kreislauf-Erkrankungen einzugrenzen oder sorgfältig kontrollieren zu lassen. Dazu gehören insbesondere hoher Blutdruck, Rauchen, Fettstoffwechselstörungen, Bewegungsmangel und Übergewicht. Dies sind auch die Risikofaktoren, die das Entstehen einer Demenz begünstigen können.

Könnte eine Impfung helfen?

Zu den typischen Merkmalen der Alzheimerkrankheit zählen Ablagerungen im Gehirn (→ Seite 53, Plaques). Wissenschaftler weltweit suchen nach Möglichkeiten, diese Ablagerungen zu verhindern, aufzuhalten oder rückgängig zu machen. In Versuchen an Mäusen konnten beispielsweise durch eine Impfung die Entstehung der Plaques verhindert und vorhandene wieder aufgelöst werden. Gleichzeitig verbesserten sich Gedächtnisleistung und die Lernfähigkeit der Versuchstiere. Diese spektakulären Ergebnisse ließen sich aber bisher nicht auf den Menschen übertragen. Eine Studie mit 360 Patienten musste wegen schwerer Komplikationen abgebrochen werden.

In naher Zukunft ist also kein Durchbruch in der Alzheimer-Therapie durch eine Impfung zu erwarten.

Die Symptome der Alzheimerkrankheit

Schon Alzheimer beschreibt in der Krankengeschichte seiner Patientin Auguste D. eine Vielfalt von Symptomen, die zusammen ihre Erkrankung ausmachen. Ihre Demenz zeigt sich als Symptombündel, als ein Syndrom, wie Ärzte das gemeinsame Vorhandensein verschiedener Einzelsymptome bei einer Krankheit bezeichnen.

Das Spektrum dieses so genannten demenziellen Syndroms reicht von Störungen der Merkfähigkeit und des Gedächtnisses, also der Vergesslichkeit, die heute landläufig mit der Alzheimerkrankheit gleichgesetzt wird, über krankheitsbedingte Veränderungen der Gefühle, also emotionale Störungen wie Depressivität und Reizbarkeit, bis hin zu Veränderungen der Persönlichkeit, Verhaltensauffälligkeiten und motorischen Störungen.

Verhaltensauffälligkeit oder Gedächtnisstörung?

Heute ist es üblich geworden, innerhalb des Spektrums der Einzelsymptome zwischen Symptomen, die die geistige Leistungsfähigkeit betreffen, und Verhaltensauffälligkeiten zu unterscheiden.

Letztere erscheinen in der medizinischen Fachliteratur häufig auch abgekürzt als BPSD, als Behavioral and Psychological Symptoms of Dementia (verhaltensbezogene und psychologische Symptome der Demenz → Seite 17), um sie so von den Störungen der geistigen Leistungsfähigkeit abzugrenzen. Diese Trennung wirkt jedoch eher künstlich und ist im Alltag kaum nachzuvollziehen, denn selten treten einzelne Symptome isoliert auf. Meist bedingen sie sich auch gegenseitig.

Im Behandlungsplan des Arztes hat diese Unterscheidung allerdings ihre Berechtigung, da Verhaltensauffälligkeiten und Gedächtnisstörungen unterschiedliche Behandlungsansätze erfordern.

Demenz

Gedächtnisstörungen
- Namen vergessen
- Dinge verlegen
- gestörte Orientierung
- gestörtes Zeitgefühl
- Sprachstörungen
- Angehörige und Freunde werden nicht mehr erkannt

Verhaltensveränderungen
- unruhig
- aggressiv
- misstrauisch
- depressiv
- gestörter Tag-Nacht-Rhythmus
- Sinnestäuschungen
- Halluzinationen

→ Einschränkung der Selbstständigkeit
→ Pflegebedürftigkeit

Die Störungen der geistigen Leistungsfähigkeit

Bei der Diagnose einer Demenz stehen vor allem Störungen der geistigen Leistungsfähigkeit, Fachleute sprechen von **kognitiven Störungen,** im Vordergrund. Unter Kognition verstehen Psychologen die Summe aller unserer Fähigkeiten zu denken, zu planen, zu urteilen und zu abstrahieren. Zur Kognition gehört auch die Fähigkeit, mit Sprache umzugehen. Kognitive Störungen beeinträchtigen also unser Gedächtnis, unsere Auffassungsgabe, unser Konzentrationsvermögen, unsere gerichtete Aufmerksamkeit und das Sprachverständnis.

Störungen des Kurz- und Langzeitgedächtnisses

Die Gedächtnisstörungen sind meist die ersten Vorboten der weiteren Krankheitsentwicklung. Am Anfang sind es vielleicht nur Namen, die einem im Gespräch nicht einfallen wollen, oder Bezeichnungen von Gegenständen. Häufiger werden auch Dinge verlegt und über längere Zeit nicht wiedergefunden. In fortgeschrittenen Stadien vergessen die Erkrankten unter Umständen sogar ihren Beruf, Geburtstag, ihre Familienmitglieder oder ihren eigenen Namen.

Diese Störungen entwickeln sich sehr langsam und fallen zunächst nicht stark auf. Die „Ausfälle“ werden von Betroffenen und ihren Angehörigen meist als zwar lästige, aber typische Alterserscheinungen hingenommen, also mit dem höheren Lebensalter erklärt.

Marianne U. über ihren 79-jährigen Mann:
„In den letzten Monaten saß ich bei Einladungen immer wie auf Kohlen: Früher war Walter ein unterhaltsamer und witziger Gast und in allen Runden richtig gerne gesehen. Und jetzt? Es wird mit ihm immer peinlicher. Kein Witz, den er pro Abend nicht mindestens dreimal zum Besten gibt, keine Anekdote, die jeder der Anwesenden nicht schon auswendig herbeten könnte ... Wenn ich ihn dann darauf aufmerksam mache, wird er richtig grantig. Auch das kenne ich nicht an ihm!“

Dabei ist anfangs vor allem die Merkfähigkeit für neue Inhalte betroffen. Neues kann nicht mehr abgespeichert werden; alte Inhalte, die ganze Biografie bleiben jedoch noch lange erhalten. Jeder weiß, wie lebendig alte Menschen aus ihrer Kindheit und Jugend erzählen können, wie gut Erlebnisse, die 30 oder 40 Jahre zurückliegen, memoriert werden können, und wie schwierig es gleichzeitig für Betroffene sein kann, sich an das Mittagessen der vergangenen Tage zu erinnern. Im weiteren Krankheitsverlauf werden diese Gedächtnisstörungen immer deutlicher und betreffen dann auch zunehmend alte Erinnerungen.

Orientierungsstörungen

Wir alle orientieren uns an den wesentlichen Dimensionen unseres Lebens. Wir wissen, wer wir sind, woher wir kommen, wo wir sind. Wir wissen, welche Jahreszeit gerade ist, welcher Monat und welcher Tag, und wir können uns in unserer Umgebung zurechtfinden. Bei Demenzpatienten geht diese Fähigkeit zur Orientierung immer mehr verloren. Man spricht von zeitlichen und räumlichen Orientierungsstörungen.

Probleme, sich im Raum zu orientieren, können bei einem Restaurantbesuch zum ersten Mal auffallen, weil Großvater den Weg von der Toilette zurück an den Tisch nicht mehr findet, oder – wie in unserem Beispiel (→ Seite 14) – anlässlich einer

Reise, die sich plötzlich als eine Überforderung des Orientierungsvermögens herausstellt. Wie bei allen Symptomen der Demenz werden diese Einbußen anfänglich meist nicht ernst genommen. Erst wenn der Gang zum Bäcker zum Problem wird, also wenn auch Wege, die seit Jahren „begangen" wurden, nicht mehr ohne Schwierigkeiten bewältigbar sind, und Orte, die zum täglichen Lebensbereich gehören, nicht mehr erkannt werden, spüren Angehörige, dass etwas nicht stimmt. Später im Krankheitsprozess geht dann auch die Orientierung in vertrauten Räumen verloren. Die eigene Wohnung kann plötzlich als fremd erscheinen, der Weg zwischen Küche, Schlafzimmer, Bad, Wohnzimmer zum Labyrinth werden, in dem kein Zurechtfinden mehr möglich ist.

Auch zeitliche Orientierungsstörungen, die ebenfalls schon in der Frühphase der Erkrankung auftreten können, sind lange schwer von Alltagsschwierigkeiten, wie wir sie alle einmal erleben, abzugrenzen. Erst die Häufung solcher „Fehler" macht aus einer Alltagsschwierigkeit ein Symptom. Deshalb werden auch zeitliche Orientierungsstörungen lange nicht ernst genommen. Erst wenn Mutter ständig nachfragt, welchen Tag wir heute haben, wenn Großvater am Sonntag zur Sparkasse gehen will, nächtliche Anrufe die Regel werden, schöpfen Angehörige Verdacht. Auch die Probleme bei der zeitlichen Orientierung werden zunehmend alle Bereiche umfassen. Das Wissen um Jahreszeiten, um Tag und Nacht, Morgen und Abend geht verloren.

Die eigene Identität verliert ihre Verortung im Hier und Jetzt. Betroffene erleben sich in einer anderen Zeit, in einem anderen Lebensalter, an einem anderen Ort.

Dieter S., 56 Jahre:

„Wirklich gemerkt habe ich erst etwas, als Mutter immer öfter mitten in der Nacht anrief, um mit mir zu „plaudern", wie sie sagte. Ich habe ihr dann einen Funkwecker gekauft, in der irrigen Ansicht, sie könne meinen Rat, vor dem Anruf erst auf die Uhr zu sehen, um nicht nach 22 Uhr anzurufen, umsetzen. Gott, wie war ich naiv! Erst als ihre Nachbarin mich bei Mutters Geburtstag beiseite nahm und mir erzählte, dass sie Mutter schon zweimal um 23 Uhr, wenn sie gerade vom Spätdienst kam, auf der Straße angetroffen hatte, wo Mutter mit der Einkaufstasche unterwegs war, habe ich begriffen."

Sprachstörungen

Die Gedächtnisstörungen betreffen auch den Sprachspeicher unseres Gehirns. So, wie man sich nicht mehr an die Namen bekannter Personen erinnern kann, entfallen auch immer öfter die korrekten Bezeichnungen von Dingen des Alltagslebens. Der aktive Wortschatz wird spärlicher. Umschreibungen, die lange auch logisch und nachvollziehbar sind und deshalb der Umgebung noch nicht auffallen, können anfangs die Sprachstörungen kompensieren. Sagt jemand zum Beispiel anstelle von „Gib mir bitte einmal den Kugelschreiber": „Gib mir doch bitte mal das Ding zum Schreiben", so wird dies auf das Geschehen keinerlei Auswirkung haben.

Zunehmend verliert die Sprache Demenzkranker jedoch ihre Präzision. Umschreibungen und Füllwörter reichen nicht mehr aus, verwirren mehr, als dass sie Klarheit stiften könnten, da sie immer weniger sinnvoll eingesetzt werden. Im Verlauf des Krankheitsprozesses leidet dann auch das Sprachverständnis. Demenzkranke sind immer weniger in der Lage, das gesprochene Wort zu verstehen und sprachliche Inhalte angemessen zu erfassen. In sehr fortgeschrittenen Stadien der Erkrankung kann es dann zum völligen Sprachzerfall und zum Verlust der grammatischen Struktur der Sprache kommen.

Störungen des zweckmäßigen Handelns

Störungen des zweckmäßigen Handelns – oder eine Störung der exekutiven Funktionen, wie Mediziner dies nennen – können sowohl Handlungsabläufe, die sich komplex aus einzelnen Teilhandlungen zusammensetzen, betreffen als auch die Fähigkeit des Planens, Entscheidens und Urteilens. Wer davon betroffen ist, neigt zu unverständlichen Handlungsweisen. Zwei Dinge gleichzeitig zu tun, wird immer schwieriger. Nach und nach werden auch Handlungsabläufe des Alltagslebens zum Problem. Pflegebedürftigkeit ist die Folge.

Monika B., 51 Jahre. Seit vier Jahren lebt die Mutter ihres Mannes mit im Haus:

„Sie macht mich krank! Ich weiß, sie meint es ja nur gut, wenn sie mir in der Küche helfen will. Wenn ich ihr aber zuschauen muss, wie sie die Spülmaschine einräumt und dabei fünfmal die Teller hineinstellt und dann wieder einen herausholt, dazwischen ein

Messer unter dem Wasserhahn abwäscht, um es dann doch in die Spülmaschine zu tun, könnte ich platzen. Ich werde dann aggressiv – und nachher tut es mir wieder leid! Ich habe mir vorgenommen, mich in Zukunft für ihr Angebot, mir zu helfen, zu bedanken, dann einfach aus der Küche zu gehen, und später, wenn sie sich dann hingelegt hat, das Chaos zu beseitigen."

Störungen des Wiedererkennens

Störungen des Wiedererkennens treten erst im späteren Verlauf der Erkrankung auf. Dinge und Personen, sogar Familienangehörige werden nicht mehr zuverlässig wiedererkannt. Dies ist für die Angehörigen ein außerordentlich belastendes Erlebnis. Wie viel schlimmer muss es für den Betroffenen selbst sein! Stellen Sie sich vor, Sie leben in einer Welt, in der immer alles neu ist und in der Sie nicht von entstandener Vertrautheit geleitet werden, in der Sie nur von Fremden – und seien sie noch so wohlwollend – umgeben sind. Angst oder in manchen Situationen auch Panik sind nur allzu verständliche Reaktionen.

Inge T., 77 Jahre:
„Neulich bin ich wirklich völlig verzweifelt. ***Mein Mann*** *saß neben mir auf* ***unserem*** *Sofa in* ***unserem*** *Wohnzimmer und fragte* ***mich, seine Frau,*** *ob ich ihn nicht nach Hause zu seiner Frau bringen könne. Ich konnte nur noch heulen."*

Verhaltensauffälligkeiten

Wer von Demenz spricht, denkt meist – wie auch der Begriff selbst nahelegt – an die Beeinträchtigung der geistigen Leistungsfähigkeit. Die Verhaltensauffälligkeiten verursachen jedoch meist einen sehr viel größeren Leidensdruck für Betroffene und vor allem für ihre Angehörigen. Eine Depression ist sehr viel quälender als die Schwierigkeiten, sich auszudrücken. Oder – ein anderes Beispiel – wenn sich jemand nicht mehr gut an die Ereignisse der letzten Zeit erinnert und sich vielleicht in einer fremden Umgebung nicht mehr so leicht zurechtfindet wie früher, dann belästigen diese Symptome ihn und seine Umgebung sehr viel weniger, als wenn sein Wesen feindselig wird, wenn er seine Nichte, die ihm im Haushalt hilft, beschuldigt, ihn zu bestehlen oder wenn er jede zweite Nacht die Polizei ruft, weil er verdächtige Geräusche in der Nebenwohnung hört.

Depression

Der Verlauf einer Demenz beginnt sehr häufig mit einer depressiven Verstimmung, die durchaus verständlich ist. Betroffene bemerken zu Beginn des Krankheitsprozesses ihre Einbußen recht genau. Sie spüren eine Verschlechterung, ohne den Grund zu kennen. „Alles ist nicht mehr so, wie es früher war". Diese Veränderung erzeugt Niedergeschlagenheit, aus der eine längere depressive Phase resultieren kann.

Heidi K. über ihre verstorbene Großmutter:
„Meine Großmutter war keine fröhliche Frau. Im Jahr bevor sich ihre Demenz so richtig bemerkbar machte, wurde sie zunehmend traurig. An manchen Tagen saß sie stundenlang alleine am Stubenfenster und weinte. Wir verstanden es nicht, fragten was los sei, aber sie konnte es nicht erklären. So blieb uns nur, ihr zu sagen, dass es keinen Grund für ihren Kummer gäbe. Manchmal hatten wir damit Erfolg, aber oft weinte sie nur heftiger. Leider hatte niemand von uns die Idee, dass es sich um eine Krankheit handeln könnte, bei der ein Nervenarzt hätte helfen können."

Angst

Wer zunehmend erfahren muss, dass er an Grenzen seiner geistigen Leistungsfähigkeit stößt, wer seine Leistungseinbußen zunehmend stärker wahrnimmt, verliert an Sicherheit, traut sich immer weniger zu, wird ängstlich. Diese Angst kann besonders stark ausgeprägt sein, wenn neue Situationen drohen. Das betrifft auch freudige Ereignisse. So kann eine Familienfeier bei einem Betroffenen große Angst erzeugen. Die berechtigte Befürchtung, nicht alle eingeladenen Personen zu erkennen, die Gewissheit, den Gesprächen nicht mehr richtig folgen zu können, zu wissen, dass Erschöpfung und Müdigkeit schon früh jeden Versuch zu „funktionieren" scheitern lassen werden, all dies macht nur noch Angst. Dazu kommt: Die eingeschränkten Gedächtnisfunktionen haben zur Folge, dass nichts mehr vertraut ist. Vor allem zeitlich jüngere Eindrücke sind flüchtig. Auch Bekanntes wird in dem Maße fremder, in dem das Erinnerungsvermögen abnimmt. Dass dies Angst erzeugt, ist nur allzu verständlich. Mit fortschreitendem Krankheitsprozess wird die Angst meist unbestimmter, weil die Fähigkeit zur Selbsteinschätzung und Selbsteinsicht mehr und mehr schwindet.

Misstrauen

Auch das Misstrauen, ein fast immer beklagtes Symptom bei einer Demenz, ist vor dem Hintergrund der geistigen Leistungsstörungen unmittelbar verständlich. Die sinkende Verarbeitungsgeschwindigkeit von Informationen führt häufig dazu, überall Negatives zu wittern. Wer nur bruchstückhaft versteht, worüber andere sprechen, entwickelt leicht den Verdacht: „Die reden über mich". Auch wer immer wieder erlebt, dass die Lebensmittel, die er doch seiner Erinnerung nach eben erst gekauft hat, schon aufgegessen sind, hat nur zwei Möglichkeiten: Entweder die kränkende Einsicht zu akzeptieren, selbst nicht mehr in der Lage zu sein, den Über-

Entwicklung von Verhaltensstörungen bei Demenz

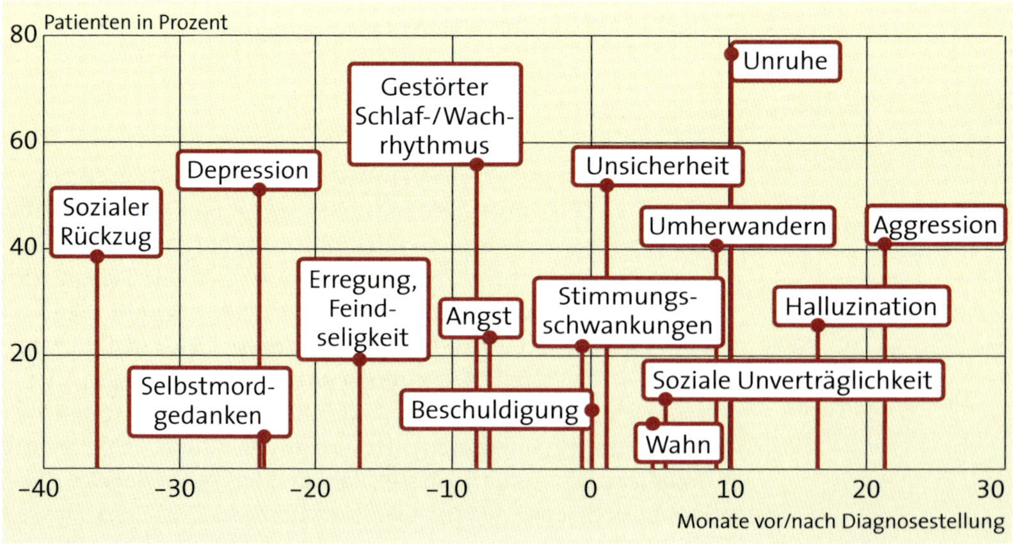

blick zu wahren, oder die Schuld bei anderen zu suchen. Und wer sich nicht erinnern kann, wo er das gerade bei der Bank abgehobene Geld hinterlegt hat, oder immer wieder die Erfahrung macht, dass seine Geldbörse „verschwindet“, wird misstrauisch.

Da „logisch“ betrachtet nur die Menschen infrage kommen, die in der Nähe sind, wird sich dieses Misstrauen gerade gegenüber Nahestehenden, sogar Angehörigen entwickeln. Es führt auch dazu, dass Wertgegenstände versteckt – und damit wohl auch der Gefahr ausgesetzt werden, nicht mehr gefunden zu werden. Zusätzliche Schlösser werden eingebaut, Hilfsangebote abgelehnt, Beziehungen abgebrochen. Dass dieses Misstrauen bei allen Beteiligten einen hohen Leidensdruck erzeugt, muss nicht betont werden.

Matthias K., 54 Jahre:
„Der Zivi vom fahrbaren Mittagstisch rief mich völlig verstört im Büro an. Mutter, der er schon seit Monaten das Essen gebracht hatte, ließ ihn nicht in die Wohnung, beschimpfte ihn als Dieb und Einbrecher, und zwar so laut, dass die Nachbarin schon die Polizei anrufen wollte, weil sie tatsächlich an einen Überfall dachte. Ich konnte ihn nur mit Mühe beruhigen. Auch mich hat sie schon beschuldigt. Kürzlich hat sie gemeint, ich hätte ihren Schmuck gestohlen, den ich dann Tage später unter ihrer Matratze gefunden habe!“

Wahn

Die Übergänge zwischen Misstrauen und Wahn können fließend sein. Unter Wahn verstehen Psychiater ein Fehlurteil über die Realität, das von anderen nicht geteilt wird und dessen Inhalt eigentlich unmöglich ist. Kennzeichen eines Wahns ist auch die mangelnde Korrigierbarkeit. Eine andere Denkmöglichkeit über die Realität ist schlicht nicht gegeben. Vor allem diese Nicht-Korrigierbarkeit macht den Umgang mit Betroffenen, deren Misstrauen gegenüber anderen sich zu einem Wahn über deren vermeintliche Bosheit, Habgier, Hinterlist entwickelt hat, so schwer. Im Wahn sind Demenzkranke beispielsweise felsenfest davon überzeugt, dass sie bestohlen wurden. Auf eine Frage wie „Könnte es auch sein, dass Sie den gesuchten Gegenstand in Ihrer Wohnung nur verlegt haben?" kann nur mit Entrüstung, Ärger und verstärktem Misstrauen reagiert werden. Das heißt: Im Wahn verfestigen sich die im Misstrauen und in der Angst angelegten Denkprozesse. Im Krankheitsverlauf können sich derartige Wahnbildungen auf fast alle Lebenszusammenhänge ausdehnen. Sie werden unterstützt und gespeist von dann auch auftretenden Halluzinationen.

Halluzinationen

Halluzinationen sind Wahrnehmungen ohne eine entsprechende sinnliche Realität. Jeder unserer Sinne kann von Halluzinationen betroffen sein: Geräusche werden gehört, Gerüche wahrgenommen, Gegenstände und Menschen im Zimmer gesehen, ohne dass diese Sinneseindrücke von anderen bestätigt werden können. Diese Halluzinationen bei einer Alzheimer-Demenz können schwanken. Man spricht von fluktuierenden Halluzinationen. Häufig treten sie vor allem in den Abend- und Nachtstunden auf. Am Morgen danach scheint alles wieder in Ordnung zu sein, und die Betroffenen können sich meist nicht an diese Fehlwahrnehmungen erinnern. Halluzinationen sind oft Ursache auffälliger Verhaltensweisen. Die häufig beklagte Feindseligkeit mag ihren Grund in Fehlwahrnehmungen haben und aus der Angst entstehen, die diese auslösen. Auch das laute Rufen, das so oft bei schwer Erkrankten beobachtet wird, hängt meist mit Halluzinationen zusammen.

Agitiertheit (Unruhe, Umherwandern)

Patienten können in späteren Stadien der Erkrankung, auch wenn sie längere Perioden der Antriebslosigkeit hinter sich haben, plötzlich eine beunruhigende Aktivität an den Tag legen. Dies ist fast typisch für das mittlere Stadium der Alzheimerkrankheit. Die Unruhe kann zu allen Tageszeiten auftreten. Sehr häufig ist ein zielloses Umherwandern in der gewohnten Umgebung. Angehörige empfinden gerade dieses Stadium als äußerst quälend.

Renate F., 56 Jahre:

„Besonders schlimm wurde es, als meine Mutter anfing zu wandern. Auf und ab, auf und ab. Da wohnte sie noch oben in ihrer

Wohnung. Allein, wenn ich ihre Schritte über mir hörte, wie sie in ihrem Flur hin und her lief, hätte ich schreien können. Ich hab's einfach nicht verstanden. Manchmal habe ich mit dem Besenstock gegen die Decke geklopft oder bin hoch gerannt und hab sie angeschrien. Das war wie in einem schlechten Film. Wenn ich nur gewusst hätte, dass das einfach ihre Krankheit war!"

Dieses Stadium des gesteigerten Aktivitätsniveaus kann im Einzelfall über viele Monate anhalten. Die negativen Reaktionen der Umgebung begünstigen diese Verhaltensauffälligkeiten noch. Denn Ärger, Aggressivität und Gereiztheit, die er nun bei anderen erlebt, stellen für den Betroffenen eine maximale und im wahrsten Sinn des Wortes „beunruhigende" Überforderungssituation dar, ist er doch nicht in der Lage, sein Verhalten zu ändern.

Aggressives Verhalten

Aggressives Verhalten ist häufig die Folge einer solchen Überforderung. Es tritt in Situationen auf, die für Demenzkranke nicht überschaubar sind, deren Sinn sie nicht mehr verstehen. Oft zeigt es sich als Abwehrreaktion bei einfachen Verrichtungen der täglichen Körperpflege, die plötzlich als Übergriff und Angriff auf die persönliche Entscheidungsfreiheit verstanden werden. Dazu kommt, dass Betroffene in diesem Stadium der Erkrankung nicht selten unter Halluzinationen oder Wahnbildungen leiden. Diese Störungen der Wahrnehmung und des Denkens können jedes Hilfsangebot, jede pflegerische Maßnahme zu einem feindlichen Angriff machen. Eine Einweisung in ein Pflegeheim findet sehr oft in dieser Phase statt, weil die Angehörigen mit dieser Aggressivität nicht umgehen können, sie möglicherweise auch „persönlich" nehmen. Aggressivität im Rahmen einer Demenz ist bei Männern häufiger als bei Frauen.

Störungen des Schlaf-Wach-Rhythmus

Neben den Störungen der Merkfähigkeit sind oft auch Störungen des Schlaf-Wach-Rhythmus erste Vorboten einer beginnenden Demenz. Bei manchen Betroffenen treten sie jedoch erst in späteren Stadien der Erkrankung auf. Die Schlafstörungen äußern sich sowohl in einem gesteigerten Schlafbedürfnis mit Tagesmüdigkeit, leichter Erschöpfbarkeit als auch in einem verminderten Schlafbedürfnis zur Nachtzeit. Beides greift oft ineinander. Die Tagesmüdigkeit veranlasst Demenzkranke zu häufigen „Nickerchen" während des Tages und – auch aus alter Gewohnheit – zu einem frühen Zu-Bett-Gehen. Das Ergebnis: eine ausgeprägte Durchschlafstörung.

Später kann es dann zu einem völligen Verlust des natürlichen Schlaf-Wach-Rhythmus kommen. Die Nacht wird sprichwörtlich zum Tag. Unruhezustände und nächtliches Umherwandern bedeuten für Betroffene wie für Angehörige eine massive Belastung und vor allem für noch allein lebende Kranke eine große Gefährdung. Im Zusammenhang mit einer zeitlichen Orientierungsstörung kommt es zum Beispiel häufig vor, dass Betroffene, für die ja die Nacht zum Tag geworden ist, mitten in der Nacht die Wohnung verlassen, etwa um einkaufen zu gehen. Stürze oder ein Verirren in der menschenleeren Stadt sind programmiert.

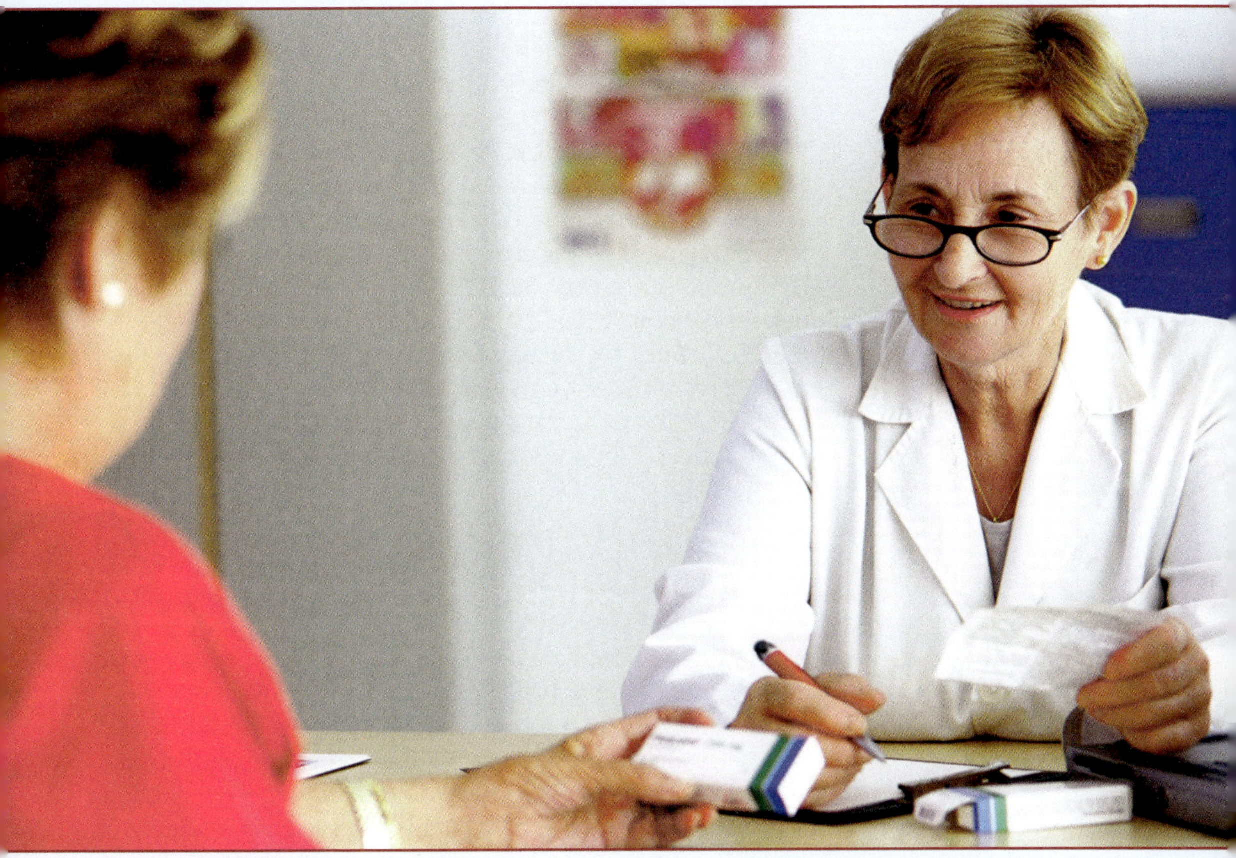

Die erste Säule der Behandlung

Bei der Behandlung muss – so sahen wir – unterschieden werden zwischen der Therapie der Demenzen, bei denen, wie bei der Demenz vom Alzheimer-Typ, keine andere Krankheit zugrunde liegt, und der Behandlung von Demenzen, die im Zusammenhang mit anderen Erkrankungen wie beispielsweise Stoffwechselstörungen oder einer Unterversorgung mit einem bestimmten Vitamin auftreten. Bei Letzteren steht ganz die Therapie der zugrunde liegenden Störung im Vordergrund. Diese Behandlungen können aber nur greifen, solange es nicht zu irreversiblen Schädigungen des Hirngewebes gekommen ist. Aus diesem Grunde ist die Früherkennung solcher eher seltenen Demenzformen (→ Seite 40) außerordentlich wichtig.

Im Folgenden werden wir uns auf die Behandlung von Demenzen vom Alzheimer-Typ konzentrieren, die den Hauptteil aller Demenzformen ausmachen (→ Seite 34).

Die Rolle der hausärztlichen Betreuung

Auch wenn die Demenz und deren Behandlung ins Fachgebiet der Psychiatrie gehört und ein psychiatrischer Facharzt oder ein Neurologe immer hinzugezogen werden sollte, wie ja auch beispielsweise im Fall einer zunehmenden Herzinsuffizienz die Überweisung zu einem Kardiologen die Regel ist, spielt der Hausarzt weiterhin die entscheidende Rolle. Dies ist durchaus sinnvoll.

Der Hausarzt kennt seine älteren Patienten oft schon Jahrzehnte. Er ist mit ihren Gebrechen und der Vorgeschichte ihrer Krankheit wie auch meistens mit der familiären Situation bestens vertraut. Er wird in der Lage sein, auch in fortgeschrittenen Stadien der Demenz gleichzeitig bestehende körperliche Erkrankungen und Gebrechen adäquat mitzubehandeln. Dies ist notwendig, denn die Alzheimer-Demenz ist eine Krankheit, die in der Regel alte Menschen betrifft, also Menschen, die vielfach auch an anderen Krankheiten leiden. Um die Behandlung dieser unterschiedlichen, jedoch oft sich gegenseitig beeinflussenden, wenn nicht gar bedingenden Krankheiten optimal zu gestalten, müssen Fachärzte und Hausarzt Hand in Hand arbeiten und sich in der Versorgung ihrer Patienten aufeinander abstimmen, am besten auch miteinander absprechen.

Dies gilt sowohl für diagnostische Fragestellungen als auch für die Behandlung. Von besonderer Bedeutung ist die enge Kooperation, wenn es um die Verordnung von Medikamenten geht, um zu vermeiden, dass der Patient von dem einen Arzt ein Medikament bekommt, das sich nun gerade mit dem vom anderen vielleicht wegen ganz anderer Beschwerden verordneten Medikament nicht verträgt.

Die Doppelrolle des Hausarztes

Im Fall einer Demenzerkrankung hat der Hausarzt nicht nur die Funktion des Behandlers. Er ist – oder sollte es sein – auch Vertrauter des Patienten, den er in dieser schweren Lebensphase begleiten wird. Dieses Vertrauen wird im Fortgang der Behandlung immer wichtiger. Wenn die Krankheitseinsicht schwindet und der Kranke einen Arztbesuch zunächst verweigert, ist er am leichtesten zu einem Besuch bei seinem Hausarzt, den er schon lange kennt und dem er vertraut, zu bewegen. Es wird ihm auch leichter fallen, dessen Hausbesuch zu akzeptieren.
Ebenso wichtig ist der Hausarzt als Berater (und Behandler) der Angehörigen. In dieser Rolle kann er Sie als Familienarzt begleiten. Denn die Krankheit bedroht nicht nur die Erkrankten selbst, sondern belastet in erheblichem Maße die ganze Familie bis hin zu einem erhöhten psychischen Erkrankungsrisiko für betreuende Familienangehörige.

Die zwei Säulen der Behandlung

Die Demenz vom Alzheimer-Typ ist nicht heilbar, aber man kann und sollte sie behandeln. Die Therapie basiert auf zwei Säulen: der Behandlung mit Medikamenten (→ Seite 75) und den Behandlungsformen ohne Medikamente (→ Seite 87). Dabei ist wichtig, dass die unterschiedlichen Therapiekonzepte kein Nacheinander bedeuten. Von Anfang an werden Medikamente und andere Formen der Behandlung gleichzeitig in individuellem Zuschnitt eingesetzt und müssen sich sinnvoll ergänzen. Wie diese wechselseitige Ergänzung aussieht, welche

Bedeutung und Gewichtung einzelne Behandlungsansätze haben, hängt vom jeweiligen Stadium der Demenz ab. Dies ist unmittelbar einleuchtend. Denn es macht einen Unterschied, ob ein Patient, der am Anfang der Erkrankung steht, das Ziel formuliert, dass sein Gedächtnis wieder besser funktionieren soll, oder ob Angehörige eines Demenzkranken in einem fortgeschrittenen Erkrankungsstadium eine Linderung massiver Verhaltensstörungen wünschen. Mit Fortschreiten der Krankheit wird dann die Beratung und Betreuung der Angehörigen im Gesamtbehandlungskonzept – neben der Behandlung mit Medikamenten und anderen Therapieformen – immer wichtiger. Das unterscheidet den Behandlungsplan bei einer Demenz von dem anderer Krankheiten.

Behandlungsplan Demenz

- Medikamentöse Behandlung mit Antidementiva und anderen Psychopharmaka
- Gleichzeitig sorgfältige Reduktion von Risikofaktoren und Behandlung von Begleiterkrankungen
- Aufklärung des Betroffenen und seiner Angehörigen
- Psychotherapie (besonders in frühen Stadien)
- Übende Verfahren (kognitives Training, soziale Kompetenz)
- Sorgfältige und weitsichtige Planung der künftigen Versorgungs- und Betreuungssituation
- Frühzeitige Einleitung der notwendigen juristischen Maßnahmen (zum Beispiel Vorsorgevollmacht, Testament)

Das Ziel jeder Behandlung ist immer, die Lebensqualität und Würde des Menschen so lange wie möglich zu erhalten und die Folgen der Störung für die Betroffenen und ihr Umfeld so gut wie möglich zu lindern.

Die Behandlung mit Medikamenten

Wir stellen nur die Medikamente ausführlich vor, für die ein wissenschaftlicher Wirksamkeitsnachweis zur Behandlung bei Demenz vorliegt. Darüber hinaus gibt es eine Vielzahl angeblich hilfreicher Mittel; unter Anlegung strenger wissenschaftlicher Kriterien können sie jedoch ihren Nutzen nicht beweisen (→ Seite 82).

Je nach Stadium der Demenz kommen verschiedene Medikamente aus der Klasse der Psychopharmaka zum Einsatz. Grundlage der Therapie sind die so genannten **Antidementiva.** Dies sind Medikamente, die in der Lage sein sollten, das Fortschreiten der Erkrankung zu verlangsamen und in gewissen Stadien der Erkrankung die geistige Leistungsfähigkeit und Verhaltensstörungen positiv zu beeinflussen.

Besonders in den Anfangsstadien der Erkrankung spielen darüber hinaus **Antidepressiva** eine wichtige Rolle. Diese Medikamente können die Depression, die als Frühsymptom einer Alzheimerkrankheit auftreten kann, mildern oder auch ganz zum Verschwinden bringen.

Hinzu kommt eine weitere Gruppe von Medikamenten: die **Neuroleptika**. Sie beeinflussen vor allem die Verhaltensstörungen, die Störungen der Tagesrhythmik und die Schlafstörungen günstig.

Vorsicht:
Nicht jedes Mittel ist geeignet

Nicht alle Medikamente aus den Substanzgruppen der Antidepressiva und Neuroleptika sind für die Therapie von Demenzkranken geeignet. Ursprünglich wurden sie ja für die Behandlung von Depressionen und schizophrenen Psychosen entwickelt. Wir werden im Folgenden genauer darauf eingehen (→ Seiten 83 und 85).

Antidementiva

Ein wesentlicher Teil der Symptome einer Demenz wird durch den Mangel an dem Botenstoff Azetylcholin verursacht. Dies kommt dadurch zustande, dass in bestimmten Abschnitten des Gehirns Nervenzellen untergehen, die diesen Botenstoff produzieren (→ Seite 54). Die Verarmung an Azetylcholin führt dazu, dass Speicherfunktionen im Gehirn nicht angemessen ausgeführt werden können. Gedächtnisstörungen sind die Folge.

Azetylcholinesterasehemmer

Was liegt also näher, als zu versuchen, die Bereitstellung von Azetylcholin in den betroffenen Hirnregionen zu verbessern? Aber: Sind die Nervenzellen, die diesen Botenstoff erzeugen, erst einmal untergegangen, können sie nicht mehr ersetzt werden. Es muss also ein anderer Ansatzpunkt gefunden werden, um den Mangel an Azetylcholin auszugleichen.

Die neueren Antidementiva funktionieren alle auf dieselbe Weise: Sie hemmen die Funktion des Enzyms (Azetylcholinesterase), welches für den Abbau von Azetylcholin zuständig ist. Auf diese Weise steht mehr Azetylcholin zur Verfügung. Dies führt dazu, dass mehr Informationen zwischen den Nervenzellen ausgetauscht werden können. Somit können auch in den betroffenen Hirnregionen wieder mehr Speichervorgänge stattfinden. Durch die Hemmung des abbauenden Enzyms wird das dynamische System von Freisetzung, Abbau, Wiederaufnahme der Teilprodukte und erneuter Herstellung der Botenstoffe nicht verändert: Das natürliche biologische System bleibt erhalten, der Informationsaustausch der betroffenen Nervenzellen funktioniert genauso wie vorher.

Die Wirkungsbeschränkung dieser Medikamente ergibt sich aus dem Krankheitsprozess: Wenn viele Nervenzellen untergegangen sind, kann auch ein Mehrangebot an Azetylcholin den Defekt nicht mehr ausgleichen. Der Verlust von erworbenen Funktionen des zentralen Nervensystems ist die Folge.

In Deutschland sind derzeit die drei Azetylcholinesterasehemmer Donepezil *(Aricept)*, Galantamin *(Reminyl)* und Rivastigmin *(Exelon)* zugelassen. Die Substanzen unterscheiden sich im Wirkmechanismus etwas voneinander und weisen auch bei den unerwünschten Arzneimittelwirkungen gewisse, aber letztlich unerhebliche Unterschiede auf. Sie blockieren das genannte Enzym unterschiedlich lang und verweilen unterschiedlich lang im Körper. Hiernach richtet sich die Häufigkeit der Einnahme.

Eine Sonderstellung nimmt Galantamin ein. Neben der Hemmung des Enzyms Azetylcholinesterase hat dieses Medikament noch einen zweiten Effekt: Es macht die Bindungsstellen der Nervenzellen empfindlicher gegenüber dem Botenstoff Azetylcholin.

In wissenschaftlichen Studien konnte gezeigt werden, dass diese Wirkstoffe nicht nur die geistige Leistungsfähigkeit verbessern können, sondern dass sie auch die Fähigkeiten, die zur Bewältigung des Alltags nötig sind, positiv beeinflussen. Zwar ist die Qualität der vorliegenden Studien insgesamt noch nicht überzeugend. Aber sie lassen dennoch den Schluss zu, dass der klinische Gesamteindruck, also das allgemeine Befinden des Patienten, durch die Anwendung der Azetylcholinesterasehemmer Donepezil, Galantamin und Rivastigmin verbessert werden kann.

Wer sollte Azetylcholinesterasehemmer nicht einnehmen? – Gegenanzeigen

Galantamin und Rivastigmin dürfen bei einer schweren Leberfunktionsstörung nicht angewendet werden. Für Donepezil gibt es dazu keine Angaben. Auf Galantamin muss darüber hinaus verzichtet werden, wenn die Patienten unter einer schweren Nierenfunktionsstörung leiden.

Unter folgenden Bedingungen muss der Arzt Nutzen und Risiko besonders sorgfältig abwägen:

- Die Reizleitung des Herzens ist gestört (Sick-Sinus-Syndrom). Dann kann sich der Herzschlag gefährlich verlangsamen.
- Der Kranke hat oder hatte ein Magen- oder Zwölffingerdarmgeschwür, eine Verengung im Magen-Darm-Trakt oder eine Operation in diesem Bereich.
- Der Arzt stellt Asthma oder eine Verengung der Bronchien fest.
- Die ableitenden Harnwege (Nierenbecken, Harnblase und Harnröhre) sind verengt oder der Betroffene hatte bereits eine Blasenoperation.

Unerwünschte Wirkungen der Azetylcholinesterasehemmer

Die Nebenwirkungen dieser Substanzgruppe lassen sich für alle drei zugelassenen Wirkstoffe etwa gleich angeben: Am häufigsten kommt es zu Übelkeit und Erbrechen sowie Durchfall. Weniger häufig stellen sich Bauchschmerzen, Muskelkrämpfe, Schlafstörungen oder Müdigkeit, Appetitminderung und Gewichtsabnahme ein.

Was tun bei unerwünschten Wirkungen der Azetylcholinesterasehemmer?

Beobachtet werden müssen

- Übelkeit
- Durchfall
- Schwindel
- Kopfschmerzen
- Appetitlosigkeit
- Pulsverlangsamung
- Schlaflosigkeit

Sofort zum Arzt bei

- schweren Durchfällen
- Stürzen (mit Verletzungen)
- Herzrhythmusstörungen
- Verwirrtheitszuständen
- Schwierigkeiten beim Wasserlassen (Harnverhalt)
- Brennen beim Wasserlassen

Diese unerwünschten Arzneimittelwirkungen lassen sich durch eine langsam einschleichende Dosierung sehr oft vermeiden. Dies bedeutet, dass mit einer sehr niedrigen Tagesdosis begonnen und erst nach und nach die tägliche Menge erhöht wird, bis die übliche Tagesdosierung erreicht ist. Das kann einige Wochen dauern, verbessert aber die Verträglichkeit der Medikamente entscheidend.

Glutamatrezeptorantagonisten

Neben der Behandlung mit Azetylcholinesterasehemmern gibt es inzwischen eine weitere sinnvolle Therapie vor allem der mittelschweren Demenz. Sie setzt am Stoffwechsel des zweiten für die Alzheimerkrankheit als entscheidend erkannten Botenstoffes im Gehirn an, dem Glutamat (→ Seite 55).

Unsere geistige Leistungsfähigkeit hängt ab von einer ausgeglichenen Balance zwischen Glutamat und den anderen Botenstoffen, die andauernd Informationen im Gehirn vermitteln und austauschen. Man kann sich das Ganze wie ein kompliziertes Mobile vorstellen, bei dem schon eine geringe Gewichtsveränderung an einer Stelle zu einem Chaos im gesamten System führt. Bei Energiemangelzuständen im Gehirn steigt die Glutamatkonzentration zwar nur leicht an, dies hat für noch ungeschädigte Zellen aber fatale Folgen: Sie können in eine Kaskade schädigender Mechanismen geraten, an deren Ende der Untergang der Nervenzelle steht. Ein solches Zuviel von Glutamat wird im Übrigen heute als Ursache für ganz unterschiedliche Schädigungen im Gehirn diskutiert: Für Schädigungen durch einen Schlaganfall und durch Sauerstoffmangel, für bestimmte degenerative Hirnerkrankungen wie die Parkinsonkrankheit und eben die Alzheimerkrankheit.

Konsequenzen für die Behandlung

Die Einsicht in diese Mechanismen führt zu logischen Folgerungen für die Therapie: Wenn ein krankhafter Prozess, bei dem zu viel Glutamat freigesetzt wird, schon fortgeschritten ist, dann muss es hilfreich sein, die anderen Zellen vor dem Überangebot an Glutamat zu schützen, damit sie nicht auch noch geschädigt werden. Da sich die Glutamatwirkung, wie die jedes anderen Botenstoffes, nur entfalten kann, wenn der Botenstoff an einen Rezeptor, also eine Bindungsstelle, der benachbarten Zelle angelagert wird, liegt es nahe, nach Medikamenten zu forschen, die diese Bindungsstelle inaktivieren, das heißt, sie für das Überangebot an Glutamat gleichsam unempfindlich machen. Experten nennen solche Medikamente Rezeptorantagonisten. Dies sind chemische Substanzen, die sich ganz ähnlich wie Glutamat oder andere Botenstoffe verhalten und die Bindungsstelle (den Rezeptor) besetzen, allerdings ohne die glutamateigene Wirkung. So kann sich das Glutamat an der Bindungsstelle nicht mehr anlagern. Die Schädigungen bleiben aus. Gleichzeitig sollten die positiven Wirkungen von Glutamat auf das Lernen und Gedächtnis nicht unterdrückt werden.

Die Wirkung von Glutamatrezeptorantagonisten

Das heißt also, Medikamente aus dieser Medikamentengruppe wirken anders als die Azetylcholinesterasehemmer: Während die Antidementiva aus der letzteren Gruppe den Abbau von Azetylcholin hemmen und dadurch das Angebot an diesem Botenstoff erhöhen, geht es bei Glutamatrezeptorantagonisten darum, eine unerwünschte Wirkung von (zu viel) Glutamat zu verhindern, ohne die positiven Einflüsse dieses Botenstoffes auf die Gedächtnisleistung zu beeinträchtigen. Das Medikament darf also den Glutamatrezeptor nicht vollständig blockieren, sondern muss die erwünschte Wirkung des Botenstoffes noch zulassen.

Derzeit erfüllt nur ein zugelassener Wirkstoff diese Anforderung: Memantine. Wir werden im Folgenden nur auf diesen Wirkstoff eingehen.

Memantine

Gewisse schützende Einflüsse auf die Nervenzellen von Memantine (Präparatenamen: *Ebixa* und *Axura*) sind schon länger bekannt. Der Wirkstoff war über viele Jahre für ein anderes Anwendungsgebiet zugelassen, bevor auch bei der Demenz vom Alzheimer-Typ therapeutische Möglichkeiten deutlich und gezielt erforscht wurden. Die Substanz erfüllt die Kriterien zum Wirksamkeitsnachweis bei mittelschwerer bis schwerer Demenz vom Alzheimer-Typ. Eine Studie konnte auch zeigen, dass eine Wirkungsverstärkung eintreten kann, wenn Memantine und der Azetylcholinesterasehemmer Donepezil gleichzeitig eingenommen werden.

Wer sollte Memantine nicht einnehmen? – Gegenanzeigen

Patienten mit schweren Nierenfunktionsstörungen sollten nicht mit Memantine behandelt werden, ebenso nicht Patienten mit „frischem" Herzinfarkt.

Bei Patienten mit mittelschwerer Nierenfunktionsstörung muss die Dosierung auf 10 mg pro Tag begrenzt bleiben. Liegt der Herzinfarkt bereits länger zurück oder leiden die Patienten unter schwerer Herzinsuffizienz oder Bluthochdruck, muss die Therapie mit Memantine sorgfältig überwacht werden.

Vorsicht ist erforderlich bei Patienten mit Epilepsie oder bei Patienten, die bereits Krämpfe oder Krampfanfälle erlebt haben.

Wechselwirkungen mit anderen Medikamenten

Die gleichzeitige Anwendung von Memantine und Arzneimitteln mit den Wirkstoffen Amantadin, Ketamin oder Dextromethorphan (ein Hustenblocker, der auch in der Selbstmedikation angeboten wird, zum Beispiel in *Wick Medinait* oder in *Wick Formel 44 plus*) sollte vermieden werden – unerwünschte Wirkungen auf das Zentralnervensystem könnten sich verstärken (Gefahr des Auftretens von Psychosen).

Bei gleichzeitiger Einnahme von L-Dopa-haltigen Mitteln (zum Beispiel bei der Parkinsonkrankheit) mit Memantine könnte die Wirkung von L-Dopa verstärkt werden. Dies sollte bei der Behandlung berücksichtigt werden, denn häufig ist die gleichzeitige Behandlung von Alzheimer-Demenz und Parkinsonkrankheit notwendig.

Was tun bei unerwünschten Wirkungen von Memantine?

Der Wirkstoff Memantine (*Axura* 10 mg und *Ebixa* 10 mg) ist im Allgemeinen sehr gut verträglich. Wenn es zu Nebenwirkungen kommt, sollten Sie folgendermaßen reagieren:

Keine Maßnahmen erforderlich sind bei
- Kopfschmerzen
- Müdigkeit

Beobachtet werden müssen
- Schwindel
- Eine (meist nur anfängliche) Verstärkung von Verwirrtheitszuständen

Sofort zum Arzt bei
- Halluzinationen (Trugwahrnehmungen)
- Psychosen

Wann kommen Antidementiva infrage?

Voraussetzung für die Therapie mit diesen Medikamenten ist, dass eine Bezugsperson die regelmäßige Einnahme sicherstellen kann.

Antidementiva (also Azetylcholinesterasehemmer und Memantine) sollten nur auf dem Boden einer exakten Diagnosestellung und nicht „auf Verdacht", etwa bei zunehmenden Schwierigkeiten, sich an Namen zu erinnern, gegeben werden. Die Diagnose einer Demenz muss gesichert sein! Für die Diagnose MCI (leichte kognitive Beeinträchtigung → Seite 17) sind Antidementiva nicht zugelassen, auch wenn einige Studien zeigen konnten, dass sie manchen dieser Betroffenen helfen können.

Wie lange sollten Antidementiva eingenommen werden?

Grundsätzlich sind bei dieser Therapie längere Zeiträume erforderlich, um die Wirksamkeit beurteilen zu können. Wenn sich der Arzt zu einer Behandlung entschließt, sollte diese über mindestens sechs Monate konsequent durchgeführt werden. Wenn eine langsam einschleichende Dosierung des Antidementivums gewählt wird (das ist zur Vermeidung von unerwünschten Arzneimittelwirkungen fast immer sinnvoll), ist diese sechsmonatige Behandlungsperiode erst nach Erreichen der unteren therapeutischen Dosis anzusetzen. Nach Ablauf dieser Zeit sollten sich Arzt, Betroffener und Angehörige Aufschluss über den erreichten oder nicht erreichten Behandlungserfolg verschaffen. Bei einer Stabilisierung oder Verbesserung des Beschwerdebildes kann sich unter Umständen eine auch mehrjährige Therapie anschließen. Bei ausbleibendem Behandlungserfolg kann ein Wechsel des Wirkstoffes oder eine Kombinationsbehandlung erwogen werden. Beispielsweise ist bei mittelschweren Krankheitszuständen die Kombination eines Azetylcholinesterasehemmers mit einem Glutamatrezeptorantagonisten im Einzelfall durchaus noch erfolgreich.

Vielfach wird empfohlen, die Behandlung mit Antidementiva zu beenden, wenn die Patienten das Stadium einer sehr schweren Demenz erreicht haben.

Antidementiva in der Kritik

Wie bereits erwähnt, werden bei der Behandlung der Demenz eine Vielzahl von Wirkstoffen eingesetzt, deren Nutzen in qualitativ hochwertigen Studien bislang noch nicht in ausreichend und überzeugend nachgewiesen worden ist (→ Kasten unten). Deshalb gab es in den vergangenen zwei Jahren eine sehr kritisch geführte Diskussion zum Einsatz dieser Medikamente. Auch die Wirkstoffe aus der Gruppe der Azetylcholinesterasehemmer und der Glutamatrezeptorantagonisten blieben von dieser kritischen Diskussion nicht verschont. Dadurch entstand eine erhebliche Verunsicherung.

Mittlerweile gibt es Therapieempfehlungen der Arzneimittelkommission der deutschen Ärzteschaft und Stellungnahmen der geriatrischen und gerontopsychiatrischen Fachgesellschaften. Sie weisen darauf hin, dass die Verordnung von Antidementiva nach einer exakten Diagnosestellung durch den Arzt (→ Seite 28) hilfreich sein kann, wenn auch andere Therapieelemente nicht medikamentöser Art, wie etwa kognitives Training (→ Seite 88) oder aktivierende Pflege (→ Seite 172) zum Einsatz kommen und wenn die Therapie bei Patienten, bei denen sie nicht anschlägt oder nicht mehr wirkt, beendet wird.

Weitere Wirkstoffe

Gegen „Hirnleistungsstörungen" – wie Demenzen in Laienpublikationen häufig bezeichnet werden – ist eine Vielzahl von Medikamenten auf dem Markt, die meist nicht oder nicht sicher wirken. Wir erwähnen diese Wirkstoffe der Vollständigkeit halber, ohne jedoch die Einnahme empfehlen zu können.

- **Dihydroergotoxin:** Kein Wirksamkeitsnachweis zur Behandlung der Demenz.
- **Ginkgo biloba:** Ein Therapieversuch mit Ginkgo biloba kommt allenfalls infrage, wenn die auf den Seiten 75 bis 80 beschriebenen Antidementiva nicht eingesetzt werden können. Vorsicht bei der gleichzeitigen Einnahme von gerinnungshemmenden Medikamenten!
- **Nicergolin:** Kein überzeugender Wirksamkeitsnachweis zur Behandlung der Demenz.
- **Nimodipin:** Kein überzeugender Wirksamkeitsnachweis zur Behandlung der Demenz.
- **Pirazetam:** Kein überzeugender Wirksamkeitsnachweis zur Behandlung der Demenz. Wirksam allerdings bei hirnorganischen Störungen nach Sauerstoffmangelzuständen oder Verletzungen.
- **Pyritinol:** Zur Behandlung der Demenz nicht zu empfehlen.

Antidepressiva

Eine Demenz beginnt meist mit einer Depression (→ Seite 47), zu der erst mit der Zeit die nachlassende geistige Leistungsfähigkeit und andere Leistungs- und Erlebensstörungen hinzukommen. Diese Depression zu Beginn des Erkrankungsprozesses hat einerseits eine nachvollziehbare psychologische Ursache: Betroffene spüren die eingeschränkte Leistungsfähigkeit in aller Regel sehr deutlich und haben oft eine Ahnung, in welche Richtung sich diese Schwierigkeiten weiterentwickeln werden.

Über diese psychologischen Ursachen hinaus gibt es aber auch klare neurobiologische Wurzeln für die Depression: Der Abbauprozess, der im Gehirn über die vielen Jahre des Vorstadiums der Demenz stattfindet, führt dazu, dass nicht nur die Botenstoffe, die für das Lernen und Denken von zentraler Bedeutung sind, nur noch vermindert bereitgestellt werden können. Bei jeder Demenz kommt es insgesamt zu einer Verarmung an Botenstoffen im Gehirn, das heißt auch zu einem Mangel an Serotonin und Noradrenalin. Diesen beiden Botenstoffen wird heute eine entscheidende Rolle bei der Regulation unserer Stimmung, Affekte, des Antriebs und der Motivation zugeschrieben (→ Seite 54).

Ein Zuwenig an Serotonin und Noradrenalin führt dann zum ersten Anzeichen einer Demenz: der so genannten initialen Depression. Die Behandlung dieser Depression ist notwendig, zumal in diesem Stadium der Erkrankung oft noch nicht entscheidbar ist, ob es sich bei den beklagten depressiven Verstimmungen um erste Anzeichen einer Demenz oder um eine Depression als eigenständiges Krankheitsbild handelt.

Aber auch wenn die Depression tatsächlich den Beginn eines fortschreitenden demenziellen Krankheitsprozesses darstellt, heißt das nicht, dass es sich nicht lohnen würde, sie zu behandeln, so wie dies leider auch Ärzte manchmal meinen. Im Hinblick auf die persönliche Lebensqualität des Demenzkranken ist die Behandlung der Depression unerlässlich. Denn sie wird nicht nur Motivation und Lebensfreude bessern. Auch auf das geistige Leistungsvermögen lassen sich positive Auswirkungen beobachten.

Die medikamentöse Behandlung der Depression bei Demenzkranken muss denselben Leitlinien folgen, wie sie für die Behandlung jedes älteren Patienten gelten, der unter einer Depression leidet (→ Seite 47). Die Wirksamkeit von Antidepressiva wurde in vielen wissenschaftlichen Untersuchungen unter Beweis gestellt. Nur bei leichteren Formen der Depression kann auf diese wichtige Säule der Behandlung auch einmal verzichtet werden.

Welches Antidepressivum ist geeignet?

Zur Therapie der Depression gibt es einige Dutzend Wirkstoffe sehr unterschiedlicher Wirkstoffklassen. Nicht alle sind auch für die Behandlung von älteren Menschen und/oder für die Behandlung einer Depression im Rahmen einer Demenz geeignet. Man unterscheidet vor allem die älteren tri- und tetrazyklischen Antidepressiva und neuere Substanzklassen. Für die älteren Wirkstoffe, die ansonsten bezüglich der Wirksamkeit noch immer richtungsweisend sind, gilt, dass die meisten nicht nur – wie erwünscht – auf die Bereitstellung von Serotonin und Noradrenalin, sondern auch auf andere Botenstoffe und deren Bindungsstellen im Gehirn wirken, die mit der Depression nur wenig zu tun haben. Daraus ergeben sich dann die meisten unerwünschten Arzneimittelwirkungen dieser Wirkstoffklasse wie Müdigkeit, Mundtrockenheit, Sehstörungen, Herzrhythmusstörungen und andere.

Viele dieser älteren Antidepressiva haben „anticholinerge" Nebenwirkungen: Das bedeutet, dass sie die Wirkung des Botenstoffs Azetylcholin erschweren oder aufheben können. Dieser Effekt ist – denkt man an die oben beschriebenen erwünschten Wirkungen von Azetylcholin auf die geistige Leistungsfähigkeit (→ Seite 56) – für Patienten, bei denen schon Gedächtnisstörungen bestehen, ganz eindeutig unerwünscht. Diese Leistungsdefizite könnten sich unter einer solchen Behandlung noch verstärken. Mit ganz wenigen Ausnahmen kann man für Demenzkranke Medikamente aus der Wirkstoffklasse der Trizyklika also nicht empfehlen.

Welche Antidepressiva für Demenzpatienten?

Trizyklische Antidepressiva sind mit Ausnahme des Wirkstoffs Nortriptylin für Demenzpatienten ungeeignet.
Geeignet sind selektive Serotonin-Wiederaufnahmehemmer wie Sertralin und Citalopram.
Auch Substanzen, die sowohl Serotonin als auch Noradrenalin freisetzen wie Venlafaxin und Mirtazapin, sowie der ausschließlich die Wiederaufnahme von Noradrenalin hemmende Wirkstoff Reboxetin sind gut geeignet.

Neuere Antidepressiva wie die so genannten selektiven Serotonin-Wiederaufnahmehemmer wirken gezielt auf die Bereitstellung von Serotonin oder Noradrenalin oder auf beide gleichzeitig. Sie wirken weniger bis gering auf andere Botenstoffe und sind deshalb vor allem mit Blick auf unerwünschte Arzneimittelwirkungen deutlich günstiger zu bewerten. Meist zeigen diese neueren Wirkstoffe auch weniger Wechselwirkungen mit anderen Medikamenten. Das ist gerade für ältere Menschen, die häufiger wegen gleichzeitig bestehender anderer Erkrankungen noch weitere Medikamente einnehmen müssen, ein oftmals entscheidender Vorteil.

Wie lange müssen Antidepressiva eingenommen werden?

Bei einem Antidepressivum müssen der Arzt und Betroffene meist vier bis sechs Wochen abwarten, bevor eine Wirkung beurteilt werden kann. Erst wenn sich nach Ablauf dieser Zeit keine Wirkung zeigt, sollte über eine Dosisanpassung, eine Kombination mit einem anderen Antidepressivum oder einen Medikamentenwechsel nachgedacht werden. Wenn eine Besserung eingetreten ist, muss die Behandlung für mindestens sechs Monate beibehalten werden. Patienten, die schon früher hin und wieder depressive Phasen durchgemacht haben, benötigen oft eine sehr viel längere antidepressive Behandlung.

Antipsychotika (Neuroleptika)

Die zweite wichtige Gruppe von Symptomen bei einer Demenz sind neben den Störungen der geistigen Leistungsfähigkeit die so genannten Störungen des Erlebens und Verhaltens. Sie sind typisch für die mittlere und späte Erkrankungsphase. Meist handelt es sich um „psychotische Symptome“, die gekennzeichnet sind von Fehlwahrnehmungen (Halluzinationen), wahnhaftem Denken und Wesensveränderungen.

Unter diesen Störungen leiden Betroffene und ihre Angehörigen meist wesentlich mehr als unter dem Nachlassen der geistigen Fähigkeiten oder affektiven Störungen wie Depressionen und Angst.

Üblicherweise setzen Ärzte zur Behandlung dieser Symptome antipsychotisch wirkende Medikamente ein, die aus der Behandlung von schizophrenen und anderen Psychosen auch unter der Bezeichnung „Neuroleptika" bekannt sind. Die verschiedensten Wirkstoffe finden dabei Verwendung. Allerdings ist in Deutschland für die Behandlung von psychotischen Verhaltensstörungen bei Demenz derzeit nur Risperidon zugelassen. Wenn diese Substanz jedoch offensichtlich keine Wirkung zeigt oder sich sogar als unverträglich erweist, können auch andere Antipsychotika verordnet werden.

Neuroleptika bei Demenz – erhöhtes Schlaganfallrisiko?

Durch die Fachpresse gingen Meldungen, dass durch die Einnahme von Neuroleptika das Risiko für Gefäßkomplikationen, besonders für Schlaganfälle, ansteigt. Dies wurde von Risperidon und ganz besonders von Olanzapin berichtet. Olanzapin sollte bei Patienten über 65 Jahren daher nicht mehr verordnet werden. Die Verordnung von Risperidon sollte nur bei schweren Verhaltensstörungen (Aggressivität) und bei psychotischen Zuständen (Halluzinationen und Wahnvorstellungen) erfolgen. Noch unklar ist, ob es sich bei diesen unerwünschten Wirkungen um einen so genannten Gruppeneffekt handelt, der sich bei allen Neuroleptika nachweisen lässt. Alles in allem: Die Neuroleptikaverordnung bei Demenzkranken gehört auf jeden Fall in die Hand eines Arztes, der Erfahrung damit hat und in der Lage ist, erwünschte Wirkungen und Risiken im jeweiligen Einzelfall sorgfältig gegeneinander abzuwägen.

Geeignete Neuroleptika

Wirkstoff	Empfohlene Tagesdosis
Haloperidol	0,5–3 mg
Risperidon	1–2 mg
Melperon	25–150 mg
Pipamperon	20–120 mg

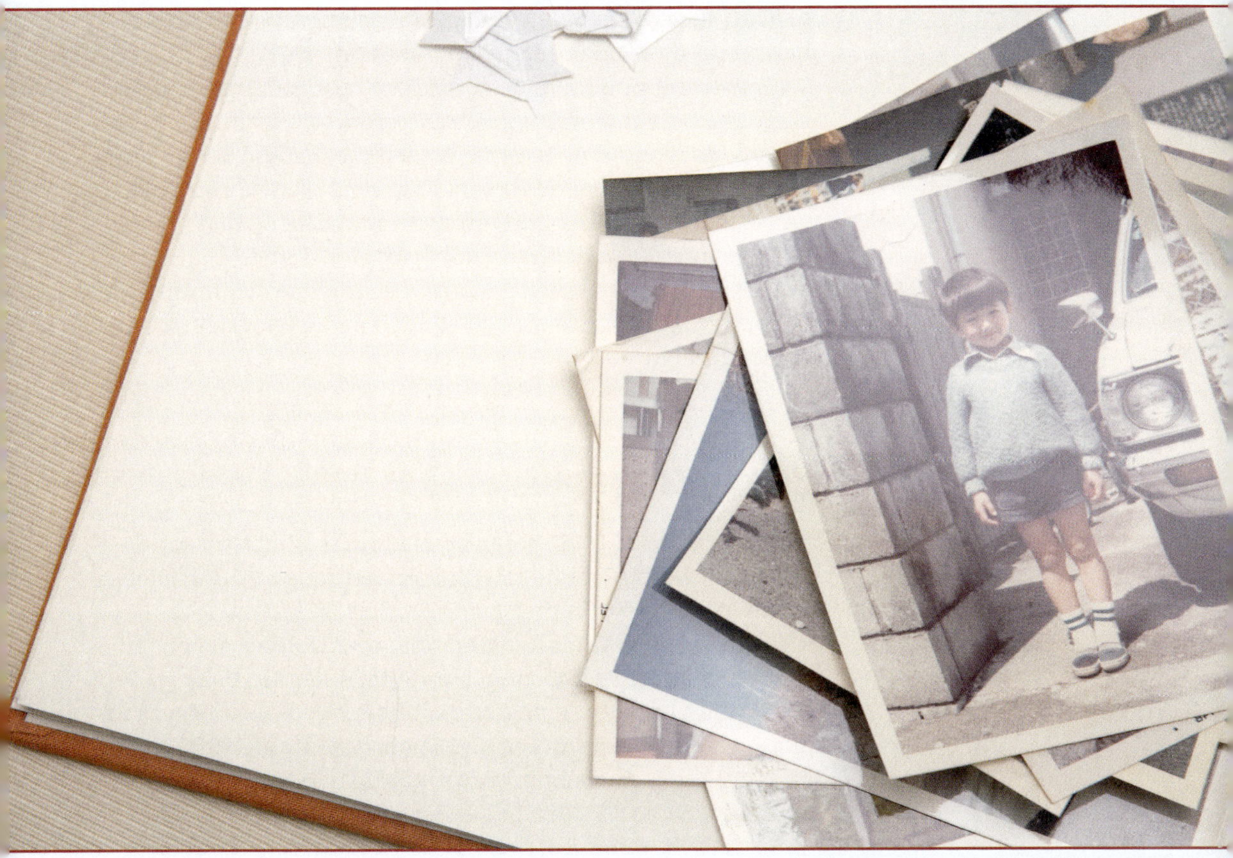

Die zweite Säule der Behandlung

Die Behandlung mit Medikamenten eröffnet für Betroffene – und für ihre Angehörigen – eine sinnvolle therapeutische Möglichkeit, die zu einer wesentlichen Verbesserung des Krankheitsverlaufs und der Lebensqualität beiträgt.

Gleichwohl sind mit diesen medikamentösen Hilfen keineswegs alle Behandlungsmöglichkeiten ausgeschöpft. Ein ganzer Strauß von weiteren Therapieformen ergänzt die Behandlung mit Medikamenten und ist genauso wichtig wie diese. Ein Entweder-oder ist bei der Demenz nicht möglich; beide Therapieansätze müssen voll ausgeschöpft werden. Dabei sind Hilfen für die Betroffenen selbst genauso wichtig wie die für ihre Angehörigen, seien diese nun persönlich in die Pflege eingebunden oder nicht.

Psychotherapie

Lange bestand in Deutschland das Vorurteil, im Alter sei Psychotherapie nicht mehr sinnvoll oder möglich. Glücklicherweise ist diese Zeit vorbei: Beide großen therapeutischen Richtungen, also Verhaltenstherapie und Tiefenpsychologie, haben zu einzelnen Störungen im Alter, wie zum Beispiel der Depression und der Demenz, besondere Therapiekonzepte für ältere Patienten entwickelt. Die Therapieverfahren, die zur Behandlung Demenzkranker am häufigsten zum Einsatz kommen, werden in den folgenden Abschnitten beschrieben. Sie sind im Rahmen der so genannten Richtlinienpsychotherapie zugelassen. Ihre Kosten werden von den Krankenkassen erstattet.

Kognitives Training – „Gehirnjogging"

Begriffe wie Gehirnjogging oder Gedächtnistraining sind inzwischen in aller Munde. Tatsächlich konnte man auch nachweisen, dass regelmäßige intellektuelle Aktivität das Risiko einer Alzheimerkrankheit senken oder aber ihren Verlauf verlangsamen kann. Wer also trotz beginnender Schwierigkeiten seine gewohnten geistigen Aktivitäten beibehält oder vielleicht sogar intensiviert, kann erste Einbußen länger ausgleichen. Die Annahme jedoch, dass sich das beeinträchtigte Gedächtnis durch ein spezielles Training verbessern ließe, hat sich leider als Trugschluss erwiesen. Gegen einen demenziellen Abbau „anzutrainieren“, ist nicht nur erfolglos, sondern für Patienten auch frustrierend, da sie immer wieder aufs Neue auf ihre Defizite gestoßen werden.

Das gilt vor allem für die unter dem Schlagwort „Gehirnjogging“ populär gewordenen Übungen. Solche Übungen sind möglicherweise für gesunde Ältere geeignet, nicht jedoch für Demenzkranke. Für diese können allenfalls im frühen Stadium der Erkrankung bestimmte Übungsprogramme hilfreich sein, bei denen es um das Lernen neuer Informationen, um Konzentrationsübungen, um das Üben des Gebrauchs von Gedächtnishilfen geht. Dass sich durch eine Verbesserung einzelner geistiger Fähigkeiten das gesamte geistige Leistungsniveau anheben oder zumindest stabil halten ließe, konnte bisher jedoch nicht belegt werden.

Die Grundlage: Eine gute Beziehung zwischen Patient und Therapeut

Erfolg oder Nichterfolg einer Therapie hängt nicht so sehr von der Methode ab. Viel wichtiger ist eine tragfähige Beziehung zwischen dem Therapeuten und seinem Patienten. Und das gilt in ganz besonderem Maß bei älteren Patienten. Für sie ist es sehr wichtig, dass der Therapeut einiges an eigener Lebenserfahrung einbringen kann. Erfahrungsgemäß akzeptieren sie sehr junge Therapeuten häufig nicht. Auch muss der Psychotherapeut flexibel sein und sich auf die Bedürfnisse seines Patienten rasch einstellen können. Auf keinen Fall darf ihm nur an einer rigiden Beibehaltung seiner therapeutischen Vorstellungen gelegen sein. Ältere Menschen, die ja selbst auf eine lange Lebenserfahrung zurückblicken, fühlen sich dann rasch überfahren und nicht mehr ernst genommen, was zum Therapieabbruch führt. Voraussetzung für einen Erfolg ist also, dass der Therapeut bereit ist, mit älteren Patienten zu arbeiten und Freude daran hat. Leider herrscht immer noch ein enormer Mangel an Therapeuten, die diesen Anforderungen genügen.

Und wenn die Erkrankung fortgeschritten ist?

Für die Behandlung von weiter fortgeschrittenen Demenzformen hat besonders die Verhaltenstherapie spezielle Programme entwickelt, bei denen es beispielsweise darum geht, die Alltagskompetenz zu erhalten, also die Fähigkeiten, die für die Bewältigung des Alltags wichtig sind.

Die Programme umfassen etwa 12 bis 40 Therapiestunden. Sie beinhalten Übungen zur Tagesstrukturierung, zum Aktivitätsaufbau, zur Förderung sozialer Kompetenzen, die Schulung der Wahrnehmung und die Informationen über den Krankheitsprozess. Die Programme reagieren flexibel auf den Abbau der Fähigkeiten eines Patienten. Besonders im Bereich der Alltagskompetenzen können so genannte Basisfertigkeiten trainiert werden. Dazu gehören Telefonieren, Kochen, Einkaufen und die Körperpflege.

Auch bei höhergradiger Verwirrtheit gibt es noch verhaltenstherapeutische Programme, die außerordentlich hilfreich sein können. Ein Beispiel ist das Realitätsorientierungstraining. Hier geht es darum, Patienten in fortgeschritteneren Stadien des Krankheitsverlaufs ein Maximum an Wahrnehmung, Orientierung und sozialem Kontakt zu ermöglichen. Dieses Training findet vor allem im Bereich der stationären Altenhilfe und in der Gerontopsychiatrie Anwendung. Leider gilt auch bei diesen Programmen: Sie können – ebenso wie die Behandlung mit Medikamenten – den Krankheitsprozess zwar verlangsamen, jedoch nicht stoppen.

Ergotherapie – mehr als Beschäftigungstherapie

Die Erhaltung der Alltagskompetenz ist für Demenzkranke und ihre Angehörigen von größter Bedeutung. Inzwischen sind einige verhaltenstherapeutische und ergotherapeutische Programme, die strukturiert dieses Ziel verfolgen, entwickelt worden, die in vielen Einrichtungen der stationären Altenhilfe sowie in vielen Gedächtnissprechstunden und Spezial-Ambulanzen angewendet werden. Dabei wird beispielsweise in einer Gruppe eine Mahlzeit zubereitet, nachdem gemeinsam die notwendigen Einkäufe erledigt wurden. Es wird gemeinsam gegessen und danach gemeinsam die Küche wieder aufgeräumt. Bei diesem einfach anmutenden Beispiel werden sehr viele einzelne Fähigkeiten, die für die Bewältigung des Alltags erforderlich sind, trainiert, ohne dass die Betroffenen das Gefühl haben, ein trockenes Trainingsprogramm absolvieren zu müssen. Dies ist wichtig, um ihnen Erfahrungen zu ersparen, die ihnen ständig ihre zunehmenden Leistungseinbußen vor Augen führen. In diesem Sinn wertvoller als ausgefeilte Trainingsprogramme sind zum Beispiel auch gemeinsame Ausflüge, gemeinsame Zeitungslektüre, Tanzabende und Ähnliches. Sie dienen dazu, Patienten zu motivieren, sie aus ihrem Vermeidungsverhalten (→ Seite 100) herauszuholen und die Fähigkeiten erlebbar zu machen, die ihnen erhalten geblieben sind.

Hier zeigt sich, dass Ergotherapie weit mehr ist als reine „Beschäftigungstherapie".

Erinnerungstherapie: „Biografische Rekonstruktion"

Bei der biografischen Rekonstruktion handelt es sich um ein Therapieverfahren, das eigens für demenzkranke Patienten aus einer ganz einfachen Grundüberlegung heraus entwickelt wurde. Wenn – wie es bei der Demenz der Fall ist – die Störungen zunächst nur die neueren Gedächtnisinhalte betreffen, das Gedächtnis für länger zurückliegende Ereignisse jedoch oftmals lange sehr gut erhalten bleibt, kann und muss auf diese Inhalte zurückgegriffen werden. Sie können eine biografische Rekonstruktion ermöglichen. Das Ziel: Die Identität des Betroffenen, die sich durch seine Erkrankung aufzulösen droht, wird in Erinnerungsbildern „zusammengehalten", da die Erinnerungen an die eigene Lebensgeschichte eine der Wurzeln unserer Identität ausmachen.

Bei der Therapie werden Erinnerungshilfen wie Fotos, Bücher, Zeitungsausschnitte, Fotoalben, persönliche Gegenstände und anderes verwendet. Diese Therapie kann einzeln oder in Gruppen stattfinden. Viele Therapeuten beziehen auch den Partner oder die Familie ein. So entsteht nach und nach ein Erinnerungsbild der Biografie des Betroffenen – vielleicht in Form eines Albums, in dem er sich dann in verschiedenen Lebensabschnitten und Situationen wiedererkennen kann. Die Therapie arbeitet also mit verfügbarem Erinnerungsmaterial des Patienten. Er findet sich in seinen Erinnerungen und den erstellten Materialien wieder. Seine Welt bleibt für ihn gültig, obwohl er sich in der neuen, ständig vergessenen Welt des Alltags nicht mehr orientieren kann. Diese Therapie verschafft dem Kranken eine Stütze in der Vergangenheit. Viele Demenzkranke profitieren von diesen Therapiemethoden, die mit unterschiedlichen Akzentuierungen angeboten werden. Ein Erinnerungsalbum kann auch Angehörigen bei der Pflege helfen (→ Seite 147).

Ausdrucksorientierte Therapieformen: Musik-, Kunst- und Tanztherapie

In vielen psychiatrischen Einrichtungen haben Therapieformen, die den künstlerischen Ausdruck zum Ziel haben, die altbekannte Beschäftigungstherapie ergänzt. Sie gehören zum weiteren Kreis der psychotherapeutischen Verfahren. Da es bei ihnen nicht auf die Sprache ankommt, wird es Betroffenen möglich, trotz ihrer Wortfindungsschwierigkeiten (und den damit verbundenen Peinlichkeiten) Gefühle zum Ausdruck zu bringen.

Musiktherapie

Die aktive Musiktherapie findet meist in Gruppen statt. Sie arbeitet mit sehr einfach zu spielenden Schlag- und Klanginstrumenten. Der Therapeut stimmt die Gruppe mit seinem Instrument auf die Sitzung ein – allmählich entsteht eine Unterhaltung ohne Worte zwischen den Beteiligten. Wissenschaftliche Untersuchungen haben gezeigt, dass demenzkranke Patienten von ausdrucksorientierten Therapieformen, und gerade von der Musiktherapie, sehr stark profitieren können. Besonders ihre emotionale Ausgeglichenheit verbessert sich. Musik lässt sich als therapeutisches Mittel sehr gut in den Alltag integrieren (→ Seite 130).

Alexander U., 84 Jahre, hat über viele Jahre seine gleichaltrige demenzkranke Frau versorgt:
„Zuerst war es kein so großes Problem, meine Frau zu pflegen. Ihre geistigen Fähigkeiten ließen zwar deutlich nach, aber

ansonsten war ihr Zustand stabil. Als sie jedoch abends immer häufiger vollkommen verwirrt war und oft bis lange nach Mitternacht keine Ruhe fand, war ich vollkommen erschöpft und dachte, dass ich das alles nicht mehr schaffe. Der Arzt verordnete Medikamente, aber es wurde kaum besser. Da fiel mir ein, wie sehr meine Frau immer Mozarts Opern geliebt hatte. Ich legte abends die „Zauberflöte" auf und staunte: Die Anspannung meiner Frau wich einer großen und heiter wirkenden Gelöstheit. So konnten wir fast noch ein halbes Jahr gemeinsam in der Wohnung verbringen, bis meine Frau dann wirklich in eine betreute Wohngemeinschaft ziehen musste, weil es nicht mehr anders ging."

Kunst- und Tanztherapie

Auch bei diesen Therapieformen ist es die Aktivität in der Gruppe, die heilsam wirkt. Bei der Tanztherapie wird an vertraute Klangeindrücke und Bewegungsmuster angeknüpft und gleichzeitig die körperliche Aktivität verbessert. Psychologen der Universität Basel konnten zeigen, dass bei Patienten mit leichter bis mittelschwerer Demenz regelmäßige Walzertanzgruppen nicht nur die körperliche Fitness verbesserten, sondern auch die geistige Leistungsfähigkeit.

Bei der Kunsttherapie geht es – wie in der aktiven Musiktherapie – nicht darum, „Kunstwerke" zu produzieren, sondern mit einfachen gestalterischen Mitteln Fähigkeiten wie Raum- und Tiefenwahrnehmung, die Feinmotorik und den Gesichtssinn positiv zu beeinflussen.

Bewegungstherapie

Körperliche Aktivität – so weiß man inzwischen – hat nicht nur eine starke vorbeugende Wirkung. Bewegung wirkt sich auch günstig auf Menschen mit Demenzen im Anfangsstadium und im mittleren Stadium aus. Dabei geht es nicht ausschließlich darum, die Beweglichkeit zu erhalten. Bewegung reduziert die Risiken für Herz-Kreislauf-Erkrankungen, sie führt nicht nur zu einer besseren Durchblutung der Muskulatur, sondern auch des Gehirns und damit zu einem verbesserten Sauerstoffangebot.

Sinnvoll sind hier weniger spezielle physiotherapeutische Behandlungen als vielmehr allgemein aktivierende Tätigkeiten wie zum Beispiel Wandern, Schwimmen oder Tanzen (→ Seite 176). Dabei gilt auch hier: Es ist wenig sinnvoll, gänzlich neue Fertigkeiten – in diesem Fall neue Bewegungsarten – üben zu wollen. Es muss bei noch intakten Erinnerungen und noch geläufigen Bewegungsmustern angesetzt werden, um tägliche Frustrationen durch mangelnde Lernerfolge zu vermeiden.

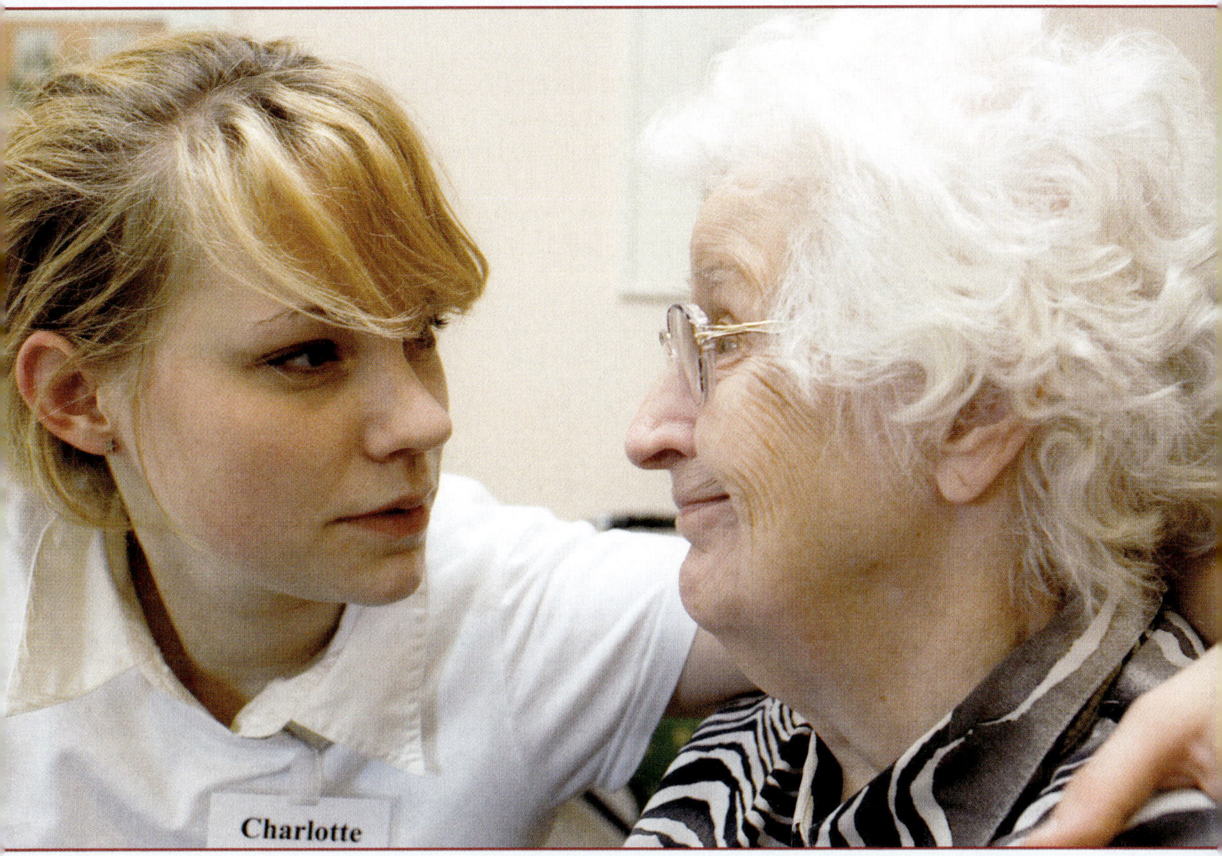

Wie es weitergehen wird – der Verlauf der Alzheimerkrankheit

Demenzen sind chronische Erkrankungen. Der Abbau von Nervenzellen beginnt viele Jahre, bevor die ersten Symptome einsetzen. Dass dieser Krankheitsprozess über Jahre und Jahrzehnte unbemerkt verlaufen konnte, liegt an der enormen Reservekapazität unseres Gehirns. Wenn die Diagnose gestellt werden kann, ist der unumkehrbare Prozess des Untergangs von wichtigen Nervenzellansammlungen im Gehirn schon weit fortgeschritten.

Hypothetisches Modell der Entwicklung der Alzheimerkrankheit

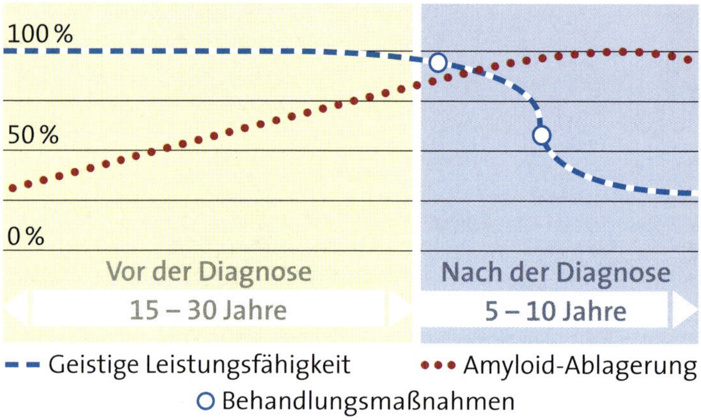

Vor dem Beginn der Symptome hat also eine lange Periode der Ablagerung von pathologischen Eiweißmolekülen (Plaques → Seite 53) in den Nervenzellen stattgefunden. Man geht heute davon aus, dass diese Phase 15 bis 30 Jahre dauert. Daran schließt sich eine Phase mit unterschiedlichen Krankheitssymptomen an, die je nach individuellem Verlauf fünf bis zehn Jahre, in Einzelfällen auch länger dauert. Aus der Abbildung wird deutlich, dass die Behandlung in aller Regel erst sehr spät einsetzt, nämlich dann, wenn die Erkrankung für alle Beteiligten nicht mehr zu übersehen ist – also eigentlich zu spät. Deswegen müssen alle Möglichkeiten der Früherkennung besser genutzt werden, um einen früheren Therapiebeginn zu ermöglichen. Denn die Schädigungen des Gehirns, die als Ursache der Erkrankung gelten, können nicht rückgängig gemacht werden. Im Gegenteil: Sie werden im Lauf der Monate und Jahre zunehmen mit der Folge einer schleichenden Verschlechterung. Einzelne Symptome (→ Seite 60) werden stärker, andere verändern sich, neue kommen hinzu, abhängig vom Ort und dem Ausprägungsgrad der Veränderungen im Gehirn.

Der individuelle Verlauf

Wenn Betroffene von ihrer Erkrankung erfahren, haben sie schon eine lange Wegstrecke hinter sich. Wie die letzten Etappen aussehen, hängt nun von vielen Faktoren ab: von ihrer Persönlichkeit, ihrem Alter, ihrer körperlichen, geistigen und emotionalen Verfassung, ihrem Ausbildungsstand und den Lebensumständen allgemein. Wer im Großen und Ganzen gesund ist, einen stützenden Partner zur Seite hat und in seinem bisherigen Leben sehr viele Denkstrategien und Lösungsmöglichkeiten erworben hat, wird längere Zeit „unauffällig" bleiben als jemand, der allein lebt, unter chronischen Krankheiten wie Altersdiabetes oder Übergewicht leidet und plötzlich durch einen Oberschenkelhalsbruch aus seinem gewohnten Rhythmus herausgerissen wird. Dennoch gibt es ein ganz bestimmtes Muster, nach dem der Prozess ablaufen wird.

Nach Barry Reisberg, einem bekannten Alzheimerforscher

Die Stadien der Alzheimerkrankheit

Schweregrad	Stadium	Symptome
leicht	1	Unauffällig
	2	Subjektive Gedächtnisstörungen (nur der Kranke selbst bemerkt sie)
	3	Leistungsdefizit bei anspruchsvoller Arbeit
	4	Hilfe nötig bei komplexen Aufgaben
mittel	5	Hilfe nötig bei der Wahl der Kleidung
mittelschwer	6	• Hilfe nötig beim Ankleiden • Hilfe nötig beim Baden • Hilfe nötig beim Gang zur Toilette • Harninkontinenz (die Blase lässt sich nicht mehr kontrollieren) • Stuhlinkontinenz (der Darm lässt sich nicht mehr kontrollieren)
schwer	7	• Wortschatz auf 6 Wörter reduziert • Wortschatz auf 1 Wort reduziert • Fortbewegung unmöglich • Sitzen unmöglich • Lächeln unmöglich • Kopf aufrecht halten unmöglich

Die Stadien des Vergessens

Eine Einteilung des Demenzverlaufs ist heute durch verschiedene psychodiagnostische Tests (→ Seite 21) möglich. Diese Tests dienen der Einschätzung der Konzentrationsfähigkeit, des Kurz- und Langzeitgedächtnisses, der Orientierungsfähigkeit, der Rechen-, Sprach- und Zeichenfähigkeit, der Stimmung und des Verhaltens. Sie prüfen auch die Alltagskompetenz mit Blick auf die Fähigkeit, sich selbstständig zu versorgen. Ihrer Auswertung liegt eine Skala von 1 bis 7 zugrunde, wobei Stadium 1 dem Nichtvorhandensein von Demenz und Stadium 7 dem schwersten Ausprägungsgrad entspricht (→ Tabelle, Seite 97).

Frühes Stadium – Vergesslichkeit (leichte Demenz)

Die Erkrankung beginnt langsam und schleichend, sodass weder Betroffene noch Angehörige den genauen Beginn der ersten Beschwerden sicher benennen können. Eine Art Vorstadium ohne erkennbare Symptome kann sich über zwei Jahrzehnte oder mehr hinziehen. Die Krankheitssymptome, die sich über die Jahre hin entwickeln und verstärken, sind also Produkt und Folge eines sehr langwierigen Abbauprozesses.

Die ersten Anzeichen finden sich meist lange vor der Zeit, in der Betroffene selbst oder deren Angehörige „Verdacht schöpfen“. Der Beginn der Krankheit ist deshalb schwer festzulegen.

Mögliche Frühsymptome wie Schlafstörungen, leichte Ermüdbarkeit, depressive Verstimmungen, erhöhte Reizbarkeit und Wesensveränderungen werden lange nicht mit einer beginnenden Demenz in Zusammenhang gebracht. Auch Gedächtnisstörungen werden von Angehörigen, Freunden und Arbeitskollegen lange bagatellisiert. Die Betroffenen selbst sind sich über das Nachlassen ihrer geistigen Leistungsfähigkeit meist im Klaren und sehr viel früher beunruhigt. Sie ärgern sich, dass sie immer wieder Dinge verlegen, wissen, dass es ihnen schwerfällt, Neues zu behalten, bemerken, dass es immer häufiger vorkommt, dass sie bei Gesprächen nicht das richtige Wort finden, sich oft auch gar nicht mehr richtig auf die Äußerungen anderer konzentrieren können. Sie spüren ihre zunehmende Schwierigkeit, sich in fremder Umgebung zu orientieren.

Sie sind jedoch lange in der Lage, ihre Leistungsminderungen zu überspielen. Aus Angst vor der Krankheit oder aus Scham gegenüber der Umwelt versuchen sie, eine „normale" Fassade aufrechtzuerhalten. Dies ist anstrengend, macht unsicher, hektisch, oft ängstlich und depressiv, manchmal auch gereizt, wütend und aggressiv (→ Symptome, Seite 60).

Die Betroffenen ziehen sich zurück, sind vor allem in größeren Runden schweigsam und in sich gekehrt. Wenn möglich gehen sie Situationen, in denen sie mit ihren zunehmenden Schwierigkeiten konfrontiert werden, aus dem Weg. Sie meiden Neues und Unbekanntes. Alte Hobbys werden aufgegeben oder gegen anspruchslosere Aktivitäten ausgetauscht. Wer früher zum Beispiel gerne lange Romane verschlungen hat, greift nun lieber zu Bildbänden und Zeitschriften, komplizierte Näharbeiten werden ausgetauscht gegen andere Handarbeiten, die eher automatisiert ablaufen, wie Stricken zum Beispiel, und deshalb noch möglich sind.

Vermeiden als Bewältigungsstrategie – Vor- und Nachteile

Die Vermeidungsstrategie, die Betroffene in dieser Phase anwenden, hat Vor- und Nachteile. Ihre Vorteile liegen auf der Hand: Wer Situationen, die schwierig erscheinen, aus dem Weg geht, vermeidet Kränkung, Peinlichkeit, Scham und Bloßstellung. Er reduziert die immer größer werdende Angst zu versagen. Er schützt sich selbst vor Überforderung und geht realen und fantasierten Gefahren aus dem Weg. Und vor allem: Er bewahrt Haltung, eine wichtige Komponente des Selbstwertgefühls.
Dagegen stehen Nachteile, die sich ausgesprochen ungünstig auf den weiteren Verlauf der Erkrankung auswirken können. Wer voreilig aufgibt, verstärkt seine eigene Hilflosigkeit und die Abhängigkeit von anderen. Er verspielt mögliche Chancen, doch noch selbst Probleme lösen zu können, aktiv zu sein, Erfolgserlebnisse zu haben, vorhandene Fähigkeiten einzusetzen und Fertigkeiten zu üben. Er begibt sich durch seine selbst gewählte Unterforderung in einen „Teufelskreis der Kompetenzminderung".

Außerdem führt „geschicktes Vermeidungsverhalten" leider häufig dazu, dass Angehörige erst spät den Krankheitswert einzelner „kleiner" Leistungseinbußen erkennen. Viel Zeit – kostbare Zeit – verstreicht, bis therapeutische Maßnahmen ergriffen werden können.

Angehörige und Freunde vermissen die frühere Aktivität, Spontaneität und Eigeninitiative und reagieren oft mit Unverständnis, Kritik und Ungeduld auf das Vermeidungsverhalten, dessen wichtige schützende Funktion sie nicht verstehen. Bisher hat doch alles gut geklappt, was ist los mit unserer Großmutter, sie konnte doch bisher immer ein gutes Essen kochen und gleichzeitig ihre Enkel beaufsichtigen?! Angehörige interpretieren geistige Störungen gerne als Nachlässigkeit, als Verweigerung von Hilfsbereitschaft. Vielfach werden die krankheitsbedingten Leistungseinbußen im Kreis der Familien sehr lange „neurotisiert“: Mutter hat sich noch nie für andere wirklich interessiert – deswegen vergisst sie jetzt dauernd deren Namen! Ich war nie wichtig für Großvater, deshalb hat er nicht an meinen Geburtstag gedacht! Typisch für Vater, er denkt nur noch an seine Kegelrunde. Warum stellt er sich so ungeschickt an, wenn er einmal hier im Haushalt helfen soll?! Solche Missverständnisse sind leider lange Anlass für Vorwürfe, Gereiztheiten und „schlechte Stimmung“.

Schon in dieser ersten Phase können wahnhafte Umdeutungen der Realität auftreten: Der verschwundene Schlüssel, den ich doch seit Jahrzehnten immer an seinen Haken hänge, kann nur von meinem Sohn verschlampt worden sein. Die Papiere, die ich eben sortiert habe, kann nur die Putzfrau verräumt haben. Das Geld, das eben noch auf dem Tisch lag, kann nur gestohlen worden sein. Letzteres, der so genannte Bestehlungswahn, ist typisch für diese erste Phase. Er hat möglicherweise wie die häufigen Schuldzuweisungen an andere – die oft nicht nur einfach Ausreden sind, sondern im Erleben des Betroffenen unkorrigierbar der Realität entsprechen – dieselbe Funktion wie das Vermeidungsverhalten. Er dient dazu, die Erfahrung, selbst nicht mehr zu können, immer mehr zu versagen, zunehmend weniger gut zu „funktionieren“, zu verkraften.

Klaus A., 44 Jahre:
„Als ich meine Mutter wie jedes Jahr zu Weihnachten zu uns nach Berlin einlud, reagierte sie ganz komisch. Im Winter zu reisen sei ihr eigentlich zu anstrengend, und überhaupt sei da noch ein Klassentreffen ihrer alten Klasse, die 50-jährige Abiturfeier, die sie mit organisieren müsse. Irgendwie war ich gekränkt, obwohl ich gar keine Lust gehabt hatte, sie einzuladen. Vom Typ her ist sie nämlich eher so, dass sie, wenn sie hier ist,

immer alles besser weiß und jegliche Planung und Organisation an sich reißt, was meine Frau furchtbar nervt. Ich habe sie dann überredet zu kommen, schon auch, weil sie uns ja doch immer eine große Hilfe war. Aber als sie dann hier war, haben wir sie nicht wiedererkannt: Immer stand sie uns im Weg oder, was noch schlimmer war, sie saß auf dem Sofa und blies Trübsal. Und von Hilfe konnte keine Rede sein: Ständig verräumte sie ihre und dann auch unsere Sachen. Zum Schluss fand sie sogar nachts einmal nicht mehr den Weg zurück von der Toilette in ihr Zimmer und musste von meiner Frau in ihr Bett geführt werden!"

Zweites Stadium (mittlere Demenz)

Das Stadium der mittleren Demenz ist durchschnittlich drei Jahre nach der ersten Diagnose erreicht. Die Krankheit tritt nun deutlich zutage. Sprache und Sprachverständnis sind spürbar beeinträchtigt. Erkrankte verlieren im Gespräch den „roten Faden". Es stellen sich Fehler im Satzbau ein, Sätze werden nicht zu Ende gebracht oder der Satzbau wird durch kurze Sätze vereinfacht. Die Ausdrucksweise wird stark durch Floskeln geprägt und der Inhalt des Gesprochenen wird oberflächlicher. Mit zunehmender Verschlechterung verlieren die Antworten des Erkrankten den Bezug zu den Äußerungen der Gesprächspartner, die oft nur noch ansatzweise, später dann immer weniger korrekt verstanden werden. Dass Gespräche nicht mehr funktionieren, hängt auch damit zusammen, dass die soziale Fähigkeit, Gespräche anzufangen, aufrechtzuerhalten und zu beenden, nach und nach verloren geht. Demenzkranke „verlernen" in diesem Stadium sowohl eigene Gefühle mitzuteilen, anderen gegenüber Wünsche, Kritik und Forderungen zu äußern und Grenzen zu setzen als auch sich in andere und deren Interessen einzufühlen.

Der Verlust der Merkfähigkeit hat verschiedene Formen der Desorientierung zur Folge. Als erstes macht sich die zeitliche Desorientierung bemerkbar. Jahreszeit, Wochentag, Datum, Uhrzeit sind nicht mehr präsent. Die „Vergesslichkeit" betrifft inzwischen zudem nicht mehr nur das Kurzzeitgedächtnis. Auch das so genannte deklarative Altgedächtnis, das sich an Einzelereignisse „erinnert", die gewöhnlich bewusst erfahren werden (Erlebnisse in der Vergangenheit, Gesichter und Personen), nimmt ab. Weil das, was zuletzt gelernt wurde, als Erstes vergessen wird, verliert die Gegenwart ihre Bedeutung, die noch erinnerte Vergangenheit wird zur Gegenwart. Damit geht auch das Zeitgitter, worin einzelne Ereignisse sowie die persönliche Lebensgeschichte und Lebensplanung nach Vergangenheit, Gegenwart und Zukunft verortet werden, verloren und mit ihm das Gefühl der Identität als „roter Faden" in der Biografie.

Die räumliche Desorientierung ist für Betroffene jedoch meist beunruhigender, da sie mit ihr auf Schritt und Tritt konfrontiert werden. Außerhalb der eigenen Wohnung finden sich die Kranken kaum mehr zurecht. Selbst auf altbekannten Wegen laufen sie Gefahr sich zu verirren.

Sinneseindrücke werden zunehmend falsch interpretiert. Häufig sind es Geruchs- und Geschmacksverkennungen. Selbst vorsichtige, ja liebevolle Berührungen können als schmerzhaft oder unangenehm empfunden werden. Sinnestäuschungen (Halluzinationen) sind möglich. Das heißt: Patienten sehen, hören oder riechen etwas, was aber in Wirklichkeit gar nicht da ist. Wer versucht zu korrigieren, muss mit aggressiven Reaktionen oder beleidigtem Rückzug rechnen.

Die Teilnahmslosigkeit, die oft ein Kennzeichen der ersten Phase ist, schlägt zunehmend in quälende Unruhe und Rastlosigkeit um. Die Kranken „nesteln" ständig an ihrer Kleidung herum. „Sinnlose" Aktivitäten wie Aufstehen und Hinsetzen, Klopfen, Schreien und Umherwandern (viele Kilometer am Tag) kosten viele Kalorien. Viele Demenzkranke leiden dadurch an Untergewicht, zumal das Hungergefühl abnimmt und auch der Appetit wegen des schwindenden Geschmackssinns abhanden gekommen ist.

Der Tag-und-Nacht-Rhythmus ist aus den Fugen geraten. Für viele wird die Nacht zum Tag, vor allem dann wird die Unruhe für Mitbewohner zur großen Belastung.

Die Kranken leiden unter häufigem Stimmungswechsel. Angst und Aggressivität können den Umgang belasten.
Mit fortschreitendem Krankheitsverlauf wird die Bewältigung des Alltags zur Überforderung. Es gelingt immer weniger, früher erlernte zusammengesetzte Bewegungsabläufe auszuführen. Einfache tägliche Verrichtungen wie Körperpflege, Anziehen und Nahrungsaufnahme können schließlich nur noch mit fremder Hilfe ausgeführt werden.

In dieser Phase ist keine Krankheitseinsicht mehr vorhanden. Demenz-Patienten erleben sich nicht als verwirrt in einer logisch strukturierten Umwelt, sondern als durchaus klar in einer Welt, die zunehmend aus den zeitlichen und räumlichen Fugen gerät.

Margit R., 55 Jahre:
„Als ich Vater im Heim besuchte, hat er mich nicht erkannt. Sehr zuvorkommend, aber dezidiert hat er meinen Vorschlag abgelehnt, mit mir ins Café zu gehen. Er müsse arbeiten, sagte er und zeigte auf einen Stapel Zeitungen. Die sortiert er stundenlang, meinte dann die Pflegerin. Sie riet mir ab, ihn von „seiner Arbeit" abzuhalten. Ich habe mich zu ihm gesetzt und zugesehen. Er hat mir Gott weiß was erzählt, schien aber ganz zufrieden. Zum Schluss habe ich ihm dann ein Foto von uns und den Kindern gezeigt. Da hat er sich gefreut und mir Schokolade für alle mitgegeben. Als ich im Auto saß, habe ich geheult wie ein Schlosshund. Vor allem, weil ich eigentlich meinen Vater noch nie so entspannt im Umgang mit mir erlebt hatte. Er schien es zu genießen, dass ich einfach da war und ihm zuhörte, ohne zu meinen, er müsse mir ständig gute Ratschläge geben oder mich wegen diesem und jenem kritisieren. Wie hätte ich mir früher so einen Nachmittag mit ihm gewünscht!"

Drittes Stadium (schwere Demenz)

Nach durchschnittlich weiteren drei Jahren muss mit dem Stadium der schweren Demenz gerechnet werden. Im ICD 10 (→ Seite 20) ist diese Phase definiert als schwerer Gedächtnisverlust mit vollkommener Unfähigkeit, neue Informationen zu behalten. Sprachliche Kommunikation ist kaum mehr möglich. Das Sprechen beschränkt sich häufig auf ein sinnlos-mechanisches Nachsprechen vorgesprochener Worte oder Sätze oder die krankhafte Wiederholung desselben Wortes oder Satzes. Mit der Zeit verstummen viele Erkrankte völlig.

Die zeitliche Orientierungsstörung ist so weit fortgeschritten, dass Vergangenheit, Gegenwart und Zukunft nun endgültig ihre Bedeutung verloren haben. Ein Gesicht, eine Melodie, eine Stimmung heute bieten sich als Anknüpfungspunkte für Fragmente aus der Vergangenheit. Auch die Fähigkeit zur räumlichen Orientierung geht im Fortgang der Erkrankung weiter verloren. Die eigene Wohnung wird zunehmend zu fremdem Terrain, das möglicherweise verwechselt wird mit Orten der Vergangenheit, die ja ganz anders aussahen, was natürlich die räumliche Orientierung im Hier und Jetzt unmöglich macht.

Zur zeitlichen und räumlichen Desorientierung ist nun auch die persönliche hinzugetreten. Diese betrifft sowohl die Orientierung zur eigenen als auch zu anderen Personen. Selbst die engsten Verwandten, Ehepartner und Kinder, werden nicht mehr als solche erkannt. Da der erkrankte Mensch sich und seine Umwelt in einer unentwirrbaren Mischung von Einst und Jetzt erlebt, ist dies auch verständlich. Ihm fehlen ja die letzten 40 oder 50 Jahre seines Lebens. Wie soll dann eine erwachsene Frau seine Tochter sein, wenn er selbst sich gerade als 40-jährig erlebt und damit als Vater zweier schulpflichtiger Kinder? Und auch seine Frau kann doch unmöglich diese fremde ältere Dame sein! Sich im Spiegel selbst zu erkennen, ist nun nicht mehr möglich. Denn der, der ihm da gegenübersteht, entspricht nicht der Person, als die sich der Betroffene augenblicklich erlebt. Steht dort nicht eher der Vater oder gar Großvater?

Kerstin B., 54 Jahre:

„Wenn es nicht so traurig wäre, könnte man darüber lachen: Als ich meinem Vater seine Lieblingspralinen ins Altersheim brachte, freute er sich und sagte: ‚Das teile ich mit Kurt.' Von Kurt hatte ich noch nie gehört. Und als er mich dann zur Ausgangstür begleitete, drohte er fast schelmisch zurück in sein leeres Zimmer: ‚Dass du mir nicht jetzt schon an die Schokolade gehst!' Ich habe dann später mit einer Pflegerin gesprochen. Sie hat mich aufgeklärt: Kurt war sein Spiegelbild, von dem er annahm, es sei eine reale Person."

In diesem fortgeschrittenen Stadium der demenziellen Erkrankung kommt es immer öfter zu Störungen der Motorik und der Koordination. Auch einfache Bewegungsabläufe gelingen nicht mehr. Die Patienten verlieren mit der Zeit die Fähigkeit, ihre Blase und dann auch den Darm zu kontrollieren. Probleme mit dem Gleichgewicht führen zu Gang- und Standunsicherheit, dem typischen Tippelschritt und einer gebeugten

Haltung. Stürze sind häufig die Folge. Die Beweglichkeit wird immer stärker eingeschränkt. Es kommt zur Gliederstarre und schließlich zur Bettlägerigkeit. Im Endstadium der Krankheit geht auch die Fähigkeit, den Kopf zu heben, zu lächeln und zu schlucken, verloren. Betroffene benötigen nun rund um die Uhr Betreuung und Pflege. Die selbstständige Lebensfähigkeit ist aufgehoben.

Neben den Anforderungen, die die nun notwendig gewordene Pflege des Kranken mit sich bringt, wird für Angehörige und Pflegende in dieser Phase vor allem die Aggressivität, die bis zu tätlichen Angriffen gehen kann, zum Problem. Wer jedoch versucht, sich in die Welt eines Demenzkranken einzufühlen, kann diese durchaus nachvollziehen. Denn wer dazu gezwungen wird, sich zum Beispiel von einer völlig fremden Person (die nicht mehr als Tochter erkannt wird) waschen zu lassen, oder sich an einen unbekannten Tisch mit fremden Menschen setzen oder sich gar in ein fremdes Bett in einer fremden Umgebung legen soll, muss sich wehren.

Zum Problem wird auch, dass inzwischen eine sinnvolle Kommunikation nicht mehr möglich ist, nachvollziehbare Gedankengänge nicht mehr zu erkennen sind. Aber: Gefühle wie Freude, Hoffnung oder Trauer können auch schwer demenzkranke Menschen noch lange durch Mimik und Gestik ausdrücken, wenn ihnen die sprachlichen Möglichkeiten dafür längst abhanden gekommen sind. Sie können Zuneigung und Liebe annehmen oder ablehnen. Die grundlegenden Bedürfnisse nach Liebe, Zuwendung, Geborgenheit und Kontakt bestehen weiter, ebenso der Wunsch nach Lob, Anerkennung und sinnvoller Beschäftigung ihren Möglichkeiten entsprechend.

Erschreckend sind Wahnideen und Halluzinationen, die jetzt noch häufiger auftreten als gegen Ende des mittleren Stadiums. Aber so verwirrend sie erscheinen mögen: Auch sie sind verständlich. Wer den Verlust des eigenen Selbst als Drohung verspürt, kann ihn möglicherweise nur als Bedrohung von außen erleben. Wer sich nicht mehr selbst kennt, kann sich nicht im Spiegel erkennen und verkennt sich selbst als einen Fremden, der gegenübersteht. Einem Menschen, dem Vergangenheit, Gegenwart und Zukunft nichts mehr bedeuten, fällt es leicht, Verstorbene im Hier und Jetzt zu sehen, vor allem, wenn sie als Vater, Mutter, Geschwister das Gefühl der längst vergangenen Zeit des „Daheim-Seins“ bedeuten. Wer sich aufgrund seiner Orientierungsstörung nicht mehr auskennt, will einfach nur „nach Hause", also an einen Ort, der vertraut ist, wo auch immer dieser sein mag.

Die Lebenserwartung nach der Diagnosestellung beträgt im Durchschnitt fünf bis acht Jahre, kann aber im Einzelfall länger sein. Ess- und Schluckstörungen, die Unbeweglichkeit sowie eine verschlechterte Abwehrlage im Spätstadium der Alzheimer-Demenz können eine Lungenentzündung begünstigen. Tatsächlich sind Infektionen des Atmungstraktes die häufigste Todesursache in diesem Stadium.

Maria B., 55 Jahre:

„Wenn Vater so vor mir liegt, grüble ich oft, was in seinem Kopf vor sich geht, nun, nicht was er denkt – kann er das denn noch? –, sondern was er fühlt, empfindet. Befindet er sich in einem Zustand, in dem man vage fühlt, was um einen herum vor sich geht oder ist er schon irgendwo in einer anderen Welt? Hat er Angst, spürt er Schmerzen? Am liebsten male ich mir sein jetziges Leben so aus, wie es mir kürzlich ging, als ich furchtbar müde nach einem anstrengenden Tag auf dem Sofa im Wohnzimmer eingeschlafen bin. Mein Mann und die Kinder saßen noch da und haben sich unterhalten. Ich hörte die Stimmen, habe keinerlei Bedürfnis gespürt, mich irgendwie „einzubringen", habe nur die entspannte Stimmung wahrgenommen und bin nach und nach eingedämmert. Das war eigentlich ganz schön ..."

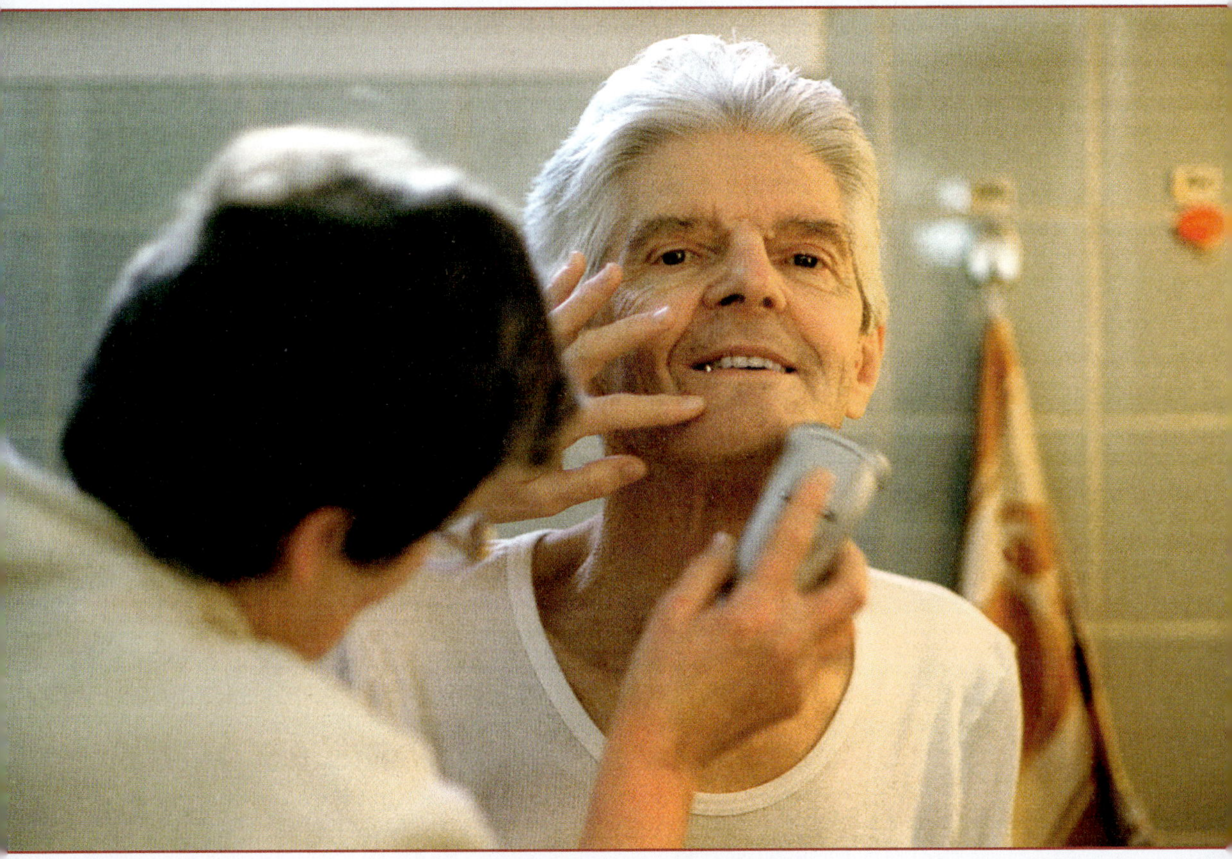

Das Leben mit Demenz (neu) organisieren

Demenzielle Erkrankungen bestimmen das Leben der Betroffenen und aller ihnen nahestehenden Personen über viele Jahre, manchmal auch Jahrzehnte. Alle Beteiligten müssen sich darüber bewusst werden, dass die Krankheit früher oder später den gewohnten Alltag verändern wird. Statt das Schicksal einfach auf sich zukommen zu lassen, sollten sie versuchen, sich über die Situation, ihre Gefühle und Wünsche Klarheit zu verschaffen und darauf ihre Entscheidungen und ihr Handeln aufzubauen. Dazu gehört insbesondere die Frage, wie die Begleitung und Versorgung eines Menschen mit Demenz organisiert werden soll. Wie lange kann er alleine leben? Hilft ein Umzug in den Haushalt des Sohnes oder der Tochter? Ist der Wechsel in ein Heim notwendig? Solche Fragen realistisch zu beantworten und darauf basierende Schlussfolgerungen zu ziehen, wird das Leben aller Beteiligten einfacher machen.

Die richtigen Entscheidungen treffen

In den Anlaufstellen für Menschen mit Demenz und deren Angehörige machen die Beratungskräfte in vielen Gesprächen die Erfahrung, dass Konflikte und Belastungssituationen ihre Ursache darin haben, dass die meisten Menschen sich nicht bewusst entschieden haben, wie sie das Leben mit Demenz gestalten wollen. Ohne Alternativen und zukünftige Entwicklungen zu bedenken, „hat sich die Situation einfach so ergeben". Beratung und Hilfe haben es dann schwer, festgefahrene Strukturen und bestehende Konflikte zu lösen.

Um dem vorzubeugen, sollten Kranke und Angehörige bereits im frühen Stadium miteinander beraten, wie sie sich die nächsten Jahre vorstellen. Zu diesem Zeitpunkt gibt es noch viele verschiedene Wege als Alternative für ein zufriedenstellendes Leben mit der Demenzkrankheit. Darüber hinaus sind dann auch die Kranken noch in der Lage, ihre Meinung zu verschiedenen Aspekten der Versorgung zu äußern. Allerdings ist eine solche Auseinandersetzung mit der Krankheit für alle Beteiligten ein schwieriger Prozess. Nicht jeder kann die Diagnose einer chronisch verlaufenden Demenz akzeptieren und daraus Mut für die Gestaltung der nächsten Jahre gewinnen. Manchmal ist es dann besser, diese

Menschen bei ihrer Sicht der Dinge (beispielsweise: „Heute ist ein schlechter Tag …“) zu belassen und sie dennoch so weit wie möglich in anstehende Entscheidungen mit einzubeziehen.

Ein guter Anlass, um Weichen für die Zukunft zu stellen, sind die Tage und Wochen nach der Diagnose. Wenn bekannt ist, welche Krankheit hinter der Demenz steckt, lassen sich die voraussichtlichen Entwicklungen der nächsten Jahre sehr viel konkreter abschätzen. Am sinnvollsten ist es, einen Familienrat einzuberufen, an dem möglichst alle Familienmitglieder und eventuell auch andere nahestehende Personen teilnehmen. Als Vorbereitung sollten sich alle über die Krankheit, die damit vermutlich auftretenden Folgen und die daraus entstehenden Belastungen informieren. Jeder sollte für sich am besten schon im Vorfeld überlegen und klären, was er selbst zur Lösung der Situation beitragen kann. Dabei sollte jeder nur für sich selbst sprechen. Von vornherein lediglich Vorschläge im Kopf zu haben, die vor allem Anforderungen an andere stellen, kann nur wenig zu einem konstruktiven Gespräch beitragen. Nicht nur die Angehörigen, auch die Kranken sollten ihre Vorstellungen zur Bewältigung des Lebens mit der Krankheit formulieren. Sofern noch nicht geschehen, können sie diese Wünsche gleich schriftlich in vorsorgenden Verfügungen festhalten (→ Vorsorgevollmacht, Seite 280).

Checkliste für Entscheidungen von Demenzkranken

- Wie erlebe ich die derzeitige Situation?
- Weiß ich alles über meine Krankheit, was ich wissen will? Was möchte ich wissen?
- Wo möchte ich leben, solange ich mit Hilfe mein Alltagsleben meistern kann?
- Wo möchte ich leben, wenn ich nicht mehr alleine für mich sorgen kann?
- Wem vertraue ich so weit, dass derjenige Entscheidungen zu meinen Finanzen, meinem Aufenthaltsort und meiner medizinischen Behandlung treffen kann?
- Von wem möchte ich mir helfen lassen, wenn ich meinen Alltag nicht mehr alleine meistern kann? Wen wünsche ich mir bei intimen Hilfen wie Körperpflege und Toilettengang?
- Kann ich mir einen Umzug vorstellen? Wohin?
- Was möchte ich meinen Angehörigen nicht zumuten?
- Was war mir in meinem Leben immer besonders wichtig und wird es vermutlich auch in der Zukunft bleiben?
- Was möchte ich auf jeden Fall noch erledigen oder unternehmen, solange sich die Krankheit noch in einem Anfangsstadium befindet?

Im Gespräch selbst sollte jeder Teilnehmer die Gelegenheit haben, seine Sicht ungestört vortragen zu können. Oft sind die Beteiligten überrascht, welche Möglichkeiten sich in der Gesamtschau zeigen.

Checkliste für Entscheidungen von Angehörigen und nahestehenden Personen

- Wie erlebe ich die derzeitige Situation?
- Wie ist mein persönliches Verhältnis zu dem Kranken?
- Wie viel Zeit habe ich täglich/wöchentlich/jährlich zur Verfügung, um mich um den Kranken zu kümmern?
- Bin ich bereit, meinen Beruf aufzugeben oder meine Arbeitszeit zu reduzieren, um den Kranken zu betreuen?
- Kann ich es mir finanziell leisten, meinen Beruf aufzugeben oder weniger zu arbeiten?
- Bin ich bereit, meine Pläne für die Zukunft zu ändern, damit ich den Kranken betreuen kann?
- Kann ich es mir vorstellen, mit dem Kranken in einer Wohnung zu leben?
- Ist meine Wohnung oder die des Kranken dafür geeignet?
- Wie weit entfernt lebe ich vom Kranken?
- Welche Möglichkeiten sehe ich, trotz der Entfernung einen Beitrag zur Versorgung des Kranken zu leisten?
- Kommt für mich ein Umzug infrage?
- Kann ich mir vorstellen, dem Kranken bei der Intimpflege zu helfen?
- Welche Unterstützung durch Außenstehende oder professionelle Dienstleister kommt für mich infrage?
- Aus welchen Gründen kann ich mir die Begleitung und Pflege vorstellen?
- Warum lehne ich die Begleitung und Pflege ab?

Wenn alle Vorstellungen und Wünsche bekannt sind, sollte ein verbindlicher Plan verabredet werden, wer für welche Aufgaben in der nächsten Zeit zuständig ist. Häufig ist es so, dass ein Angehöriger die Hauptlast der Verantwortung tragen wird. Dies ist eine schwere Aufgabe, die Respekt und Unterstützung verdient. Daher sollten die anderen überlegen, wie sie diese Person entlasten können. Sie können zum Beispiel den Schriftverkehr mit der Kranken- und Pflegekasse übernehmen, regelmäßige Besuche vereinbaren, um der Pflegeperson während dieser Zeit Freiräume zu ermöglichen, oder zeitweise die Hauptverantwortung für die Pflege tragen, wenn die Pflegeperson im Urlaub ist.

Für alle Diskussionsbeiträge gilt: Jede Entscheidung verdient Anerkennung und wird ernst genommen. Sollte es den Teilnehmern allein nicht möglich sein, konstruktiv miteinander

Hilfe durch Profis nicht vorschnell ablehnen

Für eine Person allein ist es fast unmöglich, einen demenzkranken Menschen über Jahre hinweg ohne weitere Hilfen zu betreuen. Je weniger Unterstützung es aus dem Kreis der Familie und von Bekannten gibt, desto mehr werden Hilfen von außen notwendig sein. Es ist fatal, von vornherein professionelle Hilfe, insbesondere durch eine Pflegeeinrichtung, abzulehnen. Je nach Krankheitsprozess, Versorgungssituation und Belastung der Pflegepersonen kann es für alle die beste Entscheidung sein, diese Dienstleistung in Anspruch zu nehmen.

zu sprechen, beispielsweise weil es schon vorher Konflikte gab, kann eine außenstehende Person das Gespräch moderieren. Diesen Service bieten einige der Beratungsstellen an (→ Beratungsstellen, Seite 230).

Die Krankheit wird voraussichtlich über eine lange Zeitspanne hinweg verlaufen und Hilfebedarf und Hilfekonstellationen werden sich verändern. Einmal getroffene Entscheidungen müssen nicht für die gesamte Zeit Bestand haben. Vielmehr lohnt es sich, immer wieder einmal innezuhalten, die Eindrücke zur Versorgungslage des Kranken und die Gefühle und Wünsche aller Beteiligten zu überdenken. Solche Pläne gehen leicht im Alltag unter. Da hilft es, beispielsweise bestimmte Zeitabstände für die Treffen des Familienrates zu verabreden oder bestimmte Situationen, in denen eine neue Entscheidung fällig wird, festzulegen.

Motive für die Übernahme der Pflege erkennen

Wer pflegende Personen fragt, warum sie sich um ihren Angehörigen kümmern und dabei nicht selten ihre eigenen Bedürfnisse hintanstellen, bekommt häufig die Antwort: „Das ist doch selbstverständlich". Um mögliche Konflikte frühzeitig zu erkennen oder gar nicht entstehen zu lassen, lohnt der Blick hinter diese Selbstverständlichkeit. Die Beweggründe für die Pflege sind nämlich durchaus unterschiedlich und bergen Chancen und Gefahren. Die hier beschriebenen Motive können nur einen Eindruck der möglichen Bandbreite vermitteln. Im individuellen Fall kann es weitere Gründe oder eine Mischung mehrerer Motive geben.

Pflege aufgrund persönlicher Verbundenheit

Langjährige Verbundenheit und Liebe zwischen dem Kranken und einem Angehörigen ist sicherlich eine gute Voraussetzung, um die Pflege über lange Zeit für beide Seiten befriedigend zu gestalten. Allerdings ist es oft gerade dann schwer zu akzeptieren, wie die Krankheit die Persönlichkeit des geliebten Menschen verändert. Wenn der fürsorgliche Ehemann plötzlich seine Frau anschreit oder die Mutter ihre Tochter nicht mehr erkennt, ist dies für die pflegende Person sehr belastend. Oft ändern sich auch die familiären Rollen. Das Verhalten der Eltern wird kindlich und die Kinder befinden sich in der sorgenden Rolle, wollen und können diese Position aber nicht vollständig einnehmen.

Wer einen geliebten Menschen in dieser Lebensphase begleitet, sollte sich deshalb darüber bewusst sein, dass die Veränderungen der Persönlichkeit in der Krankheit begründet sind, nicht in der Einstellung gegenüber der Person des Angehörigen.

Außerdem zeigt die Erfahrung, dass in den Konstellationen, in denen vor allem die persönliche Verbundenheit eine Rolle spielt, pflegende Angehörige ihre eigenen Bedürfnisse kaum noch wahrnehmen und sich dabei an die Grenzen der eigenen Leistungsfähigkeit bringen, ohne weitere Hilfen in Anspruch zu nehmen. Frauen scheinen dazu mehr zu neigen als Männer. Umso wichtiger ist es, seine Liebe auch dadurch zu zeigen, dass man die eigenen Grenzen realistisch erkennt und rechtzeitig Hilfen sucht, um die Situation des Kranken so angenehm wie möglich zu gestalten. Dazu kann auch die Entscheidung gehören, dass ein an Demenz Erkrankter in einem Heim besser versorgt ist als zu Hause.

Pflege aufgrund moralischer oder traditioneller Verpflichtung

Insbesondere Frauen, entweder Ehefrauen, Töchter oder Schwiegertöchter, übernehmen aufgrund von gesellschaftlichem Druck die Pflege eines Angehörigen. Hier spielt weniger die Beziehung zum Kranken eine Rolle, sondern eher der (vermeintliche) Anspruch der Gesellschaft, dass Ehefrauen selbstverständlich ihren Ehemann zu versorgen haben, auch wenn die Ehe seit Jahren nur noch auf dem Papier existiert, oder dass die Töchter (nicht die Söhne) für die Pflege der Eltern verantwortlich sind. Problematisch wird dies, wenn das persönliche Verhältnis schon vor der Diagnose der Krankheit schwierig war. Durch die Pflegesituation verbessert sich dieses Verhältnis nur selten.

Susanne F., 38 Jahre:
„Meine Mutter erzählte mir einmal: ‚Um deine Großmutter muss man sich kümmern wie um ein Kleinkind. Das Problem ist nur, dass die körperliche und geistige Entwicklung nicht vorwärts läuft, sondern rückwärts. Heute muss ich für eine Frau sorgen, die mich früher als junge Schwiegertochter wie ein Schulmädchen behandelte'."

Menschen mit Demenz verfügen über ein sehr feines Gespür für Emotionen und Spannungen. Vor allem im fortgeschrittenen Stadium, wenn der Kranke vermehrt auf Hilfe angewiesen ist und sich nicht mehr richtig verständlich machen kann, besteht auf beiden Seiten das Risiko von Aggressionen. Doch Gewalt in der Pflege – egal von welcher Seite – ist für alle Beteiligten ein unhaltbarer Zustand.

Bevor solche Pflegekonstellationen entstehen, sollten pflegende Angehörige sehr genau prüfen, ob nur sie selbst sich in dieser moralischen Verpflichtung sehen oder ob es auch Außenstehende tun. Wer Schwierigkeiten mit der Übernahme der Pflege hat, sollte diese Bedenken in jedem Fall formulieren und – möglichst gemeinsam mit dem Rest der Familie – nach anderen Lösungen suchen.

Pflege aus Dankbarkeit

Dankbarkeit gegenüber dem Erkrankten kann ein starker Antrieb zur Übernahme einer Pflege sein. Mancher glaubt, durch die Pflege etwas zurückzahlen zu können, was der Kranke ihm zu früheren Zeiten ermöglicht hat. Darin liegt die Gefahr von beständigen Schuldgefühlen, weil das, was man leisten kann, vielleicht nicht den eigenen Ansprüchen oder denen anderer genügt.

Wer glaubt, er stünde in der Schuld des Kranken, neigt dazu, Warnsignale der Überforderung zu ignorieren. Die Chance auf eine frühzeitige Hilfe, die insgesamt die Situation stabilisieren kann, wird so häufig vertan.

Es kommt auch vor, dass der Kranke selbst andere unter Druck setzt und Pflege als Gegenleistung für frühere Gefälligkeiten einfordert. Dabei sollte er sich klarmachen, dass er weder dem anderen noch sich selbst mit dieser Forderung einen Gefallen tut.

Wer die Pflege übernimmt, um seine Dankbarkeit zu zeigen, sollte sich dennoch die Freiheit nehmen, seine Grenzen zu formulieren und anzuerkennen. Sofern es dafür keine Unterstützung in der Familie gibt, hilft eventuell ein Gesprächskreis pflegender Angehöriger.

Pflege als Lebenszweck

Manche Frauen verbringen einen Großteil ihres Lebens damit, für andere zu sorgen. Zuerst sind es die eigenen Kinder, dann die Enkelkinder, später die Eltern und Schwiegereltern und schließlich der Ehemann oder Partner. Viele Menschen nutzen die Möglichkeit, über ihren Beruf oder ein Hobby Anerkennung für ihr Tun zu erhalten. Manche, oft sind es Frauen, haben diese Möglichkeiten nicht, sondern erfahren ihre Bestätigung hauptsächlich durch die Sorge für die Familie und den Haushalt. Ihnen fällt es oft besonders schwer anzuerkennen, dass andere die Betreuung eines Demenzkranken genauso gut oder vielleicht sogar mit weniger Problemen bewältigen können als sie selbst. Aus Sorge, die eigene Aufgabe nicht ausreichend gut zu erfüllen, lehnen sie manchmal sinnvolle Hilfe ab.

Elfriede M., 64 Jahre, *besuchte eine Selbsthilfegruppe für Angehörige von Demenzkranken und berichtete, dass ihr Ehemann häufig aggressiv sei. Besonders schwierig sei es beim Essen, ständig habe er etwas daran auszusetzen. Und wenn sie ihn darauf hinweise, dass es sich doch um seine Lieblingsspeisen handele und er jetzt essen müsse, würde er sich ganz weigern. So dauere es oft Stunden – manchmal sei der halbe Tag weg –, ehe ihr Mann ein paar Bissen zu sich genommen habe. Das bringe ihren Zeitplan immer wieder durcheinander, notwendige Arbeiten im Haushalt seien kaum zu schaffen.*

Sie erhielt den Tipp, ihren Mann doch zweimal pro Woche in eine Tagespflegeeinrichtung zu geben, um mehr Zeit für sich zu haben. Frau M. war skeptisch, probierte es aber aus. Als sie die Pflegekräfte fragte, wie es denn mit ihrem Mann beim Essen funktioniere, sagten diese, es sei kein Problem. Ihr Mann esse mit gutem Appetit und sitze gerne gemeinsam mit anderen am Tisch, besonders Frau R. hätte es ihm angetan. Frau M. wollte es kaum glauben und kam das nächste Mal so, dass sie eine Mahlzeit beobachten konnte. Tatsächlich saß ihr Mann glücklich am

Tisch neben einer anderen Patientin. Beide hielten sich an den Händen und die Frau rührte in seinem Essen, ja sie fütterte ihren Mann sogar. Frau M. konnte diesen Anblick nicht ertragen. Am nächsten Tag meldete sie ihren Mann aus der Tagespflege ab.

Wer in der Pflege und Sorge um einen Menschen seine Erfüllung findet, hat voraussichtlich auch größere Schwierigkeiten mit dem Ende der Pflege, etwa weil der Kranke in ein Heim umzieht. Er wird versuchen, den Punkt des Abschieds so lange wie möglich hinauszuzögern – manchmal zum Nachteil für den Kranken.

Um dies zu vermeiden, sollten Angehörige versuchen, persönliche Anerkennung nicht allein durch ihre Pflegeaufgaben zu erwerben. Das ist leichter gesagt als getan. Doch es lohnt sich, neue Interessen zu entwickeln oder alte zu aktivieren und sich ganz bewusst Zeit dafür zu nehmen, diesen auch nachzugehen.

Pflege aus wirtschaftlichen Gründen

In Zeiten schwacher Konjunktur und hoher Arbeitslosigkeit wird es für immer mehr Menschen attraktiv, aus wirtschaftlichen Gründen die Pflege eines Angehörigen zu übernehmen. Für die Zeit der Pflege kann man vielleicht umsonst in der Wohnung des Kranken leben und von der Pflegeversicherung gibt es Pflegegeld und Beiträge zur Rentenversicherung. Solche Überlegungen sind legitim. Gefährlich wird es, wenn der Kranke aus finanziellen Gründen nicht die Unterstützung und Versorgung erhält, die er benötigt.

Dabei gibt es viele Hilfen, die (fast) kein Geld kosten und trotzdem die Betreuung und Pflege erleichtern. So können andere Familienmitglieder, Nachbarn oder Freunde einzelne Aufgaben übernehmen. Wer Leistungen der Pflegeversicherung erhält, kann wenigstens die Zusatzleistungen für Betreuungsdienstleistungen und die doppelte Anzahl der Beratungseinsätze der Pflegedienste nutzen. Auch stundenweise Verhinderungspflege (→ Seite 254), die das Pflegegeld nicht schmälert, entlastet. Vielleicht besteht zudem die Möglichkeit, auf einen kleinen Teil des Pflegegeldes zu verzichten und sich im Rahmen der Kombinationsleistung der Pflegeversicherung für einzelne Aufgaben einen Pflegedienst ins Haus zu holen.

Die Grenzen des Machbaren

Wie auch immer die Gründe lauten, weshalb jemand die Pflege eines Demenzkranken übernommen hat: Pflegende sollten sich darüber bewusst sein, dass sie irgendwann an die Grenzen ihrer Leistungsfähigkeit stoßen können. Wo diese Grenzen liegen, ist individuell ganz verschieden. Deshalb kann nur jeder selbst entscheiden, wann er am Limit ist. Allerdings zeigen manchmal erst Rückmeldungen aus dem Umfeld, dass etwas nicht in Ordnung ist.

Warnzeichen für eine drohende Überlastung von Pflegenden

- Sie haben ständig das Gefühl, nicht alles zu schaffen, was notwendig wäre.
- Sie verlieren öfter die Beherrschung, fangen an zu weinen, zu schreien oder werden handgreiflich.
- Sie sind öfter krank als früher.
- Sie nehmen stark ab.
- Freunden oder Nachbarn fällt auf, dass Sie sich verändert haben.
- Sie ziehen sich von sozialen Kontakten zurück.
- Die körperliche Konstitution des Demenzkranken verschlechtert sich ohne krankheitsbedingte Ursachen.

Wer kontinuierlich seine Überforderung ignoriert, schadet damit sowohl sich selbst als auch dem Kranken. Überforderung hat viele Gesichter. Manche Pflegende werden immer öfter und schwerer krank. Andere neigen zu Depressionen, verlieren die Freude an den Kleinigkeiten des Lebens und kapseln sich von ihrer Umwelt ab. Wieder andere verschaffen ihrem Frust und der Verzweiflung durch Aggressionen Luft. Dies alles beeinträchtigt auch die Versorgung und Betreuung des Kranken. Falls die Überforderung nicht erkannt wird und keine Lösungen gefunden werden, besteht die Gefahr, dass die Pflege zu Hause nicht so lange möglich ist, wie es sich alle Beteiligten gewünscht hätten. Umso wichtiger ist es, frühzeitig Hilfe anzunehmen, damit Überlastung gar nicht erst entsteht.

Susanne F., ihre demenzkranke Großmutter lebte in den 80er-Jahren mit auf dem Bauernhof der Eltern:
„Für meine Mutter gab es nie die Entscheidung, ob sie sich um ihre Schwiegermutter kümmern sollte oder nicht. Auf dem Land

war es selbstverständlich, dass die Hausfrau für die Alten sorgt, so wie früher für ihre Kinder. Hilfe oder gar Verständnis für die schwierige Situation gab es nicht. Obwohl sich meine Mutter und ihre Schwiegermutter nie besonders mochten, war klar, dass sie auch die intimste Pflege zu übernehmen hatte. Erst als meine Mutter schwer krank wurde, längere Zeit im Krankenhaus und in der Reha verbringen musste, gab es Hilfe durch andere.“

Etliche Gründe sprechen dagegen, dass ein Demenzkranker mit seinen Angehörigen zusammenlebt. Die folgenden Fragen sollen helfen, die bestehende Situation realistisch einzuschätzen. Sollte es auf mehrere dieser Fragen eine negative Antwort geben, empfiehlt es sich, dass alle Beteiligten ernsthaft über eine alternative Lösung nachdenken. Vielleicht ist es doch besser, wenn der Kranke so lange wie möglich in seiner bisherigen Wohnung lebt und dann in eine Einrichtung umzieht, die auf die Pflege von Menschen mit Demenz spezialisiert ist?

Zusammenleben – die richtige Entscheidung?

- Möchte der Kranke mit seinen Angehörigen zusammenleben?
- Möchten alle Mitglieder des Haushalts, dass der Demenzkranke bei ihnen lebt?
- Sind alle Familienmitglieder über die Krankheit und ihre Folgen informiert?
- Ist die Wohnung für ein Zusammenleben geeignet?
- Kann der Kranke zu Hause notfalls auch rund um die Uhr betreut werden?
- Gibt es wenigstens eine Person im Haushalt, die sich für die Betreuung und Pflege des Kranken verantwortlich fühlt?
- Ist diese Person gesundheitlich und körperlich in der Lage, die Verantwortung für den Kranken zu übernehmen?
- Gibt es weitere Hilfen oder Dienstleistungen, um die Pflegeperson bei ihrer Aufgabe zu unterstützen?

Hilfe und Versorgung in Heimen und anderen Einrichtungen

Wenn die Versorgung zu Hause nicht mehr möglich ist, entscheiden sich die meisten Menschen für ein Pflegeheim (→ Seite 223). Als Alternative dazu haben sich mittlerweile auch andere Wohnformen entwickelt, zum Beispiel ambulant betreute Wohngemeinschaften für Pflegebedürftige oder für Menschen mit Demenz (→ Seite 227).

Neben diesen eher auf die Pflege und Betreuung ausgerichteten Institutionen ist unter bestimmten Bedingungen auch ein Krankenhaus mit einer Abteilung für Gerontopsychiatrie die passende Wahl. Wenn Demenzkranke an schweren Wahnvorstellungen leiden oder sehr aggressiv sind, ist es manchmal nur in geschlossenen Abteilungen dieser Krankenhäuser möglich, umfassend für sie zu sorgen. Der Aufenthalt in einer Klinik ist jedoch oft zeitlich begrenzt. Wenn für die Auswirkungen der Krankheit die passenden Medikamente gefunden wurden oder besonders schwere Krankheitsschübe überwunden sind, steht der Wechsel zurück nach Hause oder in ein Heim an.

Wo auch immer der Umzug hinführt – es ist ein schwerer Schritt, sich dafür zu entscheiden. Etwas einfacher wird es, wenn bereits zu Beginn der Demenz sowohl die Kranken als auch ihre Familienangehörigen sich über einen möglichen Einzug in eine stationäre Einrichtung verständigt haben. Sofern zu dem Zeitpunkt eine klare Vorstellung zur Pflege und Behandlung existiert, ist es sinnvoll, die eigenen Wünsche in einer vorsorgenden Verfügung festzuhalten (→ Vorsorgevollmacht, Seite 280).

Es gibt nicht viel, was den Umzug erleichtern kann. Nach Möglichkeit sollte die Einrichtung vorher bekannt sein. Eine gute Gelegenheit dazu bieten Angebote zur Tages- oder Kurzzeitpflege (→ Seite 218 und 221). Ist dies nicht möglich, sollten die Kranken die Einrichtung vorher einige Male besuchen und das Haus mit positiven Gefühlen wie besonderer Zuwendung verbinden. Solche Vorbereitungen können jedoch nur stattfinden, wenn schon frühzeitig feststeht, in welche Einrichtung der Kranke eines Tages einziehen wird.

Die Kranken sollten in die Vorbereitungen des Umzugs einbezogen werden. Sie können ihre Lieblingskleidung und -gegenstände auswählen und einpacken. Auch an der Entscheidung, welche Möbel und Bilder ins neue Zuhause mitkommen, sollten sie beteiligt werden.

An den ersten Tagen in einer neuen Umgebung fühlen sich viele Menschen mit Demenz besonders unsicher. Dann hilft es, wenn sich bekannte Personen mit Ruhe und Geduld um sie kümmern.

Eine intensive Begleitung in dieser Zeit macht den Wechsel in das Heim aber nicht nur für die Kranken einfacher. Wer sich jahrelang um seinen demenzkranken Angehörigen gekümmert hat, neigt zu Schuldgefühlen und Selbstvorwürfen, dass er den ihm anvertrauten Menschen „abgeschoben“ habe. Diese Gefühle lassen sich mildern, wenn man den Kranken auch in der neuen Umgebung seine Zuwendung zeigen kann.

Susanne F.:
„Bis zur eigenen körperlichen und seelischen Erschöpfung hatte sich meine Mutter um ihre Schwiegermutter gekümmert, meistens ohne Hilfe. Dann ging es nicht mehr, und die Großmutter kam ins Heim. Von da an wurde unser Verhältnis zu ihr viel entspannter. Wir besuchten sie regelmäßig, saßen mit ihr am Fenster oder gingen im Garten spazieren. Früher war sie ständig um einen herum, wollte dies und das, und der Rest des Alltags musste ja nebenher auch noch bewältigt werden. Nun war klar, für die nächsten ein bis zwei Stunden besuchen wir die Oma. In dieser Zeit waren wir wirklich komplett für sie da und die anderen Dinge des Alltags blieben außen vor.

Anfangs hatten wir ein schlechtes Gewissen, ein Familienmitglied ‚abgeschoben‘ zu haben, was durch entsprechende Gerüchte im Dorf verstärkt wurde. Letztlich war der Einzug ins Heim in der bestehenden Situation aber die richtige Entscheidung.“

Mit Demenz allein in der eigenen Wohnung leben

Immer häufiger wohnen Familienmitglieder weit entfernt voneinander. Dann kommt man nicht um die Frage herum, inwiefern Angehörige mit Demenz weiterhin alleine in ihrem Haushalt und ihrem gewohnten Umfeld leben können. Aber auch wenn Angehörige in der Nähe wohnen, kann sich diese Frage stellen.

Im fortgeschrittenen Stadium wird das Alleinleben sicher nicht mehr möglich sein. Allerdings gibt es inzwischen zahlreiche Hilfen, die ein selbstständiges Leben zu Hause auch für alleinstehende Demenzkranke über einen längeren Zeitraum sichern können.

Hilfe und Unterstützung für Alleinlebende

Glücklicherweise sind die wenigsten Menschen wirklich ganz auf sich allein gestellt. Leben alle Familienangehörigen weiter entfernt, existiert meistens ein anderes soziales Netz aus Freunden und Nachbarn. Oft ist dieses Netz jedoch nicht so belastbar wie die familiären Bindungen und bei älteren Menschen sind viele der Freunde ebenfalls nicht mehr in der Lage, sich um andere zu kümmern.

Je dichter und fester das Netz der sozialen Beziehungen der Kranken ist, desto länger können sie alleine leben. Ergänzen lässt sich das Hilfesystem durch professionelle Dienste.

Angehörige sollten sich jedoch laufend davon überzeugen, dass das Hilfenetz noch funktioniert. Wenn es nicht machbar ist, regelmäßig selbst zu Besuch vorbeizukommen, geben zum einen häufige Telefonate mit den Kranken Aufschluss darüber, ob etwas nicht in Ordnung ist. Zum anderen sollte sich eine andere vertrauenswürdige Person vor Ort in abgesprochenen Zeitabständen ein Bild machen und den Angehörigen die Eindrücke schildern. Darüber hinaus sollte ein Angehöriger für alle an der Unterstützung Beteiligten ansprechbar sein, falls etwas vorgefallen ist, und seinerseits alle Betroffenen informieren, wenn sich etwas ändert.

Gestaltung des Tagesablaufs

Demenzkranke erfahren Sicherheit und Geborgenheit durch bekannte und immer gleichbleibende Strukturen. Dies gilt auch für die Strukturierung des Tages. Im Anfangsstadium genügen regelmäßige Telefonanrufe, beispielsweise morgens, um ans Aufstehen zu erinnern, die Planung für den Tag zu besprechen und Besuche anzukündigen. Im weiteren Verlauf der Krankheit ist ein persönlicher Kontakt wesentlich wirksamer. Es gibt Familien, die ein ausgeklügeltes System an Besuchen durch Angehörige, Nachbarn und Pflegedienste über den Tag organisiert haben.

Beschäftigungen, denen die Kranken in den letzten Jahren nachgegangen sind, sollten sie nach Möglichkeit weiter aufrechterhalten können. Wenn Autofahren nicht mehr klappt, kann beispielsweise ein Fahrdienst oder Taxi den Kranken zum üblichen Kaffeekränzchen bringen.

Tagesplan – ein Beispiel

8.30 Uhr	Der Pflegedienst hilft beim Aufstehen und der Körperpflege.
10.00 Uhr	Eine ehrenamtliche Hilfe der Kirchengemeinde liest die Zeitung vor, bei gutem Wetter Spaziergang in den Park.
12.00 Uhr	Die Tochter bringt Essen. Während der Mahlzeit macht sie sich ein Bild von der Wohnung.
18.00 Uhr	Eine Nachbarin richtet das Abendessen und schaut, ob alles in Ordnung ist.
22.00 Uhr	Der Sohn ruft an und erinnert an das Zu-Bett-Gehen.

Regelmäßiges Essen und Trinken

Um gesund zu bleiben, ist regelmäßiges Essen und Trinken wichtig. Wenn eine Nachfrage per Telefon nicht mehr ausreicht, ist eine persönliche Erinnerung und eventuell auch Hilfe bei der Nahrungszubereitung notwendig. Oftmals können dies Nachbarn oder Betreuungsdienste übernehmen. Allein Essen auf Rädern (→ Seite 163) liefern zu lassen, genügt jedoch in der Regel nicht.

Eine Alternative ist der Besuch einer Tagespflege (→ Seite 218). Dort gibt es geregelte Mahlzeiten. Weiterhin leistet die Tagespflege einen wichtigen Beitrag zur Strukturierung des Tages.

Unterstützung bei der Körperpflege

Hilfe bei der Körperpflege betrifft einen sehr intimen Bereich. Nur wenige Nachbarn oder Freunde sind in der Lage und bereit, diese Unterstützung zu leisten. Daher werden solche Arbeiten üblicherweise Pflegediensten übertragen, je nach Bedarf kommen sie auch mehrmals am Tag.

Solange Kranke die tägliche „Katzenwäsche" noch selbst durchführen können, reicht es aus, ein- oder zweimal in der Woche einen ausgedehnten Badetag zu organisieren.

Auch das Waschen der Wäsche und Herauslegen der passenden Kleidungsstücke müssen meistens Pflegedienste oder Angehörige übernehmen.

Das Problem mit dem Geld

Problematisch ist häufig der Umgang mit Geld, da Menschen mit Demenz recht früh den Bezug zu Geld als Zahlungsmittel einbüßen. Folglich verlieren sie es, verschenken große Summen oder vergessen ganz, im Geschäft zu bezahlen. Teilweise hilft hier ein klärendes Gespräch mit den Geschäftsleuten, die die Kranken regelmäßig aufsuchen. Einige Händler akzeptieren beispielsweise ungültige Schecks, die sie vom Kranken erhalten, und lassen sich die Einkäufe dann wöchentlich durch die Angehörigen bezahlen. Einige Banken zahlen an die Kranken nur kleine Geldsummen aus, teilweise ist dafür jedoch eine Bankvollmacht oder der Nachweis einer Betreuung (→ Seite 274) notwendig.

Den Haushalt bewältigen

Die Probleme der Demenz werden meistens zuerst bei der Haushaltsführung offensichtlich, denn dort sind täglich diverse Abläufe zu koordinieren und Entscheidungen zu treffen.

Angehörige können ihre wöchentlichen Besuche dazu nutzen, beim Einkaufen, Putzen und bei der Wäsche zu helfen. Allerdings hat das oft zur Folge, dass solche Treffen in kompletten Arbeitseinsätzen münden, in denen man möglichst viel in kurzer Zeit erledigen möchte. Das knapst wieder an der Zeit, in der man sich eigentlich dem Kranken ganz persönlich zuwenden möchte. Zudem frisst ein solcher wöchentlicher Großeinsatz viele kreative Ideen und Gelegenheiten für eine sinnvolle Beschäftigung des Kranken über den Tag hinweg.

Wenigstens ein Teil der Hausarbeit sollte so organisiert sein, dass sie in den üblichen Tagesablauf integriert werden kann: Betreuungs- oder Hauswirtschaftsdienste erledigen zum Beispiel die Hausarbeit gemeinsam mit den Kranken, Nachbarn unterstützen sie vielleicht beim Einkauf.

Grenzen des Alleinlebens

Selbst wenn das Netzwerk zur Versorgung der Kranken noch so gut organisiert ist, wird sich ihr Zustand voraussichtlich mit der Zeit so verschlimmern, dass sie nicht mehr alleine leben können. Spätestens wenn die Gesundheit der Betroffenen oder anderer gefährdet ist, muss eine Lösung für eine Rund-um-die-Uhr-Betreuung gefunden werden. Das kann entweder der Einzug einer Betreuungsperson in den Haushalt der Kranken oder ein Umzug sein.

Besonders brisant wird die Situation, wenn Angehörige und Nachbarn erkennen, dass es nicht mehr länger zu verantworten ist, dass die Kranken alleine leben, diese selbst aber nicht dieser Auffassung sind. Rechtlich gesehen ist dann die einzige

Möglichkeit, dass Angehörige von einer auf sie ausgestellten Vollmacht Gebrauch machen. Liegt keine Vollmacht vor, muss das Vormundschaftsgericht eingeschaltet werden, damit eine Betreuung für den Aufgabenbereich der Aufenthaltsbestimmung und Gesundheitssorge eingerichtet wird (→ Betreuungsrecht, Seite 274). Aber selbst wenn Angehörige oder Betreuer dadurch das Recht haben, Demenzkranke aus ihrer Wohnung zu holen, hilft dies wenig in der praktischen Umsetzung. Vermutlich werden sich die Betroffenen wehren, wenn sie gegen ihren Willen zum Umzug gezwungen werden.

Daher sollten Angehörige es zunächst im Guten versuchen, dem Kranken die Notwendigkeit von Veränderungen zu verdeutlichen. Manchmal hilft es, wenn eine „Respektsperson", etwa ein Arzt, Richter oder Pfarrer, ein ernstes Gespräch führt und darauf hinweist, dass es so nicht weitergeht.

Die nachfolgend beschriebenen Situationen erfordern schnellstmögliches Handeln.

Verwahrlosung

Im Laufe der Krankheit geht die Fähigkeit verloren, den Haushalt zu organisieren. Die früher picobello aufgeräumte und saubere Wohnung wirkt ungepflegt, der Müll ist nicht hinausgetragen und im Kühlschrank finden sich verdorbene Lebensmittel. Solange sich nur eine gewisse Unordnung einstellt, ist es nicht dramatisch – allerdings sollte sie als Warnsignal für Probleme bei der Organisation des Alltagslebens ernst genommen werden.

Kritisch wird es, wenn sich die hygienischen Verhältnisse so weit verschlechtern, dass sie gravierende Folgen haben. Verschimmelnder Müll riecht nicht nur unangenehm, er lockt auch Ungeziefer an. Fatal ist es, wenn Lebensmittel offensichtlich nicht richtig gelagert werden. Menschen mit Demenz können nicht unbedingt erkennen, ob ein Lebensmittel noch genießbar ist und sich so den Magen verderben oder Vergiftungen erleiden.

Ähnliches gilt auch für die Körperhygiene. Man muss sicher nicht jeden Tag duschen oder baden. Sobald jedoch die Kontrolle über die Blase oder den Darm nicht mehr sicher funktioniert – eine häufige Folge von demenziellen Erkrankungen –, ist regelmäßige Hilfe bei der Körperpflege notwendig, oft mehrmals täglich.

Mangelernährung

Ein Alarmsignal für eine schlechte Ernährung (→ Essen und Trinken, Seite 154) ist ein rapider Gewichtsverlust. Sehr aufmerksam sollten Angehörige auch werden, wenn sie bemerken, dass die Kranken deutlich stärker verwirrt sind als sonst. Eventuell trinken sie zu wenig, sodass die Gedächtnisleistung sinkt.

Um sich unauffällig einen Eindruck über das Ess- und Trinkverhalten zu verschaffen, hilft der regelmäßige Blick in den Kühlschrank und in den Vorratsschrank. Wenn dort immer dieselben Packungen und Flaschen stehen, vielleicht sogar zunehmend welche mit abgelaufenem Mindesthaltbarkeitsdatum oder verdorbene Lebensmittel, ist dies ein Zeichen dafür, dass der Kranke nicht regelmäßig Lebensmittel verbraucht und neue nachkauft.

Gefährliche Situationen

Schnelles Handeln ist gefordert, wenn die Kranken sich oder andere in (lebens-)gefährliche Situationen bringen. Beinahe klassisch ist die vergessene Herdplatte, auf der angebrannte Speisen ein Feuer auslösen können. Dieses Problem lässt sich heutzutage jedoch mit einer Herdsicherung gut lösen (→ Wohnungsanpassung, Seite 133).

Bedenklicher ist es, wenn Menschen mit Demenz von anderen unbemerkt das Haus verlassen, vielleicht auch noch unzweckmäßig bekleidet. Wenn sie dann den Weg nicht allein zurückfinden und niemand ihre Abwesenheit bemerkt, besteht große Gefahr, dass sie stundenlang bei widrigen Witterungsverhältnissen umherirren.

Gefährlich ist es auch, wenn die Kranken ohne Aufsicht mit Feuer hantieren, beispielsweise beim Rauchen, denn so kann schnell trotz aller Vorsichtsmaßnahmen ein Wohnungsbrand ausbrechen.

Vernachlässigung Schutzbefohlener

Es kommt immer wieder vor, dass Menschen mit Demenz mit ihrem körperlich eingeschränkten oder pflegebedürftigen Partner zusammenleben. Solange sich beide mit ihren Fähigkeiten ergänzen, ist die Situation unproblematisch. Sobald die Demenzkranken sich jedoch nicht mehr um die grundlegenden Dinge kümmern können, ist sofortige Hilfe notwendig. Schließlich gefährden die Kranken nicht nur sich selbst, sondern auch andere, die darauf keinen Einfluss mehr nehmen können.

Ähnliches gilt für Haustiere, die nicht mehr ausreichend versorgt werden.

Lieselotte H., 72 Jahre, *war immer eine große Tierliebhaberin. Schon seit Jahren lebten zwei Katzen und ein Hund in ihrem Haus. Im Laufe der Zeit vergaß sie immer öfter, das Katzenklo zu säubern und den Hund Gassi zu führen. Zwar unterstützten ihre Enkelkinder sie so weit wie möglich, aber das ganze Haus stank zunehmend nach Urin. Als die Kinder feststellten, dass die Tiere abmagerten und sich auf das Essen auf dem Tisch stürzten, das für die Großmutter gedacht war, traf die Familie schließlich die Entscheidung, dass sie nicht mehr allein leben könne. Sie fanden einen Platz in einem Heim, in dem auch Haustiere erwünscht waren.*

Der passende Zeitpunkt zum Umzug

Wie bereits beschrieben, wird es kaum möglich sein, dass Demenzkranke bis zum Lebensende allein in ihrer Wohnung leben können. Oft ist es nicht möglich, dass jemand, der die Pflege übernimmt, dort auf Dauer einzieht. Folglich bleibt nur die Überlegung, wann für den Umzug ein günstiger Zeitpunkt ist. Es bieten sich zwei Varianten an: Ein sehr frühzeitiger Umzug mit dem Ziel, dass die Kranken sich in der neuen Umgebung noch gut einleben und mit der passenden Unterstützung ihre Selbstständigkeit möglichst lange erhalten können. Oder ein später Umzug, dann oft direkt in eine Pflegeeinrichtung, die eine Versorgung rund um die Uhr bietet. Beide Varianten haben Vor- und Nachteile, sodass es jeweils darauf ankommt, die vorhandene Situation genau zu beurteilen.

Früher Umzug

Ein Umzug bereits im frühen Krankheitsstadium hat den Vorteil, dass die Demenzkranken selbst mitentscheiden können, wo und wie sie leben möchten, wie sie sich einrichten und welche Dinge sie aus der alten Wohnung mitnehmen möchten. Ein früher Umzug setzt jedoch zunächst einmal voraus, dass die Kranken genügend Einsicht in den vermutlichen Krankheitsverlauf und die Folgen haben.

Je früher der Umzug erfolgt, desto besser sind die Chancen, sich in einer neuen Umgebung einzuleben und zurechtzufinden. So sind nach einer Eingewöhnungszeit beispielsweise auch Spaziergänge ohne Begleitung möglich.

Ein früher Umzug bietet außerdem mehr Möglichkeiten, eine angemessene Versorgung für die nächsten Jahre auszuwählen. Neben dem Haushalt eines Angehörigen stellen beispielsweise auch Wohngemeinschaften für Menschen mit Demenz (→ Seite 227) eine Alternative dar.

Trotz guter Vorbereitung kann es sein, dass Demenzkranke Schwierigkeiten beim Einleben in die neue Umgebung haben. Das kann zur Folge haben, dass sie in der Anfangszeit besonders unruhig sind und viele Fähigkeiten, die bisher vorhanden waren, plötzlich verloren scheinen. Oft bessert sich dies nach einer Eingewöhnungszeit, sofern die Kranken währenddessen die nötige Unterstützung und Orientierung erhalten.

Nicht immer ist gewährleistet, dass dieser Umzug der letzte war. Insbesondere wenn sich Familienangehörige entschlossen haben, die Kranken bei sich aufzunehmen, kann es sein, dass sie ab einem bestimmten Grad des Hilfebedarfs überfordert sind und dann ein Umzug in eine Pflegeeinrichtung notwendig wird.

Später Umzug

Wenn im Haushalt und im sozialen Umfeld der Kranken ein gutes Netz für die Versorgung installiert werden konnte, ist es möglich, trotz fortschreitender Demenz für längere Zeit ein selbstständiges Leben zu führen. Dies hat den Vorteil, dass die Kranken in einer vertrauten Umgebung bleiben können. Dort finden sie sich zurecht und alte Erinnerungen passen in das aktuelle Bild. Sollte dann ein Umzug notwendig sein, wird er in der Regel in eine Einrichtung führen, die die Pflege bis zum Lebensende sicherstellen kann.

Ein später Umzug hat jedoch den Nachteil, dass Menschen mit Demenz kaum eine Chance haben, die Situation zu erfassen. Die Folge ist oft, dass sie durch die Veränderung stark verwirrt sind und sich davon nur schlecht erholen.

Um den Umzug emotional zu erleichtern, hilft es manchmal, ihn zunächst nur auf Zeit anzukündigen, beispielsweise als Urlaub in einem Sanatorium oder Besuch bei Freunden. Dies ist aus ethischen Gründen sicherlich fragwürdig, kann aber in Einzelfällen hilfreich sein. Wenn die Demenzkranken ihrer neuen Umgebung mit positiven Gedanken begegnen, fällt es ihnen leichter, die Wohnung zu akzeptieren, und nach einiger Zeit können sie sich an ihre vorherige gar nicht mehr erinnern. Fraglich ist, ob es Demenzkranken im fortgeschrittenen Stadium hilft, wenn sie bereits frühzeitig über den bevorstehenden Umzug informiert werden. Einerseits gebietet dies die Achtung vor ihrem Recht auf Selbstbestimmung. Andererseits kann es sie über Tage hinweg beunruhigen, weil sie nicht genau einschätzen können, wann der entscheidende Tag kommt. Manche Angehörige kündigen deshalb den Umzug erst ganz kurz vorher an, wenn es ohnehin notwendig ist, die Koffer zu packen.

Die Wohnung gestalten – die Umgebung sichern

Unabhängig davon, ob Menschen mit Demenz alleine oder zusammen mit einer Pflegeperson wohnen, kann die richtige Gestaltung der Wohnung erheblich dazu beitragen, dass sie lange ein selbstständiges Leben führen können.

Die Wohnung den Bedürfnissen von Demenzkranken anzupassen, kann viele Vorteile bieten. Dennoch sollten Änderungen nur mit Bedacht und so behutsam wie möglich durchgeführt werden, denn jede Veränderung im Lebensumfeld kann verwirren. Eine vertraute Umgebung trägt viel zum Wohlbefinden der Kranken bei.

Umso wichtiger ist es, nur die Maßnahmen umzusetzen, die für die aktuelle Situation sinnvoll und notwendig sind. Zu Beginn einer Demenz kommt es vor allem darauf an, die Selbstständigkeit der Kranken zu erhalten und ihnen Orientierung zu bieten. Dabei spielen ihre Lebenserfahrung und Biografie eine wichtige Rolle. Pflegeerleichternde Maßnahmen sind oft erst zweckmäßig, wenn umfangreicher Hilfebedarf bei der Körperpflege besteht. Bei nächtlicher Unruhe und bei Tendenzen zum Weglaufen sind Sicherungssysteme für Türen hilfreich.

Mittlerweile gibt es unzählige technische Hilfen, die das Leben einfacher machen können. Bei Menschen mit Demenz ist jedoch gerade bei moderner Technik Vorsicht geboten, denn

Auch Angehörige benötigen Freiraum

Neben allen Anpassungsmaßnahmen, die den Kranken das Leben erleichtern, sollten auch die Angehörigen zu ihrem Recht kommen. Daher sollte es Bereiche in der Wohnung geben, die für den Kranken schlecht erreichbar oder unattraktiv sind. Hier haben pflegende Angehörige die Möglichkeit, vom Alltag abzuschalten oder ohne Störungen Dinge zu erledigen.

die Krankheit führt dazu, dass die Fähigkeit, Neues zu lernen, verloren geht. Deshalb finden sich die meisten Demenzkranken mit neuen Geräten nicht zurecht. Die Folge: Statt das Leben zu erleichtern, rauben sie den Menschen mit Demenz ihre Selbstständigkeit. Technische Hilfen sollten deshalb dort eingesetzt werden, wo sie die Handlungsabläufe nicht beeinflussen, sondern im Hintergrund wirken.

Gefragt ist vor allem das Wissen der Angehörigen über die individuellen Erfahrungen und Vorlieben der Kranken sowie die Fantasie, dies in die Gestaltung der Wohnung einzubeziehen. Viele Ideen und Unterstützung bei der praktischen Umsetzung bieten die Wohnberatungsstellen (→ Seite 233).

Die Kosten für Anpassungsmaßnahmen in der Wohnung werden unter bestimmten Voraussetzungen von den Pflege- oder Krankenkassen und Sozialämtern übernommen (→ Finanzielle Hilfen, Seite 237).

Orientierung und Selbstständigkeit in der Wohnung

Ältere Menschen verbringen in ihrer Wohnung den Großteil ihrer Zeit. Daher hat ihre Gestaltung großen Einfluss darauf, dass Menschen mit Demenz in der Lage sind, sich zurechtzufinden. Fühlen sich die Kranken sicher und geborgen, steigert das ihr Wohlbefinden. Sicherheitsvorkehrungen helfen, dass sie sich auch allein in der Wohnung aufhalten und ihren gewohnten Beschäftigungen nachgehen können, ohne dass Angehörige und andere Hausbewohner ständig in Sorge sein müssen.

Räumliche Orientierung

Ein wichtiges Prinzip bei der Anpassung der Wohnung an die Bedürfnisse von Demenzkranken ist es, die Orientierung zu erleichtern. Häufig ist das ständige Umherwandern nicht Unruhe, sondern die Suche nach einem Ziel. Daher sollten Räume eindeutig zu identifizieren sein, entweder durch Aushängen von überflüssigen Türen oder deren eindeutige Kennzeichnung. Wenn die Kranken eine Beschriftung nicht mehr lesen können, helfen Symbole oder Fotos.

Häufig genutzte Wege sollten gut beleuchtet sein, auch nachts. Hilfreich sind Beleuchtungen mit Bewegungsmelder, die schon zu leuchten beginnen, bevor jemand einen neuen Raum komplett betritt. Energiesparlampen sind besonders günstig, da sie allmählich heller werden und deshalb nicht abrupt blenden. Menschen mit Demenz meiden oft dunklere Bereiche und halten sich bevorzugt im Hellen auf, daher sollten die von ihnen genutzten Bereiche sehr hell mit warmem Licht beleuchtet werden. So kann eine geschickte Beleuchtung die Orientierung sehr erleichtern. Abrupte Wechsel von sehr hellen und sehr dunklen Bereichen sollten vermieden werden.

Beispiele für Maßnahmen zur räumlichen Orientierung

- Überflüssige Türen aushängen
- Massive Türen durch Türen aus bruchfestem Glas ersetzen
- Türen mit Symbolen kennzeichnen
- Farben zur Orientierung nutzen
- Gegenstände mit hohem Wiedererkennungswert zur Kennzeichnung nutzen
- Räume sparsam, dafür eindeutig möblieren
- Doppelbotschaften (zum Beispiel Bettwäsche im Wohnzimmer) vermeiden
- Oft genutzte Bereiche intensiv beleuchten
- Die Konfrontation mit sehr dunklen Räumen vermeiden

Orientierung bei der Tagesgestaltung

Orientierung und gleichzeitig Ruhe, Beschäftigung und damit Wohlbefinden bieten Bereiche der Wohnung, die für den Kranken mit besonderen Erinnerungen verbunden sind. Dabei sollte es sowohl Möglichkeiten zum Entspannen geben als auch solche, die zu Aktivitäten auffordern.

Eine Ecke im Wohnzimmer mit Möbeln und Accessoires aus der Jugendzeit der Kranken kann zum Ausruhen einladen. Ist der Lieblingssessel abgenutzt oder das Polster zu tief, können die Füße etwas erhöht und das weiche Polster gegen ein festes ausgetauscht werden. Solange der Bezug und die Form des Möbels erhalten bleiben, werden die Kranken es weiter als ihr eigenes erkennen. Viele Menschen mögen es auch, wenn sie am Fenster sitzen und dem Treiben vor dem Haus zusehen können.

Wer sich mit Musik entspannen möchte, sollte an seinen Lieblingsplätzen einen einfachen Kassettenrekorder oder ein Radio finden.

Andere Bereiche der Wohnung können zur Beschäftigung auffordern, etwa ein Wäschestapel zum Falten oder Kisten und Truhen zum Kramen. Viele Anregungen bietet ein Garten oder Balkon. Sonnenlicht ist aus gesundheitlichen Gründen wichtig, der Einfluss des Wetters vermittelt Reize und es gibt viele Gelegenheiten, etwas mit den Händen zu tun. Bei allen Aufforderungen zur Aktivität sollte der biografische Hintergrund der Betroffenen berücksichtigt werden. Wer jahrelang im Büro gearbeitet hat, bevorzugt vielleicht einen Schreibtisch mit Papieren zum Sortieren, Hobbygärtner möchten eher mit Erde und Pflanzen arbeiten.

Beispiele für Maßnahmen zur Orientierung im Tagesablauf

- Große Uhren und Kalender aufhängen
- Tafeln für die Darstellung von Aufgaben des Tages nutzen
- Musik gezielt nutzen (→ Musiktherapie, Seite 92)
- Lieblingsplätze gestalten
- Bereiche schaffen, die zur Aktivität auffordern, dabei die Lebenserfahrung der Demenzkranken berücksichtigen
- Balkon und Garten mitnutzen

Vermeiden von optischen Täuschungen

Optische Täuschungen (Verkennungen) stellen für Menschen mit Wahrnehmungsstörungen ein Problem dar. Große verschlungene Formen, beispielsweise gemusterte Gardinen, können Wahnvorstellungen begünstigen. Dann hilft es, die Vorhänge gegen einfarbige auszutauschen. Ähnliche Effekte können auch Spiegel verursachen. Manche Demenzkranke erschrecken, wenn sie plötzlich einen ihnen fremden Menschen entdecken, da sie sich in späteren Stadien der Demenz nicht im Spiegel erkennen.

Fußböden, Türen, Wände und Möbel sollten möglichst nur mit matten Anstrichen versehen sein, um Spiegelungen zu vermeiden. Glänzende Anstriche flimmern vor den Augen ebenso wie kleine Karos, führen zu Unsicherheit und provozieren Unfälle.

Dunkle Flächen oder Teppiche auf dem Fußboden täuschen Löcher vor und wirken bedrohlich.

So wird es einfacher

- Kippschalter statt Drehschalter zum Dimmen
- Schalter statt elektronische Displays
- Wichtige Knöpfe wie „Ein"/„Aus" an Geräten farbig markieren
- Herd mit Gusseisenplatten statt Glaskeramikfeld mit digitalen Sensoren
- Wasserhähne mit Zweigriffarmaturen-Mischbatterie (heiß/kalt) statt Thermostatarmaturen
- Seife statt Duschgel
- Zahnbürste statt Munddusche
- Radio statt Stereoanlage

Unterstützung bei der selbstständigen Lebensführung

Menschen mit Demenz können ihre Selbstständigkeit über einen langen Zeitraum erhalten, wenn sie sich im Haus zurechtfinden und die Alltagsgegenstände für sie einfach nutzbar sind. Dies gilt vor allem für technische Geräte: Sie sollten so einfach wie möglich zu bedienen sein. Grundsätzlich gilt dabei die Devise: Zurück zum Altbewährten.

Lästiges Suchen nach Haushaltsgegenständen lässt sich durch den freien Blick auf Schränke und Regale vermeiden. Hilfreich ist es, Schranktüren auszubauen oder offene Regale zu montieren. Glastüren schaffen Durchblick. Behältnisse für Lebensmittel sollten entweder aus bruchsicherem Glas sein oder verständlich gekennzeichnet werden.

Menschen mit Demenz sollten das Telefon so lange wie möglich nutzen können. Allerdings passen die meisten modernen Apparate nicht zu den altbewährten Handlungsmustern. Früher besaßen Telefone eine Wählscheibe und der Hörer lag oben quer auf. Demenzkranke verstehen nicht immer, dass sie zum Beenden des Gesprächs den Hörer seitlich auflegen oder eine Taste drücken müssen. Folglich sind sie so lange nicht mehr erreichbar, bis die Verbindung von ihnen unterbrochen wird. Großtastentelefone sollen die Bedienung des Telefons erleichtern. Für Demenzkranke gilt dies jedoch nur, wenn sie in der Lage sind, ein Telefon mit Tasten zu bedienen. Außerdem sieht ein Apparat mit Großtasten anders als ein „normales" Telefon aus und wird eventuell nicht als solches erkannt.

Sicherheit in der Wohnung

Mangelnde Orientierung, Stolpern aufgrund von Wahrnehmungsstörungen und zunehmende Vergesslichkeit bergen ein besonderes Unfallrisiko für Menschen mit Demenz. Dies gilt es bei der Gestaltung der Wohnung zu berücksichtigen. Außerdem sollten Gefahren, die von Feuer und Wasser ausgehen können, möglichst vermieden werden.

Unfallschutz

So vielfältig die Ursachen für mögliche Unfälle sind, so zahlreich sind auch die Möglichkeiten, sie zu verhindern. Schon ein Sturz aus geringer Höhe kann für Menschen mit Demenz schwerwiegende Folgen haben, da ihre Reflexe aufgrund der Krankheit beeinträchtigt sein können. Daher ist es wichtig, solchen Stürzen vorzubeugen. Besonderes Augenmerk sollten Sie darauf richten, dass Fenster und Treppen gesichert sind.

Auf ebenen und rutschfesten Böden verringert sich die Stolper- und Sturzgefahr wesentlich gegenüber Teppichen. Auch bei schlurfenden Schritten bleibt der Fuß auf glatten Böden nur selten hängen. Dagegen lösen insbesondere lose Teppichkanten häufig böse Unfälle aus. Andererseits dämpfen weiche Unterlagen besser, wenn es doch einmal zu einem Sturz kommt. Manchmal werden Matratzen vor dem Bett empfohlen, um zu verhindern, dass sich Kranke bei einem Sturz aus dem Bett schwere Verletzungen zuziehen. Solange sie jedoch selbstständig das Bett verlassen können, birgt die Matratze eine zusätzliche Gefahr, da sie keinen sicheren Stand bietet.

Wenn Kranke versuchen, das Haus durch das Fenster zu verlassen, sollte es gesichert werden. Die einfachste Lösung sind abschließbare Fenstergriffe. Größere Normalität im Alltag bieten Fenster, die sich mit einem Extrahebel in Kippstellung fixieren lassen. So besteht wenigstens teilweise die Möglichkeit, das Fenster zu öffnen und beispielsweise mit Menschen vor dem Haus zu reden.

Als etwas weniger sicher gelten halbhohe Balken oder Gitter vor dem Fenster, denn es besteht die Gefahr, dass sportliche Demenzkranke diese Barriere überwinden. Daher ist diese Lösung eher für die Fenster im Erdgeschoss oder als Vorbeugung gegen Stürze, wenn sich jemand aus dem Fenster hinauslehnt, geeignet.

Treppen bergen vor allem nachts eine Gefahr. Nach Möglichkeit sollte der Wohnbereich von Menschen mit Demenz so konzipiert sein, dass ihre Aufenthaltsräume, insbesondere Schlafzimmer und Toilette, auf derselben Etage liegen. Dann lässt sich die Treppe entweder mit schweren Möbeln oder einem speziellen Absperrgitter sichern. Vorsicht ist bei den Treppengittern geboten, die für Kleinkinder eingesetzt werden. Sie sind so niedrig, dass ein Erwachsener bequem darübersteigen kann. Solche niedrigen Absperrungen können die Sturzgefahr schlimmstenfalls noch erhöhen. Deshalb erfordern Treppengitter Maßarbeit.

Ist es zwingend notwendig, dass demenzkranke Menschen die Treppe benutzen, hilft nur, sie so sicher wie möglich zu gestalten. Sie sollte immer gut beleuchtet sein – auch nachts.

Handläufe auf beiden Seiten geben besseren Halt und eine interessante Gestaltung (Farben, Stoffe, Noppen) animiert dazu, sie auch zu nutzen.

Beispiele für Maßnahmen zur Unfallvermeidung

- Scharfe Ecken und Kanten abrunden oder polstern
- Stolperfallen beseitigen
- Fenster und Treppen gegen Stürze sichern
- Die Aufenthaltsbereiche der Kranken ausreichend und gleichmäßig beleuchten
- Ungenutzte Steckdosen abdecken
- Elektrokabel sicher verlegen
- Verbrühschutz in Warmwasserarmaturen einbauen
- Medikamente und giftige Stoffe sicher verschließen
- Giftpflanzen in Haus und Garten entfernen (www.aid.de/giftige-pflanzen/)
- Gefahrenquellen im Außenbereich sichern oder verschließen

Schutz vor Feuer

Angehörige und Mitbewohner im Haus eines Menschen mit Demenz sorgen sich besonders vor einem unentdeckten Feuer in der Wohnung des Kranken. Die größte Gefahr besteht weniger in offenem Feuer als in der Rauchentwicklung. Schon wenige Sekunden in dichtem Rauch genügen, dass ein Mensch das Bewusstsein verliert.

Der beste Schutz gegen Brände: Vorbeugen, etwa durch Sicherheitsschalter an elektrischen Geräten sowie schwer entflammbare Möbel und Stoffe. Kerzen und Streichhölzer sollten nicht in Reichweite der Kranken lagern.

Eine besondere Gefahrenquelle ist der Herd. Elektroherde lassen sich allerdings inzwischen recht einfach und wirksam sichern, sodass sie zwar noch benutzbar sind, sich jedoch bei Überhitzung ausschalten.

Gängig ist auch ein Hitzesensor über dem Herd. Er misst, wenn vom Herd eine außergewöhnliche Hitzeentwicklung ausgeht, etwa weil eine falsche Platte angeschaltet oder ein

Und bei einem Gasherd?

Die offene Flamme ist gefährlich. Daher empfiehlt es sich, den Herd gegen einen gesicherten E-Herd auszutauschen. Voraussetzung ist allerdings, dass der Kranke noch in der Lage ist, den Umgang mit dem neuen Gerät zu erlernen. Wenn nicht, ist es besser, den Gasherd abzuklemmen und die warmen Mahlzeiten liefern zu lassen.

Topf ohne Wasser aufgestellt wurde. Solange der Herd normal genutzt wird, bleibt die Stromzufuhr bestehen. Im Notfall schaltet die Sicherung den Herd aus.

Dieses System ist auch in Kombination mit einer Zeitschaltuhr sinnvoll. Sie unterbricht nach einer gewissen Zeit automatisch die Stromzufuhr. Wenn eine solche Sicherung den Strom ausgeschaltet hat, muss der Herd wieder neu aktiviert werden, in der Regel durch einen Schlüssel oder einen Schalter. Daher sollte wenigstens einmal täglich jemand nach dem Herd sehen.

Für den Fall, dass doch einmal ein Feuer ausbricht, sollten einige Sicherheitsmaßnahmen vorgenommen werden. Rauchmelder an allen strategisch wichtigen Orten wie im Flur über der Ausgangstür, in der Küche und im Schlafzimmer warnen zuverlässig, wenn ein Brand entsteht. Nicht vergessen werden darf jedoch, ihre Batterien und ihre Funktionsfähigkeit regelmäßig zu prüfen. Einfache Rauchmelder aus dem Baumarkt geben einen lauten, schrillen Signalton von sich, wenn sie Rauch ausgesetzt sind. Das nützt natürlich nur, wenn jemand sie hören und entsprechende Schritte einleiten kann.

Etwas teurer und komplizierter im Einbau sind Rauchmelder, die an anderen Stellen Alarm auslösen.

Hausnotrufgeräte sind in ihrer Notruffunktion für Menschen mit Demenz oft nicht verständlich. Sinnvoll können Hausnotrufsysteme dennoch sein, wenn sie kombiniert mit Rauch-, Wasser- oder Gasmeldern an anderer Stelle Alarm auslösen und so Hilfe herbeiholen können.

Neben den Rauchmeldern sollte im Haushalt wenigstens ein gut erreichbarer funktionstüchtiger und ausreichend dimensionierter Feuerlöscher vorhanden sein, der sich jedoch außerhalb der Reichweite der Demenzkranken befinden sollte.

Schutz vor Wasserschäden

Überschwemmungen, weil beispielsweise das Badewasser überläuft, können großen Schaden anrichten, wenn sie nicht rechtzeitig bemerkt werden. Um solche Missgeschicke zu vermeiden, gibt es auf dem Markt Systeme, die nach einer bestimmten Menge den Wasserzufluss automatisch stoppen. Angeboten werden auch Armaturen, aus denen nur Wasser fließt, solange ein Stab am Wasserhahn gedrückt wird oder sich die Hand unter dem Infrarotsender unter dem Wasserhahn bewegt. Bei diesen Sicherheitsvorkehrungen ist allerdings sehr genau zu prüfen, ob Demenzkranke deren Bedienung verstehen. Schließlich sind schon viele Gesunde irritiert, wenn sie beispielsweise mit einer infrarotgesteuerten Armatur konfrontiert sind.

Eine Alternative kann darin bestehen, das Überlaufen durch entsprechende Vorrichtungen an Wanne und Waschbecken zu verhindern. Diese sollten ausreichend dimensioniert und so angebracht sein, dass sie nicht aus Versehen durch herumliegende Waschlappen oder Handtücher blockiert werden können.

Um Schlimmeres zu verhindern, gibt es auf dem Markt Wassersensoren für den Boden vor Wanne oder Waschbecken, die im Falle eines Falles Alarm auslösen. Auch diese Geräte sind in Kombination mit einem Hausnotrufgerät möglich.

Eine bodengleiche Dusche schafft Platz im Bad und bietet Sicherheit

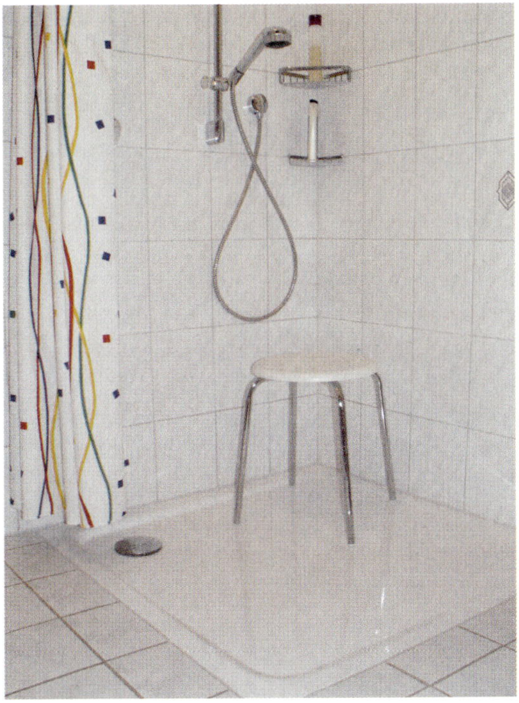

Unterstützung bei zunehmendem Pflegebedarf

In späten Krankheitsstadien benötigen Menschen mit Demenz voraussichtlich vermehrt Hilfe von anderen Personen. Dann sollte ein neuer Aspekt in die Gestaltung der Wohnung mit einfließen, nämlich die Erleichterung der Pflege. Dazu gehören eine ausreichende Türbreite und das Vermeiden von Schwellen, um die Pflegebedürftigen im Rollstuhl von einem Raum zum anderen schieben zu können. Bei Bettlägerigen sollte das Bett von drei Seiten zugänglich sein.

Von besonderer Bedeutung ist das Bad. Tür und Innenraum sind oft zu schmal für eine Gehhilfe wie den Rollator. Ränder von Badewanne und Duschtasse sind so hoch, dass sie sich nicht ohne Hilfe sicher überwinden lassen. Die Standardlösung in solchen Situationen ist der Einbau einer bodengleichen Dusche. Sie verhilft nicht nur zu einem einfachen und sicheren Einstieg in die Dusche, sondern sie schafft auch zusätzlichen Bewegungsraum im Bad. Diese Maßnahme macht allerdings nur Sinn, wenn die Kranken sie auch benutzen. Wer jahrzehntelang nur gebadet hat, wird insbesondere bei einer Demenz nicht unbedingt anfangen zu duschen.

Anstelle der bodengleichen Dusche ist es daher manchmal sinnvoller, einen Badewannenlift einzusetzen, der beim Überwinden des hohen Wannenrandes hilft (zu möglichen Zuschüssen beim Einbau solcher Hilfsmittel → Seite 257). Allerdings besteht auch hierbei die Gefahr, dass Kranke das Gerät nicht selbst nutzen können oder Angst davor haben.

Sicherheit bei Gefährdung durch Weglaufen

Ein besonders heikler Punkt bei der Betreuung von Menschen mit Demenz sind Sicherheitsmaßnahmen, die vor dem unkontrollierten Verlassen der Wohnung schützen und beim Wiederauffinden helfen sollen. Solche Vorkehrungen sind dazu gedacht, um die Kranken vor Gefahren zu schützen. Andererseits bedeutet die Einschränkung oder Kontrolle des Bewegungsspielraums einen erheblichen Eingriff in die Persönlichkeitsrechte eines Menschen. Daher sollte nicht alles Machbare bedenkenlos umgesetzt werden. Wer die Freiheit eines Menschen beschränkt, sollte sich immer über die damit verbundenen ethischen und moralischen Fragen im Klaren sein. Darüber hinaus muss das Vormundschaftsgericht solchen Maßnahmen zustimmen (→ Betreuungsrecht, Seite 278).

Die einfachste Maßnahme, jemanden am Verlassen eines Bereichs zu hindern, besteht darin, die begrenzenden Türen und Fenster abzuschließen. Für die Kranken ist es jedoch sehr unangenehm, wenn sie ständig vor verschlossenen Türen stehen. Dies kann Angstzustände, Aggression oder Depression verursachen. Eine geschickte Gestaltung von Türen sorgt besser dafür, dass Kranke diese nicht wahrnehmen oder sich nicht in deren Richtung bewegen.

Eine andere Alternative: Ein einfaches Klangspiel über der Tür oder ein Bewegungsmelder, der in anderen Räumen ein Lichtsignal auslöst, zeigt anderen Personen in der Wohnung an, wenn jemand das Haus verlässt oder eine Tür öffnet. Kostspieliger sind Alarmsysteme, die außerhalb der Wohnung oder des Hauses ein Signal geben. Auch hier ist eventuell die Kombination mit einem Hausnotrufsystem möglich.

Manche Familien nutzen gern ein Babyfon, um zu kontrollieren, ob sich der kranke Angehörige in seinem Wohnbereich aufhält. Die Funkverbindung erlaubt eine Kontrolle auch über ein anderes Stockwerk, sodass sich eine zweite Person nicht in unmittelbarer Nähe aufhalten muss. In der Nacht ist das Babyfon aber nur begrenzt einsetzbar. Da es durch jedes Geräusch aktiviert wird, kann schon heftiges Wälzen im Bett oder Husten die Betreuungskraft um den Schlaf bringen.

Für Heime gibt es inzwischen diverse technische Möglichkeiten, um das Verlassen eines Raumes anzuzeigen oder bestimmte Türen zu sichern. Sie funktionieren über Bewegungsmelder, Drucksensoren in der Fußmatte, Chips in der Kleidung, Magnetkontakte an der Tür oder Infrarotsender am Türrahmen. Solche Systeme sind allerdings für Privathaushalte meist zu teuer.

Beispiele für sanfte Weglaufbarrieren

- Eingangsbereiche dunkel halten
- Türen durch Vorhänge verbergen
- Türen in der Wandfarbe streichen, sodass sie nicht auffallen
- Auf dem Boden vor Türen farbige Querstreifen anbringen, die als optische Barriere wirken
- Balkontüren im unteren Bereich mit Folie bekleben, sodass sie wie Fenster aussehen.

Haben Demenzkranke doch unbemerkt das Haus verlassen, verlieren sie oftmals die Orientierung und verirren sich. Sollte dies häufig vorkommen, lohnt die Überlegung, ob ein Ortungsgerät das Auffinden erleichtern kann. Bisher ist jedoch stark umstritten, unter welchen Voraussetzungen es zulässig ist, die Bewegung erwachsener Menschen zu überwachen.

Alle Ortungsgeräte arbeiten über Satellitensysteme. Im freien Gelände ist eine Ortung bis auf wenige Meter möglich, schwieriger wird es in dichten Waldgebieten oder innerhalb von Gebäuden.

In der Praxis zeigen sich weitere Schwachpunkte: Die Kranken müssen das Gerät tatsächlich bei sich tragen, und bei vielen Systemen muss der Notruf aktiv ausgelöst werden. Daher sind solche Systeme nicht für alle Menschen mit Demenz geeignet.

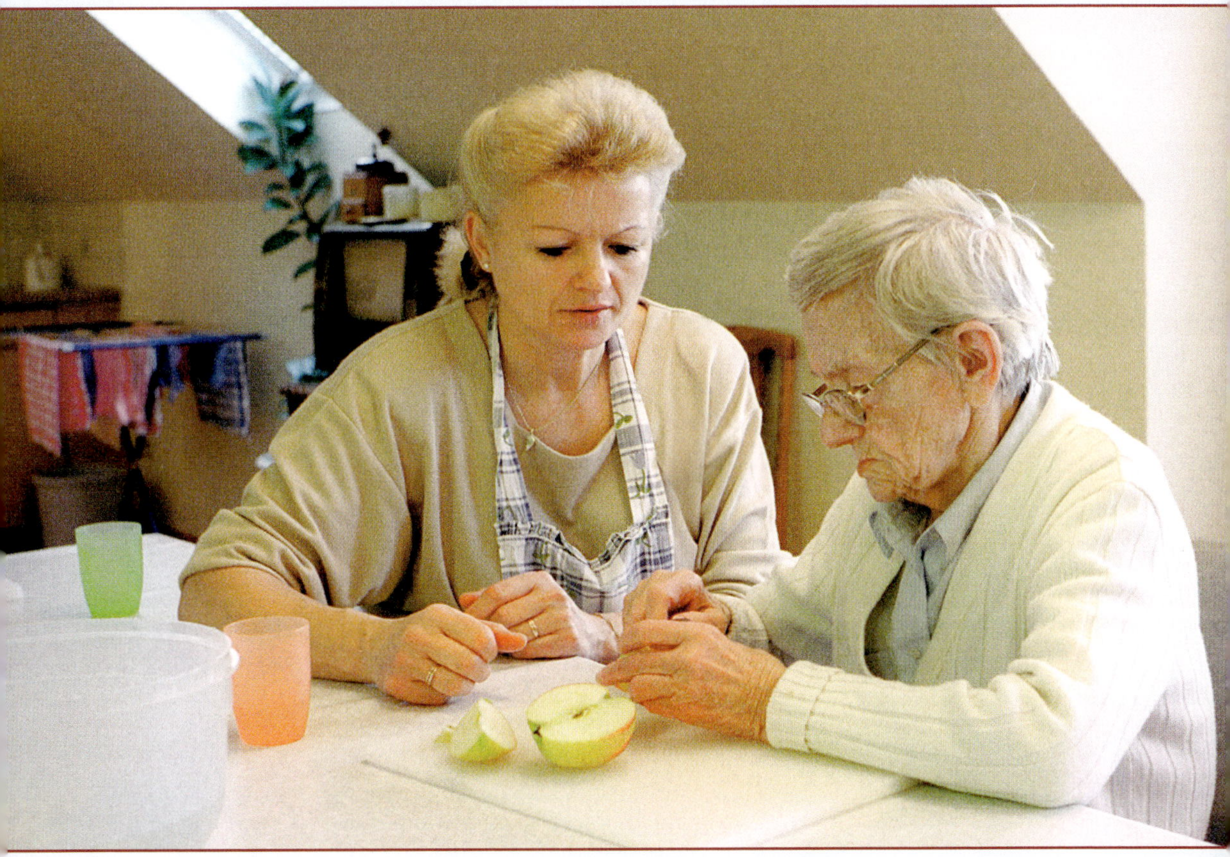

Das Alltagsleben gestalten

Trotz der Demenz geht für die Betroffenen und ihre Angehörigen das Leben weiter. Das Fortschreiten der Krankheit macht es jedoch zunehmend schwieriger, die alltäglichen Dinge des Lebens zu regeln.

Mit dem Verständnis für die Bedürfnisse der Kranken können Betroffene und Pflegende gemeinsam den Alltag meistern. Dazu gehören essenzielle Aspekte wie Kommunikation, Essen und Trinken, aber auch das richtige Maß für Körperpflege und die Gestaltung der sozialen Kontakte.

Die Welt der Demenz verstehen

Für Gesunde sind Äußerungen und Handlungen der Demenzkranken oft nur schwer nachzuvollziehen, aber nur wer den Zugang zu deren Realität erhält, kann ihr Verhalten richtig einschätzen und zu einem zufriedenstellenden Miteinander gelangen. Deshalb ist es wichtig, dass alle Beteiligten mit den Symptomen und dem Verlauf der Krankheit vertraut sind.

Wer Menschen mit Demenz versorgen und begleiten will, muss sich auf ihre Welt und ihr Erleben einlassen. Ab einem bestimmten Punkt der Krankheit ist es ihnen nicht mehr möglich, die Welt der Aktualität zu verstehen. Um sie zu erreichen, müssen sich Pflegende selbst in die Welt der Erinnerungen begeben. Der Pädagoge Erich Schützendorf nennt dies die „ver-rückte Welt der Demenz", das heißt eine Welt, die verschoben zur Realität der Gesunden liegt. Gesunde haben die Fähigkeit, zwischen den Welten zu wechseln, die Kranken nicht. Deshalb kann nur der Gesunde etwas ändern, nicht der Kranke.

Menschen mit Demenz müssen als Person ernst genommen werden, mit ihren Gefühlen, ihrer Sichtweise der Welt und ihrer Realität. Selbst wenn die Demenz fortgeschritten ist, es nur selten „lichte Momente" gibt und die Verständigung schwierig ist, können einfühlsame Betreuende an den Reaktionen der Kranken ihre Wünsche und Bedürfnisse ablesen.

Insbesondere die Emotionen der Kranken verdienen Beachtung, denn in ihrer Realität sind sie eine logische Konsequenz ihrer Wahrnehmungen. Viele Demenzkranke entwickeln hierfür – während andere Fähigkeiten eher abnehmen – so etwas wie den siebten Sinn. Deshalb sollten sich diejenigen, die für die Kranken sorgen, immer wieder bewusst machen, dass sich ihre eigene Gefühlslage stark überträgt und kaum durch Worte oder Taten zu verschleiern ist.

Die Wahrnehmungen von Demenzkranken stimmen nicht immer mit der Realität der Gesunden überein. Aber selbst wenn die Kranken etwas immer wieder vergessen, ist es ihnen nicht angenehm, ständig mit ihren Defiziten konfrontiert zu werden, etwa: „Ich habe dir doch schon dreimal gesagt, dass wir heute bereits auf dem Friedhof waren". Hilfreicher ist es, beiläufig Orientierung zu Tag und Ort anzubieten und Handlungen zu ritualisieren (→ Orientierung bei der Tagesgestaltung, Seite 120).

Bei zunehmender Desorientierung kann die Konfrontation mit der Realität dem Wohlbefinden der Kranken schaden. Beispielsweise kann die Information „dein Mann ist doch schon lange tot" die verwirrte Frau immer wieder neu in die Trauer um den Verlust des Ehemanns stürzen.

Demenzkranke brauchen – wie alle Menschen – das sichere Gefühl, dass ihre Handlungen, Äußerungen und Gefühle Sinn ergeben. Selbst wenn einige Fähigkeiten abnehmen, gibt es immer noch andere, die vorhanden sind. Diese Fähigkeiten gilt es zu fördern und Lob auszusprechen, wenn sie eingesetzt werden. Aus Lob zieht jeder Mensch Bestätigung für die Sinnhaftigkeit seines Tuns und seines Lebens.

Kommunikation

Die meisten gesunden Menschen kommunizieren jeden Tag stundenlang durch Sprache oder Schrift. Kommunikation sorgt dafür, dass die menschliche Gesellschaft funktioniert. Umso größer sind die Irritationen, wenn sich jemand nicht an die Regeln der Kommunikation hält. Im Laufe der Demenzkrankheit nimmt die Fähigkeit ab, über die Sprache zu kommunizieren. Andere Kommunikationsfähigkeiten treten dafür stärker in den Vordergrund (→ Seite 149). Damit Demenzkranke ihre Selbstständigkeit und Persönlichkeit wahren können, sollten die Menschen in ihrem Umfeld verstehen lernen, aus welchen Gründen sich die Kommunikation bei Menschen mit Demenz verändert, und angemessene Umgangsformen miteinander finden.

Kommunikationsschwierigkeiten

Probleme in der Kommunikation mit demenzkranken Menschen haben viele Ursachen. Einige sind in der Demenz begründet. Diese gilt es zu kennen und zu akzeptieren. Daneben gibt es weitere Ursachen, die im Zusammenhang mit der aktuellen Situation stehen. Sie lassen sich häufig vermeiden.

Demenzbedingte Faktoren

Nachlassen des Kurzzeitgedächtnisses

Bereits im Frühstadium der Krankheit ist häufig das Kurzzeitgedächtnis betroffen. Neue Informationen können nicht mehr im Gedächtnis verankert werden. Die Folge: Die Kranken stellen immer wieder die gleichen Fragen. Darauf mit Ungeduld zu reagieren und auf die Wiederholung hinzuweisen, nützt ebenso wenig wie die Frage zu ignorieren, denn die Kranken wissen nicht, dass sie die Frage bereits vor wenigen Minuten geäußert haben. Stattdessen hilft es, die Antwort sichtbar festzuhalten. Solange die Kranken lesen können, reicht es oft aus, die Antwort auf einen Zettel zu schreiben oder, wenn es sich um Fragen zum Tagesablauf handelt, eine Checkliste zu erstellen, auf der die Kranken die erledigten Dinge abhaken können.

Wortfindungsstörungen

Auch bei Wörtern gilt, dass alte Erinnerungen besser gespeichert werden als neue, sodass neue Wörter und deren Bedeutung schneller in Vergessenheit geraten.

Demenzkranken gelingt es nicht immer, das passende Wort zu finden für das, was sie sagen wollen. Manchmal benutzen sie ein anderes Wort als das gemeinte, manchmal kommt der Gesprächsfluss ins Stocken. Wenn das passende Wort fehlt, können die Gesprächspartner dieses vorsagen. Allerdings ist es ratsam, den Kranken nicht sofort ins Wort zu fallen, wenn diese nur kurz ihre Gedanken sammeln. Das kann sonst dazu führen, dass sie immer weniger sprechen.

Fehler bei der Wortwahl sollten die Gesprächspartner nach Möglichkeit ignorieren. Wenn der Kranke einen Wunsch formuliert, können die Gesprächspartner im Zweifelsfall wiederholen, was sie verstanden haben und aus Erfahrungen interpretieren, was die Kranken möchten.

Beispiel:
Person A: „Will ich ... trinken ... Tee."
Person B: „Du möchtest einen Tee trinken?"
Darauf lässt sich mit einem einfachen Ja oder Nein antworten.

Verständnisprobleme

Verständnisprobleme haben vergleichbare Ursachen wie Wortfindungsstörungen, allerdings in umgekehrter Ausprägung. Für das Gehirn ist es eine große Herausforderung, ein Wort mit einer Vorstellung, beispielsweise von einem Gegenstand oder einem Bedürfnis, zu verbinden. Demenzkranke ordnen Wörter nicht immer dem Inhalt zu, der ursprünglich gemeint war. Daher hilft es, einfache Wörter zu benutzen. Nach jeder Information sollten die Kranken Zeit haben, diese zu verarbeiten. Wenn ihre Reaktionen zeigen, dass sie etwas missverstanden haben, sollten die Gesprächspartner ihre Information mit anderen Worten wiederholen, ohne die Kranken zurechtzuweisen oder bloßzustellen.

Probleme bei der Artikulation

Die Demenz kann, vor allem wenn sie die Folge eines Schlaganfalls ist, auch Einfluss auf die Gehirnregionen haben, die die Koordination der Sprechorgane steuern. Die Betroffenen sprechen dann Wörter nicht mehr deutlich aus. In diesen Fällen kann eine Therapie durch einen Logopäden Besserung verschaffen. Darüber hinaus sollten die Kranken genügend Zeit haben, ihre Worte zu artikulieren, denn wenn sie sich unter Druck fühlen, fällt ihnen dies noch schwerer.

Situationsbezogene Faktoren

Weitere Faktoren können die Kommunikation erschweren. Sie lassen sich jedoch weitestgehend vermeiden, wenn die Gesprächspartner die Situation angemessen gestalten.

Körperliche Einschränkungen

Wer nicht mehr gut hören kann, versteht auch schlecht. Sehen zum Beispiel die Kranken das Gesicht des Gesprächspartners nicht richtig, fällt es ihnen schwer, die Stimme und den Inhalt richtig zuzuordnen, insbesondere, wenn sie hörgeschädigt sind. Wenn die Zahnprothese schlecht sitzt, wackelt oder Druckstellen verursacht, lassen sich Wörter nur schwer formulieren.

Daher sollte bei Versteh- und Sprechproblemen ein Arzt prüfen, ob die Kranken körperlich in der Lage sind, einem Gespräch zu folgen. Menschen mit Demenz können ihre gesundheitliche Lage selbst oft nicht richtig einschätzen, sodass solche Einschränkungen ohne ärztliche Kontrolle leicht unbemerkt bleiben. Ein Besuch beim Hörgeräteakustiker kann ebenfalls hilfreich sein und eine – so gut wie möglich vor Ort individuell angepasste – Hörhilfe kann das Leben aller Beteiligten erleichtern.

Widersprüchliche Botschaften vermeiden

Informationen werden nicht nur über Worte vermittelt, sondern auch über Mimik und Gesten. Für diese so genannten nonverbalen Kommunikationswege haben viele Demenzkranke ein feines Gespür. Fröhliche Worte in Kombination mit einem ernsten oder traurigen Gesichtsausdruck verwirren die Kranken, da sich die Botschaften, die bei ihnen ankommen, widersprechen.
Wenn Sie mit Demenzkranken sprechen, sollten Sie daher versuchen darauf zu achten, dass Sie mit Ihren Körpersignalen das Gesagte unterstützen.

Hintergrundgeräusche

Gesunde Menschen können filtern, welche Geräusche für sie von Bedeutung sind, und alles andere mehr oder weniger ignorieren. Demenzkranke Menschen benötigen bereits ihre volle Konzentration, um Wörter zu verstehen und ihnen eine passende Bedeutung zuzuordnen. Für sie erweist sich die Zusatzaufgabe des Filterns schnell als eine Überforderung.

Überflüssige Hintergrundgeräusche wie Fernseher, Radio oder Straßenlärm am offenen Fenster können leicht vermieden werden. In größeren Gesellschaften oder öffentlichen Räumen sollten Gespräche in einer möglichst ruhigen Ecke stattfinden. Eine schlecht angepasste Hörhilfe kann Hintergrundgeräusche unangenehm verstärken.

Kommunikation mit Wörtern

Die meisten Menschen sind es gewohnt, Informationen über das Sprechen zu übermitteln. Da diese Fähigkeiten im Laufe einer Demenzerkrankung abnehmen, sind Gesprächspartner gefordert, eine passende Sprache zu finden und die Kranken zu motivieren, ihre Sprechfähigkeiten so lange wie möglich zu erhalten.

Angemessene Sprache

Menschen mit Demenz fällt es mit Fortschreiten der Krankheit zunehmend schwerer, Wörter und Sätze zu verstehen. Dennoch haben sie einen Anspruch auf angemessene

Umgangsformen und Ansprache. Wenn ihre Gesprächspartner in eine „Kindchensprache" abdriften oder die Kranken anschreien, schafft dies eher Verwirrung, als dass es zum besseren Verstehen beiträgt.

Motivieren statt befehlen

Mit zunehmenden Störungen der Hirnleistung wird es notwendig sein, die Kranken mehr und mehr bei verschiedenen Tätigkeiten anzuleiten. Entscheidend ist jedoch, wie dies geschieht. Wer den ganzen Tag nur hört „Tu dies, tu das", wird schnell keine Lust mehr haben, das Geforderte zu erledigen. Statt der direkten Aufforderung, etwas zu tun („Bitte iss jetzt deine Suppe!"), motiviert eine Einladung, etwas mitzumachen („Hm, die Suppe ist lecker, magst du mal probieren?"), oft mehr. Manchen Kranken helfen auch alte Sprichwörter und Wortspiele, um bestimmte Dinge bereitwilliger zu tun.

Langsam und deutlich sprechen

Damit Menschen mit Demenz Wörter verstehen, ihnen eine Bedeutung zuordnen und den Sinn eines Satzes deuten können, benötigen sie ausreichend Zeit. Je deutlicher ein Wort artikuliert wird, desto geringer ist die Gefahr, dass sie es mit einem ähnlich klingenden Begriff verwechseln.

Eine Information pro Satz

Lange, verschachtelte Sätze erfordern eine hohe Konzentration und die Fähigkeit, wichtige von unwichtigen Informationen zu trennen. Kurze Sätze mit je einer Aussage sind hingegen deutlich besser zu verstehen.

Auch Fragen sollten so einfach wie möglich sein, am besten sind Ja-Nein-Fragen. Beispiel: „Möchtest du einen Tee trinken?" Im Gegensatz dazu sind Fragen die mehrere Alternativen anbieten („Möchtest du Tee, Kaffee oder Orangensaft trinken?"), oder offene Fragen („Was möchtest du trinken?") sehr viel schwerer zu beantworten.

Blickkontakt halten

Das Verstehen ist wesentlich leichter, wenn sich die Gesprächspartner ansehen können. Über den Blick und die Mimik wird ein Sachverhalt verstärkt, der mit Worten formuliert wird. Daher sollten sich beide nach Möglichkeit nahe gegenüber- oder nebeneinandersitzen, sodass sich Augen und Mimik gut erkennen lassen.

Ein auffordernder Blick oder eine leichte Berührung verdeutlicht Demenzkranken, wann sie mit ihrem Beitrag an der Reihe sind. Sonst kann es passieren, dass sie an unpassenden Stellen sprechen, anderen ins Wort fallen oder stumm bleiben, wenn sie etwas sagen sollten.

Gefühle ernst nehmen

Immer wieder wird es Situationen geben, in denen die Kranken aufgeregt, traurig oder ärgerlich sind. Für ihre Umgebung erschließt sich nicht unbedingt, warum dies so ist. Statt sachlich zu argumentieren, dass alles in Ordnung ist, hilft es vielen Kranken besser, wenn ihre Gefühle direkt angesprochen werden. Allein dadurch, dass sie merken, dass jemand ihre Gefühle versteht, beruhigen sich viele Kranke und können sich anschließend auf ein Gespräch einlassen.

Diskussionen und Streit vermeiden

Menschen mit Demenz nehmen Situationen oft anders wahr als Gesunde, sodass die vermeintlich logischen Argumente aus Sicht der Kranken wenig Sinn ergeben. Der Ton wird schärfer und lauter, die Mimik und Gestik werden heftiger. Solche Diskussionen münden häufig in schlechter Stimmung, ohne dass irgendeine Verständigung erreicht wurde.

Erinnerungen nutzen

Ein Großteil der menschlichen Kommunikation basiert auf aktuellen Ereignissen und Schlüsselerlebnissen des Lebens. Wenn ein Gesprächspartner diese Erfahrungen nicht passend einordnen oder sich an wichtige Episoden seines Lebens nicht erinnern kann, ist dies für ihn frustrierend und ein Gespräch für beide Beteiligten schwierig. Hier kann ein Erinnerungsalbum, wie es auch bei der Erinnerungstherapie eingesetzt wird (→ Seite 91), beiden Gesprächspartnern helfen.

Ein Erinnerungsalbum ist ein Fotoalbum, in dem alle wichtigen Ereignisse im Leben des Kranken festgehalten sind. Zu jedem Foto wird ein kurzer Satz aufgeschrieben, welche Personen auf dem Bild zu sehen sind und um welches Ereignis es sich handelt. Es kommt nicht darauf an, möglichst viele Fotos in einem Album unterzubringen. Stattdessen sollten darin die Erlebnisse und Personen festgehalten sein, die im Leben des Kranken eine bedeutende Rolle eingenommen haben. Die letzten Seiten des Albums sollten Platz lassen für aktuelle Ereignisse, etwa die Geburt des Enkelkindes.

So, wie eine Brille das Lesen erleichtert, hilft ein Erinnerungsalbum beim Erinnern. Schon das Erstellen des Albums bietet viele Anlässe, sich über lange zurückliegende und neue Ereignisse zu unterhalten. Die Kranken sollten beim Anlegen des

Wichtige Lebensabschnitte werden im Erinnerungsalbum festgehalten

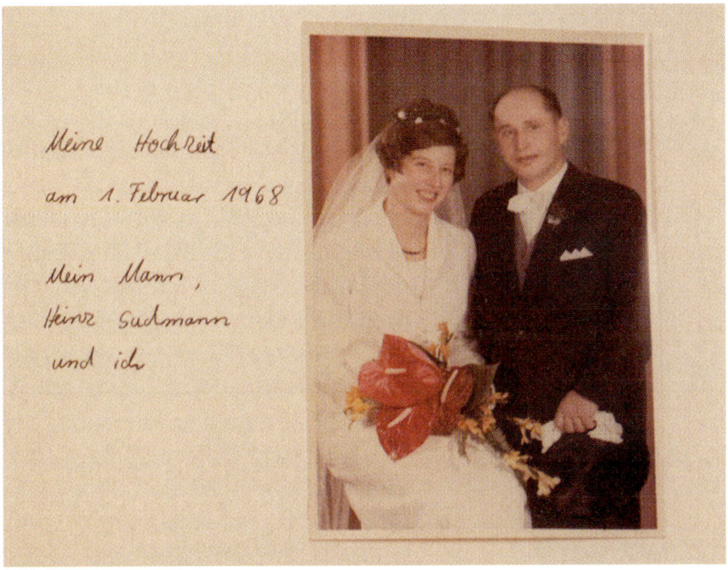
Meine Hochzeit
am 1. Februar 1968
Mein Mann,
Heinz Sudmann
und ich

Albums so weit wie möglich einbezogen werden, besonders im frühen Stadium der Demenz.

Ist das Album fertig, sollte es gut sichtbar an einem bevorzugten Platz liegen. Hier können die Kranken für sich alleine darin blättern und ihre Gedanken schweifen lassen. Aber auch Angehörige und Gäste können das Album nutzen, um sich gemeinsam mit den Kranken an wichtige Episoden des Lebens zu erinnern. Allein das Betrachten der Bilder schafft eine Verbundenheit und regt an zu Gesprächen über die alte Zeit.

Ein Erinnerungsalbum bietet auch für Betreuungs- und Pflegekräfte, die sich um Menschen mit Demenz kümmern, eine große Hilfe, denn sie wissen als fremde Menschen oft nur wenig über deren Leben. Das Album kann ihnen Einblicke in die Erfahrungen der Kranken geben und so das Miteinander erleichtern, vor allem bei einem Umzug in ein Heim oder in eine Wohngemeinschaft. Diese Einrichtungen sollten in ihrem Betreuungskonzept den bewussten Umgang mit Erinnerungen verankert haben.

Eine weitere wertvolle Orientierung bieten Familienposter. Darauf sollten gut sichtbare Fotos aller Haushaltsmitglieder aufgeklebt sein, jeweils mit einer kurzen Information zur Person. Zu einem Haushalt kann auch die langjährige Haushälterin oder das Haustier gehören. Diese Poster erleichtern es, den Personen Namen zuzuordnen.

Wertschätzung und Verständnis

In den 1980er-Jahren veröffentlichte die Sozialwissenschaftlerin Naomi Feil ihr Konzept zum Umgang mit desorientierten sehr alten Menschen – die **Validation.**

Ihre Grundannahme ist, dass es keinen Sinn macht, Menschen im fortgeschrittenen Stadium der Demenz ständig mit der Realität zu konfrontieren und sie immer wieder an das Hier und Heute zu binden. Schwer Demenzkranke leben in der Welt ihrer Erinnerungen. Mit ihnen zu kommunizieren gelingt nur, wenn die Gesunden sich darauf einlassen. In dieser Welt sind die Kranken der „tolle Hecht", die „flotte Biene" oder der „hart arbeitende Familienvater".

An diesem Punkt setzt die Validation an. Sie nimmt die Äußerungen, das Verhalten und die Gefühle der Kranken ernst. Bezugspersonen korrigieren die Kranken nicht, denn es gibt keine Möglichkeit, sie in die Realität zurückzuholen. Stattdessen lassen sich die Gesunden auf die Realität der Kranken ein. Fragen nach dem Wer, Was, Wann oder Wo geben die Möglichkeit, Wahrnehmungen auszudrücken. Die Gesprächspartner sollten die Schlüsselaussagen wiederholen und die Emotionen der Kranken spiegeln. Dazu gehört auch der bewusste Einsatz von Mimik, Gesten und Tonfall der Stimme. Ziel ist es, den Kranken zu vermitteln, dass sie verstanden werden.

Validation: Ein Beispiel

Eine alte Frau fängt mitten in der Nacht an, in der Küche zu wirtschaften. Sie muss unbedingt Essen für ihre Kinder kochen, die gleich aus der Schule kommen.
Validation: Der Gesunde fragt, wie viele Kinder die Frau habe. Was ihre Aufgaben als Mutter seien. Die Kranke wird anfangen aufzuzählen, was zu ihren Aufgaben als Mutter gehörte. Dann kann der Gesunde die Gefühle der Kranken ansprechen. Etwa: „Es ist schlimm, wenn man nicht mehr als Mutter für jemanden sorgen kann." Der Gesunde kann die Frau beruhigen und ihr bestätigen, dass sie eine gute Mutter sei und dass sich ihre Kinder freuen können, sie zu haben. Dieses kurze Gespräch wird die Kranke vermutlich so weit beruhigen, dass man sie zurück ins Schlafzimmer begleiten kann.
Sinnloser Versuch des Realitätsbezugs: Die Frau darauf hinweisen, dass ihre Kinder längst erwachsen sind und jetzt mitten in der Nacht nicht die richtige Zeit zum Kochen ist. Die alte Frau wird sich nicht verstanden fühlen und mit Verwirrung, Abwehr oder Trauer reagieren.

Validation ist somit nicht nur eine Technik zur Kommunikation. Sie ist auch eine Grundhaltung zum Umgang mit alten Menschen mit Demenz. Sie erfahren Wertschätzung, fühlen sich akzeptiert und können ihre Identität und Würde bewahren.

Reden ohne Worte

Demenzkranke Menschen in späteren Krankheitsstadien leben in einer anderen Welt als gesunde Menschen. Worte und deren Bedeutung erreichen sie immer seltener. Es gibt jedoch vielfältige Möglichkeiten, ohne Sprache zu kommunizieren und Gefühle zu vermitteln.

Mimik, Tonfall und Gesten

Bei der Kommunikation geben Menschen nicht nur gesprochene Informationen, sondern senden auch nichtsprachliche Signale. Unbewusst unterstreichen Mimik, Tonfall und Gesten das Gesagte. Viele Demenzkranke verstehen diese Signale besser als die Bedeutung der gesprochenen Worte. Daher ist es hilfreich, diese Ausdrucksmöglichkeiten bewusst einzusetzen.

Die Mimik ist schwierig zu kontrollieren, aber mit etwas Übung ist es möglich, mit einem entspannten oder fröhlichen Gesichtsausdruck das Gesagte zu unterstreichen. Wichtig und wünschenswert ist, dass die Mimik im Einklang mit dem Gesagten steht.

Der Tonfall untermalt ebenfalls die Aussage. Schrille oder laute Stimmen wirken alarmierend, tiefere und gedämpfte beruhigend. Die Gesprächspartner sollten ihre Stimme nicht verstellen, wer aber weiß, was welche Tonlage auslöst, kann diese gezielt einsetzen. So lässt sich beispielsweise trainieren, in Situationen, in denen die Kranken sehr aufgeregt, vielleicht sogar aggressiv sind, die Stimme so weit zu kontrollieren, dass sich die Betroffenen nicht durch die Stimmlage zusätzlich aufregen.

Auch Gesten unterstreichen gesprochene Informationen. Viele Menschen reagieren positiv auf Berührungen. Selbst wenn das Sprachverständnis ganz verloren ist, kann eine Umarmung oder sanftes Streicheln vermitteln: „Ich bin da. Es ist alles in Ordnung."

Die Sinne reizen – Basale Stimulation

Wenn Kommunikation und Wahrnehmung über Sprache zunehmend in den Hintergrund treten, werden andere Sinnesreize wie Fühlen, Riechen und Sehen umso wichtiger. Menschen mit Demenz laufen in der späten Erkrankungsphase Gefahr, dass ihre Umwelt genau diese Reize nicht bietet, denn Reize kann der Mensch nur wahrnehmen, wenn sie sich abwechseln. Wer sich tagelang in einem Raum mit gleichbleibender Temperatur und gleichen Gerüchen aufhält, im superweichen Bett liegt, auf eine weiße Wand und weiße Bettwäsche blickt und sich nur eingeschränkt bewegen kann, nimmt kaum noch Reize wahr und verliert damit das Gefühl für seinen Körper.

Menschen, die an Reizarmut leiden, versuchen unbewusst sich selbst mit Reizen zu stimulieren. Sie nesteln an den für sie erreichbaren Gegenständen herum, sei es nun an der Bettdecke, an den Lebensmitteln auf dem Tisch oder auch dem eigenen Kot. Andere kratzen sich die eigene Haut oder sie schaukeln mit dem Oberkörper. Dies alles sind Hilferufe, dass diese Menschen unter mangelnden Sinneseindrücken leiden.

Dieser Reizarmut will die Basale Stimulation begegnen. Unterschiedlich weiche Waschlappen und ein – moderater – Wechsel der Wassertemperatur regen beispielsweise die Wahrnehmung des Körpers an. Ein deutlicher Druck beim Waschen, Abtrocknen, Einreiben oder Massieren wirkt beruhigend, wenn jemand dies in ruhigen und regelmäßigen Bewegungen von der Körpermitte nach außen ausführt. Auch gut sitzende Kleidung statt der lockeren Jogginghose erleichtert die Körperwahrnehmung.

Der Gleichgewichtssinn wird etwa durch Schaukeln in der Hängematte oder im Schaukelstuhl stimuliert. Ähnliche Effekte erzielt der Betreuer, wenn er den Kranken in seinen Armen wiegt. Der Geruchssinn wiederum lässt sich durch angenehm riechende Körperpflegemittel, ätherische Öle, Essensgerüche oder duftende Blumen anregen.

Es gibt viele Möglichkeiten, Sinnesreize zu bieten. Der Fantasie sind lediglich insoweit Grenzen gesetzt, als dass nur solche Anregungen gewählt werden sollten, die Wohlbefinden auslösen. Vorsicht ist geboten, um die Kranken nicht mit Reizen zu überfordern: Zwei- bis dreimal täglich eine Maßnahme für zirka 15 Minuten reichen für den Anfang aus.

Entspannen durch Snoezeln

Ähnlich wie die Basale Stimulation baut auch das Snoezeln (sprich: snuseln) auf Sinnesreizen auf. Der Begriff setzt sich zusammen aus den niederländischen Begriffen „snuffelen" (schnuppern) und „doezelen" (dösen). Lichtspiele, Musik oder Klänge, Stoffe und Gerüche sollen entspannen und zum Träumen anregen.

Das ursprüngliche Konzept sieht einen speziellen Snoezel-Raum vor, mit weißen Wänden, die Lichtspiele reflektieren, und einem temperierten Wasserbett. Inzwischen gibt es aber zahlreiche Abwandlungen, die sich in beliebigen Räumen umsetzen lassen. Ein gemütlicher Sessel kann ebenso bequem sein wie ein Wasserbett. Lichtspiele lassen sich an fast alle Wände projizieren, wenn der Raum etwas abgedunkelt wird. Eine beleuchtete Wassersäule, Duftlampen und Musik vom CD-Player schaffen eine behagliche Atmosphäre.

Allerdings sollten Menschen mit Demenz nicht ohne Begleitung snoezeln. Nicht alle mögen diese Art der Sinneserfahrung. Und es hängt von den individuellen Vorlieben ab, welche Musik, Lichteffekte und Düfte geeignet sind. Insbesondere bei den ersten Versuchen sollten Bezugspersonen die Kranken beobachten, um zu erkennen, was ihnen angenehm ist und was eher beunruhigt.

Wie alle Sinnesreize sollte auch Snoezeln nicht zur täglichen „Dauerberieselung" werden. Geeignet sind zirka 20 Minuten mehrmals die Woche.

Essen und Trinken

Essen und Trinken hält Leib und Seele zusammen. Dieses Sprichwort hat bei Demenz eine ganz besondere Bedeutung. Regelmäßige Mahlzeiten – mit Genuss verzehrt – erhalten nicht nur die körperliche und geistige Konstitution des Menschen, sie tragen auch wesentlich zum seelischen Wohlbefinden bei.

Umgekehrt können eine unzureichende Versorgung mit Nährstoffen und vor allem Flüssigkeitsmangel zu schweren Verwirrtheitszuständen und körperlichem Verfall führen. Von Bedeutung ist deshalb sowohl das Was als auch das Wie des Essens und Trinkens.

Die richtigen Nährstoffe in höherem Lebensalter

Mit zunehmendem Alter verändert sich die Zusammensetzung des Körpers. Der Anteil an Körperwasser und Muskelmasse sinkt, während die Menge des Fettgewebes steigt. Ein älterer Mensch darf durchaus etwas mehr wiegen als ein jüngerer.

Der tägliche Energiebedarf beträgt bei gesunden älteren Menschen zirka 1 700 bis 1 900 Kalorien, da sich der Grundumsatz verlangsamt und weniger Muskelmasse vorhanden ist. Wie viel Energie individuell benötigt wird, hängt in besonderem Maß von der körperlichen Aktivität ab. Wer überwiegend sitzt oder liegt, kommt mit weniger als den genannten Richtwerten für die Energieversorgung aus.

Während sich der Energiebedarf im Alter mindert, bleibt der Bedarf an Nährstoffen – mit Ausnahme von Vitamin D – nahezu gleich. Die Kurzformel weniger Energie, aber gleiche Menge an Inhaltsstoffen bedeutet für die Auswahl der Speisen, dass sie möglichst viele Nährstoffe und wenig Fett enthalten sollten. Ausreichend Ballaststoffe sorgen für eine geregelte Verdauung. Am besten ist dies durch einen gemischten Speisezettel gewährleistet: aus Lebensmitteln, die Kohlenhydrate liefern wie Brot, Kartoffeln, Reis und Nudeln, viel Obst und Gemüse, Milchprodukten wie Käse, Joghurt und Milch sowie in Maßen Fleisch, Fisch und Eier. Nüsse enthalten wichtige essenzielle Fettsäuren. Nicht jeder verträgt Rohkost in größeren Mengen. Schonende Garverfahren wie kurzes Dünsten in wenig Wasser sind eine gute Alternative für die Zubereitung von Gemüse.

Die besondere Rolle von Vitamin D

Vitamin D spielt eine besondere Rolle in der Ernährung älterer Menschen. Ab dem 65. Lebensjahr verdoppelt sich der Bedarf, da die Fähigkeit der Haut, dieses Vitamin zu bilden, nachlässt. Nennenswerte Mengen von Vitamin D befinden sich in Lebertran, Leber, Margarine und Eigelb. In Einzelfällen und nach Absprache mit dem Arzt ist eine Ergänzung mit handelsüblichen Vitaminpräparaten sinnvoll. Der beste Garant für eine gute Versorgung mit Vitamin D bleibt jedoch der tägliche Kontakt der Haut mit Sonnenlicht.

Gefahr der Unterernährung bei Demenz

Der Nährstoffbedarf von Menschen mit Demenz kann zumindest in puncto Energiebedarf stark von den allgemeinen Empfehlungen für ältere Menschen abweichen. Menschen, die im mittleren Krankheitsstadium viel umherwandern oder häufiger Angst- und Stresssituationen ausgesetzt sind, benötigen bis zu doppelt so viel Energie wie gesunde alte Menschen. Diese zusätzliche Energie lässt sich kaum durch umfangreichere Mahlzeiten kompensieren. Stattdessen empfiehlt es sich, in diesen Fällen ganz bewusst die fettreicheren Varianten von Nahrungsmitteln zu wählen und Speisen beispielsweise mit Sahne oder Öl energetisch anzureichern. Außerdem sollten die Speisen immer genügend Eiweiß, Mineralstoffe und Vitamine enthalten.

Kost mit Nahrungsergänzungsmitteln anreichern?

Kontrovers diskutiert wird, inwieweit Demenzkranke Nahrungsergänzungsmittel erhalten sollen. In erster Linie bezieht sich dies auf zusätzliche Gaben der Vitamine D, B_6, B_{12} und Folsäure. Es ist nicht empfehlenswert, solche Produkte bedenkenlos im Handel zu kaufen und „nach Gefühl“ zu verabreichen. Vielmehr sollten Angehörige gemeinsam mit dem Arzt überlegen, wie die optimale Nährstoffversorgung sichergestellt werden kann, denn auch einige Medikamente (zum Beispiel Antibiotika) können den Nährstoffbedarf beeinflussen. Eventuell ist es sinnvoller, zusätzlich zu den üblichen Mahlzeiten hochkonzentrierte Nahrungsmittel (so genannte Astronautenkost) zu reichen.

Unterernährung führt neben der Gewichtsabnahme zu Schwäche und Müdigkeit. Die Menschen werden apathisch und antriebslos. Muskelmasse wird vermehrt abgebaut. Dieser Prozess wird durch mangelnde Bewegung verstärkt. Ein unsicherer Gang und erhöhte Sturzgefahr sind die Folgen. Wenn die Fettreserven und damit eine „natürliche Polsterung“ langsam schwinden, steigt das Risiko des Wundliegens deutlich. Darüber hinaus kann Eiweißmangel die Funktionsfähigkeit von Herz und Lunge beeinträchtigen. Insgesamt werden die Menschen anfälliger für Infektionen.

Wie Demenzkranke selbst die Unterernährung wahrnehmen, ist nur schwer feststellbar. Zumindest anfangs scheint Unterernährung zu gehobener Stimmung, zu Gefühlen der

Leichtigkeit und zu hoher Leistungsfähigkeit zu führen. Dies schlägt später jedoch in Depressionen und zunehmende Verwirrung um. Vermutlich sind Demenzkranke also nicht in der Lage, ihre Unterernährung als lebensbedrohlichen Zustand wahrzunehmen. Daher müssen Angehörige, Pflegepersonen und Ärzte den Ernährungsstatus regelmäßig kontrollieren, um frühzeitig gegensteuern zu können. Wissenschaftler haben einen einfachen Fragebogen entwickelt, mit dessen Hilfe Ärzte und Fachleute den Ernährungszustand prüfen können. Daraus haben wir eine Checkliste für eine erste Einschätzung zu Hause zusammengestellt. Wenn zwei oder mehr Aspekte zutreffen, sollte ein Arzt eine vollständige Erhebung durchführen.

Checkliste: Hinweise auf einen schlechten Ernährungszustand

- Der Kranke hat wenig Appetit.
- In den vergangenen drei Monaten hat das Körpergewicht deutlich abgenommen (regelmäßig wiegen oder Augenmaß, beispielsweise anhand der Kleidung).
- Der Kranke nimmt keine regelmäßigen Hauptmahlzeiten zu sich.
- Der Kranke isst einseitig, vor allem wenig Obst und Gemüse.
- Der Kranke trinkt weniger als fünf große Tassen täglich.
- Der Body-Mass-Index (BMI) ist kleiner als 21. Fragen Sie den Arzt nach dem BMI oder rechnen Sie selbst, zum Beispiel: Der Kranke ist 1,64 m groß und wiegt 55 kg.

$$\text{BMI} = \frac{55\ \text{kg}}{1{,}64\ \text{m} \times 1{,}64\ \text{m}\ (= 2{,}68)} = 20{,}5$$

Genügend trinken

Ausreichend zu trinken ist für alle Menschen wichtig. Anders als bei Unterernährung, deren Auswirkungen sich oft erst nach Wochen zeigen, kann eine mangelnde Flüssigkeitsversorgung binnen Tagen zu schweren Ausfallerscheinungen führen.

Für ältere Menschen lautet der Richtwert 1,5 Liter Flüssigkeit pro Tag. 1,5 Liter entsprechen zirka acht großen oder zehn kleinen Tassen, die über den Tag verteilt getrunken werden sollten. Starkes Schwitzen, Durchfall oder Erbrechen kann den Flüssigkeitsbedarf deutlich erhöhen.

Als Folge der Austrocknung (Dehydration) treten akute Verwirrtheitszustände (Delir) bis hin zum Koma auf. Bei Menschen mit Demenz wird dieser Zustand manchmal als Verschlechterung der Krankheit fehlinterpretiert. Nicht selten werden ältere Menschen mit akuten Verwirrtheitszuständen in Krankenhäuser eingeliefert. Nach wenigen Stunden der venösen Flüssigkeitsgabe sind sie wieder vollständig orientiert.

Mahlzeiten richtig gestalten

Die nervlichen Veränderungen, die eine Demenzkrankheit mit sich bringt, können aus mehreren Gründen zur Unterernährung führen. Das Gefühl für Hunger und Durst geht verloren, und der Warnmechanismus des Körpers, der in lebensbedrohlichen Situationen (dazu gehören auch Verdursten und Verhungern) das passende Verhalten regelt, ist somit außer Kraft gesetzt. Wenn das Körpergefühl keine Orientierung für angemessenes Essen und Trinken bietet, bleiben noch die Mahlzeiten als regelmäßige Anhaltspunkte. Aufgrund der Schädigung des Kurzzeitgedächtnisses verlieren Demenzkranke jedoch die Erinnerung, ob und wann sie gegessen haben. Deshalb benötigen sie Impulse von außen, um das richtige Maß zu finden.

Vergleichsweise unproblematisch ist es, wenn jemand zu häufig essen und trinken möchte. Viel Obst und Gemüse in kleinen Portionen sorgen dafür, dass nicht allzu große Mengen an Kalorien verzehrt werden. Günstig ist es auch, die Mahlzeiten gemeinsam vorzubereiten. Während dieser Zeit werden die Kranken vom sofortigen Essenswunsch abgelenkt und die Zubereitung der Speisen gibt dem Tag eine Struktur.

Wesentlich gefährlicher ist es, wenn Menschen mit Demenz nicht ausreichend Nahrung und Flüssigkeit zu sich nehmen, ein Problem, das im Verlauf der Krankheit leider häufig vorkommt.

Den Appetit anregen

Wenn Menschen mit Demenz nicht essen oder trinken mögen, kann dies viele Ursachen haben. Häufig sind sie jedoch nicht in der Lage, diese genau zu benennen. Umso wichtiger ist es zu klären, ob irgendetwas ihr Wohlbefinden beeinträchtigt. Dies können beispielsweise Schmerzen sein. Auch Verstopfung kann den Appetit dämpfen. Ein wichtiger Faktor ist Stress. Mahlzeiten sollten deshalb nicht direkt nach einer für den Demenzkranken unangenehmen Situation wie beispielsweise Intimpflege angeboten werden.

Denken Sie an den Zahnarzt!

Mit Zahnschmerzen oder einer schlecht sitzenden Zahnprothese kann man nicht gut essen. Demenzkranke sind immer seltener in der Lage, ihre Wünsche und Probleme konkret auszudrücken. Ihre Handlungen können aber Hinweise geben. So kann das recht unappetitlich wirkende Herausnehmen und „Spielen" mit der Prothese darauf hindeuten, dass sie schlecht sitzt, weil der Kieferknochen sich verändert hat. Dann gibt es schmerzhafte Druckstellen, und Essensreste setzen sich unter die Prothese. Planen Sie deshalb regelmäßige Besuche beim Zahnarzt ein.

Gerüche sind erwiesenermaßen besonders appetitanregend. Bei Menschen mit Demenz kann sich allerdings schon in sehr frühem Stadium der Geruchssinn verändern oder verloren gehen. Bekannte Essensgerüche wie „frisches Brot", „frischer Kuchen", „aufgebrühter Kaffee" oder „gegrilltes Fleisch" scheinen bei manchen Kranken jedoch appetitanregend zu wirken. Jahreszeitlich geprägte Gerüche, beispielsweise weihnachtliche Gewürze, können die Esslust und darüber hinaus Erinnerungen an zurückliegende – möglichst positiv besetzte – Ereignisse wachrufen.

Hilfreich kann auch mäßige Bewegung sein. Ein kleiner Spaziergang vor dem Essen bietet Entspannung und regt an. Allerdings soll Bewegung nur den Appetit anregen und nicht müde machen. Hier ist das richtige Maß entscheidend.

Für manche Kranke bietet das Zubereiten von Mahlzeiten Motivation zum Essen. Gemüse putzen, Geräusche und Gerüche, wenn der Deckel auf dem Kochtopf klappert und Fleisch in der Pfanne brutzelt, bereiten auf das nachfolgende Essen vor.

Was beim Einzelnen tatsächlich den Appetit fördert, lässt sich nur durch Ausprobieren herausfinden, und im Krankheitsverlauf kann sich dies wieder ändern. Insofern gibt es keine Patentrezepte, sondern lediglich Erfahrungen anderer, die mit bestimmten Methoden Erfolg hatten.

Essen – so selbstständig wie möglich

Die Gestaltung der Mahlzeiten beeinflusst das Ess- und Trinkverhalten entscheidend. Essen fordert die volle Konzentration des Kranken. „Werkzeuge" – Messer, Gabel und Löffel – müssen korrekt gebraucht werden, Speisen und Getränke als solche erkannt und in die richtige Reihenfolge gebracht werden. Daher stört jede Ablenkung wie laute Geräusche oder Fragen. Im Blickfeld sollten nur die Speisen und Getränke stehen, die gerade verzehrt werden sollen.

Wenn Demenzkranke nicht essen, kann das unter anderem daran liegen, dass sie Nahrungsmittel nicht richtig erkennen. Weiße Milchsuppe in einem weißen Teller auf einer hellen Tischdecke ist schlecht sichtbar. Manchmal löst das Behältnis Irritationen aus. Statt des Joghurtbechers wird eine Müslischüssel eventuell besser akzeptiert.

Häufig wissen die Kranken nicht, was sie mit den farbigen Tellern und den Werkzeugen anfangen sollen. Oft hilft es, ihnen das Besteck in die Hand zu geben und den Teller mit ihrer Portion direkt vor sie zu stellen. Wenn die Verwendung von Messer und Gabel zu schwierig ist, tut es möglicherweise ein Löffel, nachdem das Essen zuvor in mundgerechte Stücke geschnitten wurde. Ist auch das nicht möglich, geht es vielleicht mit den Fingern. Inzwischen gibt es schon Kochbücher für so genanntes Finger-Food. Halbfeste Gemüsestücke, kleine Würstchen, Fischstäbchen oder Brothäppchen sind leicht zu handhaben und bewahren ein Stück Selbstständigkeit.

Susanne F.:

„Die gemeinsamen Mahlzeiten mit meiner Großmutter wurden zunehmend schwierig. Solange es die traditionellen Gerichte mit Kartoffeln, Fleisch und Gemüse gab, ging es noch. Sobald aber etwas Ungewöhnlicheres auf dem Teller lag, fing meine Großmutter an, die ihrer Meinung nach ungenießbaren Dinge auszusortieren. In der ersten Zeit schob sie wenige Kleinigkeiten möglichst unauffällig mit der Gabel an den Tellerrand. Mit Fortschreiten der Krankheit wurden es mehr, und irgendwann sortierte sie das Essen statt mit der Gabel mit den Fingern. Nach einer Mahlzeit lagen alle Reiskörner außerhalb ihres Tellers, jedes einzelne gewissenhaft in die Ecken des Karomusters der Tischdecke platziert. Auf diese Weise bekam sie weder genügend zu essen, noch hatten wir anderen Familienmitglieder Freude daran, bei dem unappetitlichen Schauspiel zuzusehen. Schließlich gab es häufig zwei Mittagsmenüs. Eines, was meine Großmutter nach unseren Erfahrungen ziemlich vollständig und zur Not auch mithilfe der Finger halbwegs ansehnlich essen konnte. Ein anderes für die restlichen Familienmitglieder, das die gewünschte Abwechslung brachte und die anderen Geschmäcker befriedigte. Es ist der Kreativität und dem Können meiner Mutter zu verdanken, dass wir die Mahlzeiten lange miteinander genießen konnten."

Oft können sich Menschen mit Demenz tagsüber besser konzentrieren und daher morgens besser und mehr essen als am Ende des Tages. Deshalb sollten Frühstück oder Mittagessen die Hauptmahlzeit sein.

Für viele Menschen ist die Größe der Portionen entscheidend. Manchen vergeht beim Anblick angehäufter Teller schnell der Appetit, während sie mehrere kleine Portionen problemlos verzehren. Andere haben Sorge, dass knapp bemessene Mahlzeiten nicht für alle reichen und trauen sich nicht, mit Lust zuzugreifen.

Essen und Trinken ist in unserer Tradition ein geselliges Ereignis. Auch Demenzkranken schmeckt es in der Gemeinschaft besser, allerdings nur, wenn das Bild „passt". Das heißt, für alle Personen am Tisch sollte gedeckt sein und allen sollten Speisen zur Verfügung stehen. Essen in Gemeinschaft bietet für die Kranken darüber hinaus den Vorteil, dass sie beim Gegenübersitzenden „abgucken" können, welche Speisen wie zu essen sind. Gemeinschaft kann auch verbal zum Essen und Trinken anregen, denn ein gemeinsames „Prosit!" oder „Guten Appetit!" ist oft wesentlich wirkungsvoller als eine simple Aufforderung zum Essen.

Seien Sie nachsichtig!

Trotz gemeinschaftlichen Essens sollten gute Tischsitten nicht das Maß der Dinge sein. Werden Menschen mit Demenz wegen ihres Verhaltens getadelt, ist es wenig verwunderlich, wenn sie letztlich lieber gar nicht essen.

Manche Demenzkranke können aufgrund innerer Unruhe nicht für eine ganze Mahlzeit ruhig am Tisch sitzen. Ihnen helfen mehrere kleine Mahlzeiten am Tag. Imbisse wie Obst- und Gemüsestücke, vielleicht auch Schokoladenstückchen und Getränke an den Stellen, die sie häufig aufsuchen, regen zum Essen an.

In fortgeschrittenem Stadium kann es trotz aller anderen Bemühungen notwendig sein, den Demenzkranken das Essen anzureichen. Es ist jedoch kaum möglich, jemanden zum Essen zu zwingen. Dann müssen Wege gefunden werden, wie die Kranken stressfrei Nahrung aufnehmen können.

Am einfachsten ist es, den Arm oder die Hand der Kranken vorsichtig mit dem Löffel zum Mund zu führen. Dies löst einen Reflex zum Öffnen des Mundes aus. Wenn das nicht möglich ist, sollte die Pflegeperson neben, nicht vor dem Demenzkranken sitzen und den Löffel langsam zum Mund führen. Ein Löffel, der plötzlich von vorne im Gesichtsfeld des

Kranken auftaucht, ängstigt ihn, sodass er den Kopf wegdreht. Um den Mund zu öffnen, kann es helfen, vorsichtig die Lippen mit einer schmackhaften Flüssigkeit, beispielsweise Honig, zu bestreichen. Wenn Kranke nicht weiteressen mögen, sollten sie dazu nicht gezwungen werden. Es ist hilfreicher, es später noch einmal zu versuchen.

Schluckstörungen beachten

Für Gesunde ist es ein simpler Vorgang: Kauen, die Nahrung mit der Zunge im Mund bewegen, den Speisebrei nach hinten in den Rachenraum befördern und damit den Schluckreflex auslösen, der dafür sorgt, dass Speisen und Getränke in die Speiseröhre und nicht in die Luftröhre gelangen. Für Menschen mit Demenz ist dies anders. Bei einigen nehmen die Fähigkeiten, den Mund zu bewegen und zu schlucken, ab. Dies hat gefährliche Folgen, denn wenn Speisen oder Getränke öfter in die Luftröhre gelangen, kann dies zu schweren Lungenentzündungen führen, an denen die Kranken sterben können.

Wenn während des Essens oder Trinkens Flüssigkeiten aus dem Mund herauslaufen, kann dies ein Hinweise auf Schluckstörungen sein, ebenso Husten oder eine heisere Stimme nach dem Essen. In diesem Fall sollte unbedingt ein Arzt überprüfen, wie schwer die Schluckstörung ist.

Für Menschen mit Schluckstörungen gilt noch mehr als für andere, jegliche Ablenkung während der Mahlzeiten zu vermeiden. Auf keinen Fall sollte man sie während des Essens oder Trinkens zum Sprechen anregen. Zwischendurch zu trinken, um trockene Nahrung herunterzuspülen, ist bei Schluckstörungen besonders riskant. Das führt schneller zum Verschlucken. Stattdessen empfiehlt es sich, Speisen mit einer einheitlichen Konsistenz zu wählen. Um das Schlucken zu erleichtern, können trockene Lebensmittel mit etwas Flüssigkeit angeweicht werden, Brotstückchen beispielsweise in das Getränk einstippen oder Kartoffeln in etwas Soße zerdrücken. Die Getränke sollten nicht zu dünnflüssig sein. Einige Säfte sind von Natur aus etwas dicklich, andere lassen sich mit Quellmittel aus dem Gastronomiefachhandel oder der Apotheke andicken.

Verschlucken lässt sich auch durch eine richtige Körperhaltung – aufrecht und gerade, den Kopf leicht nach vorn – vermeiden.

Wahl von Speisen und Getränken

Wenn sich der Geruchssinn ändert, beeinflusst dies auch den Geschmackssinn. Wer also nicht oder schlecht riechen kann, vermag nicht mehr so gut zu schmecken. Daher bevorzugen viele Demenzkranke intensiver gewürzte Speisen. Geschmack bringen Kräuter, aromatische Öle und Fett, da es Geschmacksstoffe bindet. Vorsicht ist bei Salz geboten. Es kann einerseits für Bluthochdruck verantwortlich sein, andererseits gibt es Medikamente, die als Nebenwirkung eine erhöhte Ausscheidung von Natrium zur Folge haben. Deshalb sollte mit dem behandelnden Arzt die Höhe des Salzkonsums geklärt werden.

Viele Demenzkranke entwickeln eine besondere Vorliebe für süße bis sehr süße Speisen. Auch dies ist vermutlich auf eine Veränderung des Geschmackssinns zurückzuführen. Es kann vorkommen, dass die Kranken alte Lieblingsspeisen auf einmal ablehnen, entweder weil sie ihnen schlicht nicht mehr schmecken oder anders schmecken als früher und deshalb verwirren. Daher ist es falsch, den Kranken nur ihre alten Lieblingsgerichte anzubieten nach dem Motto „Das hast du doch immer so gerne gegessen“. Stattdessen gilt es herauszufinden, welche Speisen sie zum aktuellen Zeitpunkt bevorzugen. Solche Vorlieben können sich im Übrigen während des Krankheitsverlaufs ändern.

Aussehen und Konsistenz der Speisen

Viele bunte Dinge auf Tisch und Teller wecken die Neugier. Selbst wenn die Kranken Speisen als solche nicht mehr erkennen, bevorzugen sie oft farbenfrohes Essen. Gelbe Speisen sind bei vielen besonders beliebt. Tief im Unterbewusstsein ist außerdem eine Ablehnung von grauen und bläulichen Nahrungsmitteln verankert. Dies ist vermutlich ein Selbstschutzmechanismus, der Menschen vor dem Verzehr von verschimmeltem oder verdorbenem Essen warnt. Wenn manche Kranke nur noch breiige Nahrung zu sich nehmen können, ist es daher empfehlenswert, jede Komponente einzeln zu pürieren und auf dem Teller anzurichten, statt alles zusammen zu vermischen. Der dann entstehende graubraune Brei ruft bei vielen Demenzkranken – und nicht nur bei ihnen – eher Ekel als Appetit hervor.

Die Konsistenz von Speisen hat einen großen Einfluss darauf, inwieweit ein Demenzkranker selbstständig essen kann. Vor allem kleine feste Stücke oder Fasern irritieren beim Essen. Ein Demenzkranker ist dann mehr damit beschäftigt, die unterschiedlichen Reize im Mund zu verarbeiten und vielleicht nach seinem Gefühl ungenießbare Teile auszusortieren, als mit dem Essen selbst. Daher sollten sich beispielsweise in Desserts keine Mandelstückchen oder Schokostreusel befinden. Cornflakes in Milch haben einen ähnlichen Effekt, zumal sich einzelne Stücke unangenehm an den Gaumen kleben können. Auch faseriges Gemüse wie Spargel kann Demenzkranke sehr verunsichern. Fischgräten sollten auf gar keinen Fall in Nahrungsmitteln sein, da Kranke sie eventuell nicht als solche erkennen können und deshalb große Unfallgefahr besteht. Empfehlenswert sind Speisen mit einer homogenen Konsistenz, beispielsweise halbweiches Gemüse, zartes Fleisch oder Fisch, Milchprodukte oder Brot mit Aufstrich.

Vorsicht Grapefruit!

Auf Grapefruit und Grapefruitsaft sollte man bei Demenzkranken wegen des leicht bitteren Geschmacks und wegen möglicher Wechselwirkungen mit Medikamenten verzichten.

Wahl der Getränke

Mineralwasser schmeckt vielen Kranken nicht und ist für Demenzkranke nicht unbedingt geeignet. Zum einen führen sehr dünnflüssige Getränke schneller zum Verschlucken, zum anderen bieten Getränke eine gute Gelegenheit, den Nährstoffbedarf zu decken.

Empfehlenswert sind deshalb eher Fruchtsäfte. Allerdings lehnen die Kranken oft säuerliche Getränke wie Apfel- oder Orangensaft ab. Pfirsich-, Birnen-, Bananen- oder Multivitaminsaft schmecken hingegen nicht nur angenehm süß, sie sind auch etwas dickflüssig. In diesem Fall ist auch warme Milch mit Honig und aufgelösten Schmelz- oder Bierhefeflocken eine Alternative.

Kaffee, schwarzer Tee und koffeinhaltige Erfrischungsgetränke sollte man nur mit Vorsicht anbieten. Während sie bei einigen Menschen durch ihre aufputschende Wirkung Unruhezustände und Schlaflosigkeit verstärken, können sie bei anderen beruhigend wirken oder positive durchblutungsfördernde Effekte haben. Zusätzlich können sie den Appetit – und damit die Energieaufnahme – erheblich senken.

Wichtig ist und bleibt vor allem ausreichendes Trinken. Daher gilt in erster Linie die Devise: „Erlaubt ist, was gefällt". Dazu kann auch ein Gläschen Wein, Bier oder Schnaps in geselliger Runde gehören, sofern es bei ein bis zwei Gläsern bleibt.

Vorsicht, wenn Medikamente in Getränke gemischt werden. Diese können einen bitteren Geschmack erzeugen, der dazu führt, dass ein Getränk dann ganz abgelehnt wird.

Nicht zu heiß und nicht zu kalt

Demenzkranke schätzen Temperaturen von Getränken oder Speisen nicht immer richtig ein. Sie merken eventuell nicht, dass sie sich gerade am heißen Kaffee die Zunge verbrennen. Daher müssen bei fortgeschrittener Krankheit die Menschen des Umfelds darauf achten, dass alle Speisen und Getränke eine angemessene Temperatur haben. Alle Speisen auf dem Teller sollten möglichst ähnlich temperiert sein. Viele Demenzkranke lehnen kalte Speisen oder Getränke ab. Dann lohnt der Versuch, Kaltgetränke wie Säfte leicht anzuwärmen. Wenn die Gerichte auf dem Teller beim langsamen Essen zu stark abkühlen, können vorgewärmte Teller verwendet oder mehrere kleine Portionen, die immer wieder warm auf den Teller kommen, angeboten werden.

Die Vorlieben der Kranken als Maßstab

Essen und Trinken bei Demenz erfordert von den Betreuungspersonen viel Fantasie. Das Ziel sollte eine möglichst abwechslungsreiche Ernährung sein. Dabei können auch ungewöhnliche Kombinationen wie gesüßte Soße zu Kartoffeln oder Honig auf dem Fisch helfen. Das Maß sind die Vorlieben der Kran-

Tipps zum Essen

- Berücksichtigen Sie auf jeden Fall die Vorlieben des Kranken.
- Fördern Sie die Selbstständigkeit beim Essen.
- Vermeiden Sie so gut es geht Stress vor und während der Mahlzeiten.
- Versuchen Sie, den Appetit durch körperliche Bewegung und durch das gemeinsame Zubereiten der Mahlzeiten anzuregen.
- Überlegen Sie, wie Ablenkung beim Essen vermieden werden kann.
- Passen Sie die Zubereitungsform der Lebensmittel und das Besteck den Fähigkeiten der Kranken an.
- Es kann vorteilhaft sein, wenn Sie Speisen von einheitlicher Konsistenz anbieten.
- Würzen Sie die Speisen kräftig.
- Sorgen Sie dafür, dass der Kranke ausreichend trinkt.
- Oft ist es sinnvoll, wenn Sie die Getränke andicken und so auch für die Nährstoffzufuhr nutzen.

ken, nicht die Gewohnheiten und Konventionen der Gesunden. Wenn alle kreativen Ideen nichts nützen und Menschen mit Demenz nur eine Speise, beispielsweise Brot mit Honig, bevorzugen, gilt auch hier, ihren Willen zu akzeptieren. Solange sie das Brot selbstständig und mit Lust verzehren, ist dies allemal besser als der Zwang zum Essen von Dingen, die sie ablehnen. Um bei solch einer einseitigen Ernährung Mangelerscheinungen zu vermeiden, empfiehlt es sich, gemeinsam mit dem Arzt eine Lösung für den Ausgleich zu finden, beispielsweise durch Nahrungszusätze oder konzentrierte Trinknahrung.

Essen auf Rädern

Wenn das Kochen zu Hause nicht mehr richtig funktioniert, sind gelieferte Mahlzeiten eine Alternative. Im Angebot sind zwei verschiedene Varianten: wöchentlich gelieferte Tiefkühlkost oder täglich warme Mahlzeiten.

Für Demenzkranke ist Essen auf Rädern als Tiefkühlkost nicht zu empfehlen. Sie müssten selbst daran denken, das Essen aus dem Gefrierschrank zu nehmen, und Geräte bedienen, um die Mahlzeit aufzuwärmen.

Besser geeignet sind tägliche Lieferungen von warmen Mittagessen. Diese sollten möglichst zu der üblichen Essenszeit ankommen. So wird gleichzeitig der Tag strukturiert. Die persönliche Ansprache durch den Lieferanten kann darüber hinaus den Appetit anregen und zum Essen motivieren. Bei der Lieferung von warmem Essen ist die Dauer der Warmhaltezeit ein entscheidender Faktor für dessen Qualität.

Essen auf Rädern bieten die Wohlfahrtsverbände, private Lieferdienste und die meisten Pflegedienste an. Es gibt aber auch Restaurants oder Metzgereien, die einen warmen Mittagstisch vorbeibringen.

Essen auf Rädern kann eine Entlastung sein, wenn das Kochen selbst nicht mehr gelingt. Insbesondere bei alleinstehenden Kranken eignet es sich jedoch nur im frühen Krankheitsstadium. Spätestens wenn es zu Essstörungen kommt, ist eine individuelle Hilfe bei der Ernährung notwendig. Essen auf Rädern kann dann nur selten die notwendige Flexibilität bei der Zusammenstellung und dem Geschmack der Speisen sowie bei den zeitlichen Abläufen bieten. Zudem fehlt in der Regel die nötige persönliche Hilfestellung während des Essens.

PEG-Sonde: Ja oder nein?

Trotz aller Zuwendung, Tricks und Ideen kommt es immer wieder vor, dass Menschen mit Demenz über längere Zeit zu wenig essen und trinken. Oft ohne dies selbst wahrzunehmen, bringen sie sich damit in einen lebensbedrohlichen Zustand. Es wird kontrovers diskutiert, ob in diesem Fall eine so genannte PEG-Sonde (Perkutane Endoskopische Gastroenterostomie) sinnvoll ist. Selbst Experten sind sich uneins, ob das Verweigern von Essen und Trinken ein natürlicher Vorgang zu Beginn der Sterbephase ist, die nicht künstlich verlängert werden sollte, oder ob es sich bei der Sondenernährung im Falle der Demenz lediglich um die Kompensation von Hirnleistungsstörungen handelt, die ausgeglichen werden sollten. Die Entscheidung pro oder contra PEG-Sonde ist immer von der individuellen Situation abhängig und verlangt von Angehörigen, gesetzlichen Betreuern und Ärzten eine wohlüberlegte Entscheidung.

Medizinische Aspekte

Das Legen einer PEG-Sonde erfordert einen kleinen chirurgischen Eingriff. Während einer Magenspiegelung wird durch einen kleinen Schnitt in der Bauchdecke ein dünner Schlauch direkt in den Magen gelegt und dort mit einer kleinen Platte an der Mageninnenwand vor dem Herausrutschen gesichert. Für die Operation ist nur eine örtliche Betäubung notwendig, und schon wenige Stunden danach kann der Kranke die erste Mahlzeit durch die Sonde zu sich nehmen. Genauso einfach wie sie gelegt wurde, kann die Sonde wieder entfernt werden.

Die PEG-Sonde gilt als deutlich unproblematischer als die früher häufiger verwendeten Nasensonden. Vor allem ist es möglich, trotz PEG-Sonde auch auf normalem Wege zu essen. Daher ist es durchaus üblich, um eine akute Unterernährung auszugleichen, zunächst eine PEG-Sonde zu legen. Bei zunehmender Stabilisierung des Gesundheitszustands kann der Patient wieder mit „normalem" Essen beginnen und die Sonde entfernt werden, wenn Kauen und Schlucken ausreichend funktionieren. So gleicht die PEG-Sonde krankheitsbedingte Mangelzustände sinnvoll aus.

Die PEG-Sonde birgt jedoch auch Risiken: Wie bei allen Operationen kann es auch bei einer örtlichen Betäubung zu akuten Nebenwirkungen oder später zu Infektionen und Entzündungen der Wunde kommen. Speziell bei Demenzkranken besteht die Gefahr, dass sie nicht verstehen, was „da am Bauch hängt". Sie versuchen eventuell, den ungewohnten Schlauch zu entfernen und können sich dabei verletzen. Manchmal hilft es, die Wundöffnung samt Sonde mit einem Verband abzudecken. Bei einigen Demenzkranken ist es jedoch notwendig, sie durch Zwangsmaßnahmen (sprich: durch entsprechende Kleidungsstücke oder gar durch Einschränken der Beweglichkeit der Hände) daran zu hindern, den Bauch anzufassen. Unter diesen Umständen ist der Einsatz der PEG-Sonde höchst fragwürdig.

Zu Komplikationen mit der Sonde kann es auch bei der Gabe von Nahrung und Flüssigkeiten kommen. Bei falscher Körperhaltung oder wenn zu viel auf einmal verabreicht wird, kann der Mageninhalt in der Speiseröhre aufsteigen. Das führt häufig zu unangenehmem Geschmack und Gefühl in der Speiseröhre. Schlimmstenfalls gelangen Nahrungsteilchen in die Luftröhre und verursachen so schwere Lungenentzündungen. Aufgrund der Risiken sollte eine PEG-Sonde nicht unbedacht eingesetzt werden, keinesfalls nur, um den Pflegeaufwand zu reduzieren, weil jemand langsam isst und trinkt.

Ethische Aspekte

Grundsätzlich erfordert ein medizinischer Eingriff wie das Legen einer PEG-Sonde die Zustimmung des Patienten. Nicht immer werden demenzkranke Menschen, bei denen die PEG-Sonde eventuell angezeigt ist, diese Zustimmung geben können, da sie sich über den Eingriff und seine Folgen keinen Eindruck mehr verschaffen können. Eine Möglichkeit, für solche Fälle vorab eine Willenserklärung abzugeben, besteht in der Patientenverfügung (→ Seite 286).

Liegt keine Patientenverfügung vor oder ist die aktuelle Situation nicht darin erfasst, muss der Arzt gemeinsam mit Angehörigen und/oder gesetzlichen Betreuern den mutmaßlichen Willen der Patienten erforschen und das richtige Maß zwischen dem therapeutisch Sinnvollen

Wägen Sie sorgfältig ab

Wenn Sie für sich selbst eine Willenserklärung zur PEG-Sonde abgeben möchten, sollten Sie sich sehr differenziert mit dieser Frage befassen. Wie beschrieben, gibt es durchaus sinnvolle Anwendungsgebiete der PEG-Sonde. Wer sie grundsätzlich ablehnt, gefährdet damit eventuell den Erfolg einer Behandlung.

und menschlich Zumutbaren finden. Dies ist bei Demenzkranken oft schwierig. In die Entscheidungsfindung sollte in jedem Fall der allgemeine Gesundheitszustand einfließen. Es ist davon auszugehen, dass ein demenzkranker Mensch nicht ausgerechnet auf Essen und Trinken verzichtet, um sein Leben zu beenden. Um diese Entscheidung zu fällen, muss sich jemand seiner Handlung noch relativ bewusst sein und wird dann vermutlich andere Wege wählen. Wesentlich größer ist die Wahrscheinlichkeit, dass die Betroffenen aufgrund ihrer Demenz nicht mehr in der Lage sind, zu essen oder zu trinken. Eine gute Ernährung ist jedoch die Voraussetzung dafür, um die Gesundheit zu erhalten und diverse schwerwiegende Erscheinungen wie Verwirrtheitszustände und auch Wundliegen zu vermeiden. Somit kann die PEG-Sonde entscheidend zum Wohlbefinden beitragen. Eine PEG-Sonde ist in jedem Fall angebracht, wenn jemand essen oder trinken möchte und dies auch bei ausreichender Hilfestellung nicht selbstständig kann.

Anders ist die Situation, wenn das Lebensende naht. Dann schaltet der Körper „auf Sparflamme“. Das ist ein natürlicher Vorgang. Es reichen wenig Nährstoffe und Flüssigkeit aus. Soweit Untersuchungen dazu überhaupt Aussagen treffen können, sind viele Experten der Auffassung, dass Menschen, die sterben, keinen Hunger oder Durst verspüren. Ihr Zustand ist also nicht vergleichbar mit Verhungern oder Verdursten. Erleichterung schafft Sterbenden eher, wenn Lippen und Mundinnenraum vorsichtig befeuchtet werden, anstatt eine PEG-Sonde zu legen.

Körperpflege und Hygiene

Die Pflege des eigenen Körpers ist eine sehr persönliche Angelegenheit. Wohl kaum jemand möchte sich eingestehen, dass dabei Hilfe nötig ist. Umso wichtiger ist es, die Selbstbestimmung der Kranken über ihren Körper zu respektieren und sie möglichst in die Lage zu versetzen, die Körperpflege so lange es geht eigenständig durchzuführen. Das ist nicht immer leicht. Aber auch hier lassen sich oft mit einfachen Mitteln Probleme lösen.

Körperpflege

Bei der Begleitung von Menschen mit Demenz ist die Unterstützung bei der Körperpflege häufig für alle Beteiligten problematisch. Nicht selten entzünden sich hieran Streit und Konflikte (→ Konflikte, aggressives Verhalten, Seite 192). Damit es nicht so weit kommt, hilft es, einige Aspekte zu berücksichtigen. So kann auch die Körperpflege zu einer angenehmen Erfahrung werden.

Das Hygieneempfinden älterer Menschen unterscheidet sich oft von dem der jüngeren Generation. Wer es aus seiner Jugend gewohnt ist, einmal die Woche zu baden, wird im Alter kaum davon zu überzeugen sein, nun täglich zu duschen. Daher sollten alte Gewohnheiten möglichst beibehalten werden. Demenzkranke Menschen verlieren manchmal das Gefühl für ihre Körperhygiene oder sie sind überzeugt, dass sie sich gerade gewaschen haben. In diesem Fall hilft es, die Körperpflege in Rituale einzubinden: Gesichtspflege nach dem Aufstehen oder ein Badetag am Samstag mit Musik und angenehm duftenden Badezusätzen vor der Entspannung im Ruhesessel. Manche Kranke mögen auch Eincremen oder Massagen nach dem Waschen.

Erwachsene Menschen sind es gewohnt, sich alleine zu waschen. Vielen fällt es nicht leicht, dabei die Hilfe von anderen zu akzeptieren. Hinzu kommen oft Schamgefühle, sich vor anderen Menschen nackt auszuziehen und im Intimbereich berühren zu lassen. Diese Gefühle sollten Pflegende so weit wie möglich berücksichtigen. Manchmal ist es einfacher, wenn eine Pflegekraft gleichen Geschlechts den Kranken hilft. Einigen fällt es leichter, Unterstützung von professionellen Pflegekräften in einer medizinischen Umgebung anzunehmen. Hier empfiehlt sich der Einsatz eines ambulanten Pflegedienstes (→ Seite 209), eventuell kombiniert mit der Tagespflege (→ Seite 218).

Für die Körperhygiene ist es unerheblich, ob jemand duscht oder badet. Der Kranke darf entscheiden, was er lieber tun möchte. Einige fürchten sich vor der Dusche, andere

Nagelpflege durch Profis?

Nagelpflege ist wichtig: Werden Finger- und Zehennägel nicht regelmäßig gepflegt, können sie in die Haut einwachsen, einreißen oder abbrechen und zu Verletzungen führen. Demenzkranke Menschen sind jedoch oft nicht in der Lage, die Nagelpflege selbst durchzuführen. Wenn sich die Kranken dabei nicht gern von Angehörigen helfen lassen, ist die Fußpflege durch Dienstleister eine Alternative. Inzwischen gibt es auch Angebote für Hausbesuche.

haben Angst vor tiefem Wasser und dem hohen Rand der Badewanne. Manche Menschen mit Demenz lassen sich zu einem Bad bewegen mit dem Hinweis, es sei ein ärztlich angeordnetes Heilbad. Bei zunehmenden körperlichen Gebrechen ist Duschen jedoch oft einfacher.

Wenn die Betroffenen Duschen und Baden ablehnen, lassen sie sich vielleicht überzeugen, den Körper mit einem Waschlappen abzuwaschen. Dabei ist es besonders wichtig, dass der Raum gut geheizt ist. Außerdem sollten sich die Kranken bei der Körperwäsche nicht von vornherein komplett ausziehen müssen. Solange der Oberkörper gewaschen und abgetrocknet wird, bleibt der Unterkörper bekleidet oder mit einem Tuch bedeckt; wird der Unterkörper gewaschen, kann der Oberkörper bedeckt sein. Dies kommt dem Schamgefühl der Kranken entgegen und schützt vor dem Auskühlen.

Anleitung reicht oft aus

Einige Menschen mit Demenz waschen sich nur deshalb nicht, weil sie mit den Waschutensilien nicht richtig umgehen können und die Bedeutung einzelner Gegenstände in dem Augenblick nicht zuordnen können. Ihnen hilft es, wenn alles vorbereitet wird. Den Raum heizen, Wasser in die Wanne einlassen, Seife und Shampoo bereitstellen und frische Handtücher und Kleidung hinlegen. So können sich die Kranken ohne die Anwesenheit anderer Personen waschen.

Oft reicht es aus, Menschen mit Demenz bei den Tätigkeiten anzuleiten, ohne die Körperpflege selbst zu übernehmen. So kann die Hilfsperson die Zahnbürste bereits mit Zahnpasta dem Kranken in die Hand geben, verbunden mit der freundlichen Aufforderung, sich die Zähne zu putzen. Gleiches gilt für den Gebrauch von Waschlappen und Handtüchern. Wichtig ist, immer nur eine Anweisung zu geben, also was als Nächstes ansteht. Erst wenn der folgende Schritt erforderlich ist, gibt es den nächsten Hinweis.

Selbst wenn umfangreiche Hilfe bei der Körperpflege nötig ist, sollte die Möglichkeit bestehen, sich wenigstens im Intimbereich selbst zu waschen.

Männer mit Demenz haben oft Schwierigkeiten mit der Nassrasur und verletzen sich. Wenn sie sich bewegen lassen, stattdessen einen Elektrorasierer zu benutzen, können sie das Rasieren lange Zeit selbst übernehmen.

Kleidung

Es kommt vor, dass Menschen mit Demenz ihre Kleidung vernachlässigen, sich nicht der Situation oder Witterung angepasst kleiden oder die Kleidungsstücke in der falschen Reihenfolge anziehen. Sie haben oft vergessen, wann sie was angezogen haben, oder können Situationen nicht richtig einschätzen.

Angehörige können hier helfen, indem sie gemeinsam mit den Kranken zunächst Ordnung im Kleiderschrank schaffen. Je nach Jahreszeit wird Sommer- oder Winterbekleidung an einem anderen Ort verstaut. So fällt die Auswahl zweckmäßiger Kleidung leichter.

Ist die Kleidungsauswahl dennoch schwierig, kann man den Kranken passende Kleidungsstücke in der richtigen Reihenfolge herauslegen. Dabei sollten ihre Vorlieben berücksichtigt werden. Eine Frau, die immer Kleider oder Röcke bevorzugte, wird vermutlich nur ungern Hosen anziehen, Männer, die jahrelang Anzüge trugen, lehnen vielleicht die Jogginghose ab.

Weigern sich Kranke, frische Kleidung anzuziehen, können Angehörige diese über Nacht austauschen. Einige Kranke reagieren allerdings verstört, wenn ihnen über Nacht die Kleidung „gestohlen" wird. In diesen Fällen ist es sinnvoll, mehrere Teile zu kaufen, die aussehen wie die Lieblingskleidung des Kranken. So fällt nicht auf, wenn schmutzige gegen saubere Wäsche getauscht wird.

Schöne Kleidung trägt zum Selbstbewusstsein vieler Menschen bei, und Lob darüber erfreut die meisten. Das gilt auch für Menschen mit Demenz. Kleidung, die sich leicht an- und ausziehen lässt, hilft, ihre Selbstständigkeit zu erhalten. Kleine Knöpfe oder Haken und Schnürsenkel sind ebenso kompliziert zu benutzen wie BHs mit Rückenverschluss. Die schwierige Handhabung von Verschlüssen an der Kleidung kann auch eine Ursache für Inkontinenz oder mangelnde Körperpflege sein. Einfacher sind Reiß- oder Klettverschlüsse und Schuhe zum Hineinschlüpfen.

Muss Schminke sein?

Für viele Frauen gehört das Schminken zu einer vollständigen Bekleidung dazu. Ihnen hilft es, wenn man die Schminkutensilien einzeln reicht und Dosen und Tiegel schon öffnet. Es muss nicht immer das perfekte Make-up sein, etwas Rouge und ein passender Lippenstift genügen oft schon. Schminken hilft Frauen, ihr Selbstwertgefühl und ihr Interesse am eigenen Körper zu erhalten.

Blase und Darm: Wenn die Kontrolle nicht mehr sicher klappt

Wenn jemand seinen Harn oder Stuhl nicht halten kann, sprechen Mediziner von Inkontinenz. Relativ viele ältere Menschen leiden unter Harninkontinenz, Stuhlinkontinenz tritt wesentlich seltener auf. Wenn erwachsene Menschen unbeabsichtigt Urin verlieren oder sich einnässen, ist es für viele Angehörige unangenehm, einige empfinden vielleicht sogar Ekel (→ Seite 191). Noch unangenehmer ist es jedoch für die Betroffenen selbst. Sie schämen sich und versuchen, das Missgeschick zu verbergen.

Bei demenzkranken älteren Menschen kommt Inkontinenz häufig vor. Allerdings muss man genau die Ursachen dafür unterscheiden. Manche Kranke schaffen es einfach nicht, schnell genug die Kleidungsstücke auszuziehen. Viele nässen nur deshalb ein, weil sie den Weg zur Toilette nicht finden oder die Toilette nicht benutzen können, etwa weil sie diese nicht als solche erkennen oder nicht wissen, dass sie den Deckel anheben müssen.

Susanne F.:
„Im Badezimmer meiner Großmutter stand zwischen WC und Badewanne seit Jahren eine Wäschekiste aus weißem Plastik mit Deckel für Schmutzwäsche. Eines Morgens entdeckte meine Mutter, dass meine Großmutter in der Nacht statt der Toilette die Wäschekiste für ihre Notdurft benutzt hatte. Es gab mehrere Wiederholungen, bis wir begriffen, dass die Wäschekiste in den Augen meiner Großmutter nicht mehr von der Toilette zu unterscheiden war: Ein weißer Kasten mit Deckel, genau in der richtigen Höhe, um sich daraufzusetzen. Nachdem die weiße Wäschekiste gegen eine blaue ausgetauscht wurde, die nicht mehr neben der Toilette stand, war das Problem behoben."

Die anderen Ursachen lassen sich ebenfalls einfach beheben. Wichtig ist eine ausreichende Beleuchtung, auch in der Nacht. Wenigstens der Weg vom Schlafzimmer zum Bad und das Bad selbst sollten nachts sicher beleuchtet sein. Auf dem Flur helfen oft schon kleine Nachtlämpchen oder Leuchtstreifen, die den Weg zum Bad markieren. Die Badtür sollte mit gut lesbarer Schrift, Symbolen oder einem Foto gekennzeichnet sein. Alle Haushaltsmitglieder können sich angewöhnen, den Toilettendeckel geöffnet zu lassen. Praktische Kleidung mit Klettverschlüssen oder elastischen Bündchen erleichtert das Ausziehen.

Um Hektik zu vermeiden, sollten die Kranken regelmäßig, zirka alle zwei Stunden, zur Toilette gehen. Auch hierfür sind Rituale hilfreich, etwa der regelmäßige Toilettengang nach den Mahlzeiten. Damit die Harninkontinenz nicht nachts auftritt, kann man vorbeugen, indem man zwar tagsüber viel, am Abend aber weniger trinkt. Vor dem Zubettgehen sollten Menschen mit Neigung zur Inkontinenz keine harntreibenden Lebensmittel wie Spargel, Tomaten, Meerrettich, Thymian- oder Nierentee zu sich nehmen.

Wenn solche Maßnahmen keine Abhilfe schaffen, sollte ein Arzt untersuchen, ob die Inkontinenz medizinische Gründe hat, beispielsweise wegen einer Harnwegsentzündung. Auch einige Medikamente verursachen Inkontinenz.

Inkontinenzhilfen sorgsam aussuchen

Bei regelmäßiger Inkontinenz sollten Sie Hilfsmittel wie Inkontinenzeinlagen oder -hosen (Windeln) in Betracht ziehen. Sie erleichtern nicht nur die Pflege, sie geben auch den Kranken mehr Freiheit. Die Inkontinenzhilfen müssen für den jeweiligen Bedarf passend sein. Sind sie zu groß, behindern sie beim Gehen, sind sie zu klein, sitzen sie unangenehm. Über Nacht muss eventuell mehr Flüssigkeit aufgefangen werden als am Tag. Zu den passenden Hilfsmitteln beraten Sanitätshäuser oder Ärzte, die diese Hilfsmittel verschreiben können (→ Krankenversicherung, Seite 240). Recht neu sind so genannte Pants. Sie sehen auf den ersten Blick aus wie eine Unterhose, sind jedoch ähnlich saugstark wie eine Inkontinenzhose und lassen sich bequem selbst an- und ausziehen.

Ist das Missgeschick passiert, sollten die Betroffenen nicht zusätzlich durch abfällige Äußerungen beschämt werden. Hilfreicher ist eine sachliche Haltung, mit der Angehörige beim Waschen und Wechseln der Kleidung helfen. Bei Inkontinenz ist die Körperpflege besonders wichtig. Die Kranken sollten den Intimbereich möglichst bald mit warmem Wasser waschen, gründlich abtrocknen und anschließend frische Kleidung anziehen.

Die verschmutzte Kleidung oder Bettwäsche sollte entweder direkt gewaschen oder in einem Behälter geruchsdicht gelagert werden.

Manche Menschen mit Demenz versuchen auf alle erdenklichen Weisen, ihre Inkontinenz zu verbergen. Dann wird auch schon einmal die eingenässte Bettwäsche im Schrank versteckt. Andere kennen dieses Schamgefühl nicht. Dafür trocknen sie die benutzten Vorlagen auf der Heizung. In diesen Fällen sind Angehörige gefordert, taktvoll mit der Situation umzugehen und diskret für einen hygienischen Mindeststandard zu sorgen.

Bei häufiger Harninkontinenz sollten Möbel einen Schutz erhalten. Für das Bett gibt es Einlagen, die die Matratze trocken halten. Teppiche werden besser gegen pflegeleichte Bodenbeläge wie PVC oder Linoleum ausgetauscht. Sie lassen sich einfach reinigen und vermindern so die Geruchsbildung.

Blasenkatheter nur im Ausnahmefall

Ein Blasenkatheter ist ein dünner Schlauch, der entweder durch die Harnröhre oder durch die Bauchdecke in die Blase geschoben und dort mit einem flüssigkeitsgefüllten Ballon gehalten wird. Der Urin wird in einem Beutel gesammelt, der regelmäßig geleert werden muss. Das Legen des Katheters sollte nur von Ärzten oder besonders qualifizierten Pflegekräften (nur bei Harnröhrenkatheter) durchgeführt werden. Trotz aller Vorsicht können Keime in die Blase eindringen und zu Entzündungen führen. Ein weiteres Problem besteht darin, dass manche Demenzkranke versuchen, den Katheter herauszuziehen und sich dabei selbst verletzen. Wurde der Katheder durch die Harnröhre geführt, können die Betroffenen darüber hinaus während dieser Zeit nicht mehr wie üblich die Toilette benutzen, was zu einem Verlust an Selbstständigkeit führt.

Tag und Nacht gestalten

Jeder Mensch sehnt sich nach persönlicher Anerkennung und sucht Sinn in dem, was er tut. Dies gilt auch für Demenzkranke. Gerade wenn die geistigen Fähigkeiten nachlassen, brauchen sie Anregungen für den Tag, die Erfolgserlebnisse schaffen. Nach einem erfüllten Tag kann dann eine ruhige Nacht folgen.

Struktur für den Tag

Viele demenzkranke Menschen sind sehr unruhig. Sie laufen umher, beginnen Tätigkeiten, ohne sie zu beenden, oder wollen zu unpassenden Zeiten das Haus verlassen. Diese Unruhe kann ihre Ursache unter anderem darin haben, dass Demenzkranke sich den Ablauf des Tages nicht genau vorstellen können. Um den richtigen Zeitpunkt für den Spaziergang nicht zu verpassen, stehen sie deshalb vielleicht schon Stunden oder Tage vorher im Mantel ausgehbereit vor der Haustür.

Grundsätzlich sollte der Tag eines demenzkranken Menschen immer im gleichen Rhythmus ablaufen. Für Gesunde mag dies langweilig erscheinen, den Kranken vermittelt ein regelmäßiger Tagesablauf Orientierung und Sicherheit. Die Mahlzeiten bieten dafür wichtige Eckpfeiler. Sie sollten nach Möglichkeit immer zu den gleichen Zeiten stattfinden und ausreichend Zeit für Essen und Trinken lassen. Zwischen den Mahlzeiten sollten körperliche Aktivitäten und Phasen der Ruhe und Entspannung wechseln.

Die Kranken sollten wissen, was für den Tag geplant ist. Solange sie Wörter noch lesen und verstehen können, bietet eine Checkliste eine hilfreiche Orientierung. Schon das Erstellen der Checkliste kann ein Ritual im Tagesablauf sein. Morgens, vielleicht nach dem Frühstück, überlegen Kranke und ihre Betreuungskräfte, was für den Tag ansteht. Dazu können auch Wünsche für das Mittagessen gehören. Alles wird auf einem großen Zettel oder einer Tafel gut lesbar und in der richtigen Reihenfolge aufgeschrieben. Diese Liste wird an einem festen Ort, beispielsweise im Flur oder an der Kühlschranktür, aufgehängt. Darauf lässt sich abhaken, was bereits erledigt wurde.

Eine Liste zum Abhaken hilft Demenzkranken bei der Orientierung

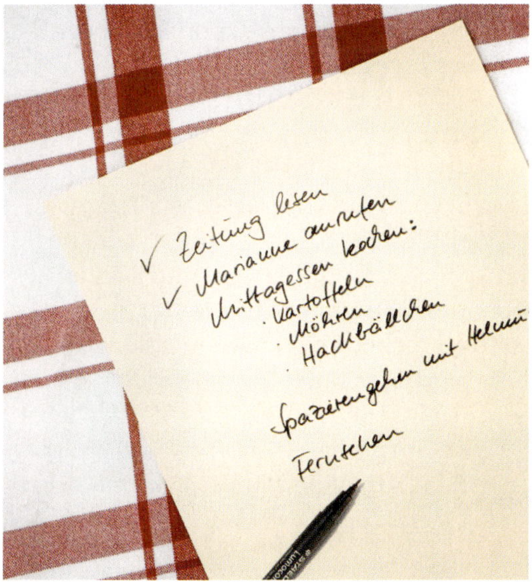

Ebenso wichtig wie ein regelmäßiger Tagesablauf sind gleichbleibende Personen, die sich um die Kranken kümmern. Es muss sich nicht unbedingt dieselbe Person den ganzen Tag bei dem Kranken aufhalten. Für Menschen mit Demenz ist es jedoch einfacher, wenn sie eine Aktivität immer mit derselben Person in Verbindung bringen können.

Diese Zuordnung funktioniert auch dann, wenn ein Kranker sich die Namen der Betreuungskräfte nicht mehr merken kann. Die Schwester kommt jeden Morgen und hilft beim Waschen. Mit einem freundlichen jungen Mann geht es zum Spaziergang oder Einkaufen.

Jahreszeitlich bedingte Feste, die der Kranke aus seiner Jugendzeit kennt, etwa Ostern, Erntedankfest, Weihnachten oder auch Karneval, bieten vielfältige Gelegenheiten, Tage oder Wochen zu gestalten.

Aktivitäten am Tag

Was am Tag unternommen wird, sollte von den Vorlieben und Wünschen der Kranken abhängen. Die einen beschäftigen sich lieber mit ruhigen Tätigkeiten, andere mögen es aktiver. Während des Tages sollten sich Phasen der Ruhe und Entspannung mit körperlicher Aktivität abwechseln. Die meisten Tätigkeiten machen gemeinsam mit anderen mehr Spaß.

Manche Menschen mit Demenz sind vielleicht unruhig oder teilnahmslos, weil sie einfach nicht wissen, was sie tun können. Sie brauchen Anregungen von anderen. Hier ist die Fantasie der Betreuungspersonen gefragt. Viele Demenzkranke geben recht früh ihre langjährigen Hobbys auf, da sie sie nicht mehr so ausüben können wie früher und so ständig Misserfolge ernten. Sie zeigen dafür vielleicht Interesse für etwas ganz Neues. Die folgenden Beispiele können Anregungen für die Gestaltung des Tages bieten.

Arbeiten in Haus und Garten

Arbeiten in Haus und Garten bieten vielfältige Möglichkeiten, die Fähigkeiten des Kranken zu nutzen. Gartenarbeit empfiehlt sich besonders, weil sie viele Sinne anspricht und die Bewegung gut tut. Ist kein Garten vorhanden, reichen vielleicht die Balkonkästen und Blumentöpfe. Je weiter die Krankheit fortschreitet, desto einfacher und monotoner können die Tätigkeiten sein. So wird der Kranke zwar gefordert, aber er erhält auch stets ein Erfolgserlebnis. Die Mithilfe bei diesen Arbeiten befriedigt das Bedürfnis der Kranken, „nützlich“ zu sein. Zudem regt körperliche Arbeit den Appetit an und führt zu erholsamem Schlaf.

Susanne F.:

„Wenn meine Großmutter ihren berühmten Butterkuchen buk, war das immer eine große Angelegenheit. Die Backaktion gab es mehrmals im Jahr, immer wenn viele Gäste oder Helfer auf dem Hof zu erwarten waren. Schon Stunden, bevor es richtig losging, wurde in Küche und Esszimmer geheizt, was die Öfen hergaben. Dann ging es daran, die Zutaten abzuwiegen, aufzuwärmen und große Mengen an Hefeteig zu produzieren. Überall standen Bleche und alle im Haus mussten darauf achten, dass der umsorgte Teig keine Zugluft bekam, während er aufging. Schon jetzt roch alles nach Butter und Hefe. Dann kamen die ersten Bleche in den Ofen und der Duft wurde noch intensiver. Selbst auf dem Hof und auf der Straße war er zu riechen. Wenn wir dann mit großer Begeisterung über die noch warmen Kuchenplatten herfielen, stand meine Großmutter stolz daneben. Als meine Großmutter verwirrter wurde, hatte meine Mutter immer große Sorge, dass etwas schiefgehen könnte. So bekam ich die Aufgabe, meiner Großmutter beim Backen zu helfen. Zu unserer Überraschung gelangen die Kuchen immer, selbst als die Krankheit schon weit fortgeschritten war und sie vieles nur noch mit meiner Hilfe erledigen konnte. Natürlich waren es dann nicht mehr 15 Bleche, sondern nur noch ein oder zwei, aber spätestens wenn es in der warmen Küche nach Hefeteig roch, war meine Großmutter wieder ganz die Alte. So hatten wir schöne gemeinsame Stunden, an deren Ende wir stolz unser Werk vorzeigen und probieren lassen konnten."

Reden und Lesen

Die sprachlichen Fähigkeiten von demenzkranken Menschen sollten regelmäßig trainiert werden, sonst verkümmern sie schnell. Anlässe zum Reden und Erzählen kann unter anderem ein Erinnerungsalbum (→ Erinnerungen nutzen, Seite 146) bieten. Solange Kranke sich noch in der Realität der Gesunden orientieren können, ergeben sich durch eine gemeinsame Zeitungslektüre zahlreiche Anknüpfungspunkte zum Gespräch. Hilfreich ist es, interessante Artikel vorzulesen oder deren Inhalte zusammenzufassen. Dabei wird die Information über den neuen Schützenkönig im Ort vermutlich mehr interessieren als der Streit um den Posten des Bundeskanzlers. Auch vorgelesene Geschichten erfreuen viele Menschen.

Sport und Bewegung

Gemeinsames Spazierengehen ist eine ideale Freizeitbeschäftigung für ältere Menschen, auch bei Demenz. Täglicher Kontakt der Haut mit Sonnenlicht ist wichtig für die Gesundheit. Reize wie Kälte, Wärme und Wind oder auch mal Regen oder Schnee regen die Sinne an. Darüber hinaus kräftigt jede Art von Bewegung die Muskulatur und verbessert die Koordination – wichtig, um Stürzen vorzubeugen.

Ist das Wetter zu schlecht oder ein Spaziergang zu anstrengend, wäre Sitzgymnastik eine Alternative. Ein- oder mehrmals am Tag bringt schon leichte Bewegung – gern am geöffneten Fenster – den Kreislauf in Schwung. Musik kann dabei zusätzlich aufmuntern. Um die Koordination zu fördern, können „Igelbälle“ hin- und hergerollt werden. Für Wurf- und Greifübungen bietet sich ein Luftballon an, da er sich nicht so schnell bewegt und gut zu sehen und zu greifen ist.

Musik und Tanz

Die meisten alten Menschen sind mit Volksliedern groß geworden, jüngere Jahrgänge erlebten in ihrer Jugend Swing und Rock. An diese Lieder beziehungsweise Songs können sie sich auch noch erinnern, wenn sie ihre Sprache schon fast verloren haben. Daher freut viele Menschen mit Demenz gemeinsames Singen oder wenn die bekannten Stücke von der Schallplatte, CD oder Kassette abgespielt werden. Auch volkstümliche Hitparaden in Radio oder Fernsehen sind beliebt. Allerdings sollte nicht einfach den ganzen Tag das Radio dudeln, eventuell noch mit moderner Popmusik. Diese Geräuschkulisse stört meistens. Musik, zu bestimmten Zeiten bewusst eingesetzt, kann stattdessen gute Stimmungen erzeugen oder zu Aktivitäten anregen.

Manche Kranke haben Spaß daran, selbst Musik oder Töne zu erzeugen. Mit Rhythmus- und Klanginstrumenten lassen sich Lieder begleiten (→ Seite 92).

Musik regt auch zum Tanzen an. Insbesondere Menschen, die über lange Jahre getanzt haben, freuen sich darüber, sich in den Armen des Partners zum Takt der Musik zu bewegen. Einige Alzheimer Gesellschaften organisieren Tanz-Cafés, die nebenbei auch Kontakte zu anderen Betroffenen schaffen. Ist Tanzen zu anstrengend, reichen oft Schunkelbewegungen im Sitzen.

Vergessen Sie die Männer nicht!

Pflege ist weiblich. Meistens sind es jüngere Frauen, die ältere Frauen betreuen und pflegen. So wundert es nicht, wenn in der Fachliteratur immer dieselben Hinweise für „sinnvolle" Beschäftigungen zu finden sind. Mandalas malen, Knopfkisten zum Fühlen und Greifen und immer wieder Hausarbeit wie Kartoffeln schälen oder Handtücher falten. Alles mit dem Hinweis, möglichst Beschäftigungen aus dem Alltag der Demenzkranken auszuwählen. Aber was ist mit den Männern? Nur eine Minderheit von ihnen wird vor der Krankheit begeistert im Haushalt geholfen haben. Sie waren stattdessen wohl eher im Fußballstadion, beim Schrauben am Auto oder in der Werkstatt zu finden. Deshalb brauchen sie auch als Demenzkranke die richtigen Herausforderungen. Wie wäre es also mit Rasen mähen, Auto polieren, Holz bearbeiten, in der schmutzigen Werkzeugkiste kramen oder dem Treiben auf einer Baustelle zugucken?

Malen

Mit Farben und Formen lassen sich Gefühle ausdrücken, die nur schwer in Worte zu fassen sind. Daher nutzen viele Menschen mit Demenz gerne dieses Medium. Eine besondere Form des Malens sind Mandalas. Dabei handelt es sich um geometrische Formen, die zu einem Kreis angeordnet sind und sich zum Mittelpunkt ausrichten. Das Ausmalen der Formen von außen nach innen soll helfen, sich zu konzentrieren und die eigene Mitte zu finden. Inzwischen gibt es im Buchhandel zahlreiche Malblöcke mit Vorlagen für Mandalas.

Ist für den Kranken der Umgang mit Pinsel oder Buntstiften zu schwierig, eignen sich große Kreidestücke vielleicht besser. Oft reicht es schon, die Stifte aus der Packung zu nehmen und dem Kranken in die Hand zu geben.

Fingerfarben bieten besondere Erlebnisse. Die kräftigen Farben, an den Fingern die kühle Farbe und den Maluntergrund zu spüren, das regt die Sinne und die Fantasie an. Besonders gut geeignet zum Bemalen sind raue Materialien wie Leinenstoffe, die sich mit den Fingern gut fühlen lassen.

Gesellschaftsspiele

Gesellschaftsspiele sind schöne Anlässe für gemeinsame Aktivitäten. Über das Spiel finden auch Personen zueinander, die sonst nicht recht wissen, wie sie miteinander umgehen sollen. Wichtig sind nicht so sehr die Regeln, sondern die Freude am Spielen. Empfehlenswert sind einfache Karten- oder Brettspiele, die die Kranken seit Jahren kennen und die einzelne Aktionen erfordern, weniger strategisches Denken.

Auch Kinder können sich mit einer solchen Beschäftigung alten oder demenzkranken Menschen nähern. Oft gefallen ihnen die gleichen Spiele und sie können so miteinander sehr viel Spaß haben.

Fernsehen und Video?

So wie viele gesunde Menschen auch, sehen die meisten Menschen mit Demenz gerne Filme, bevorzugt alte, die sie schon lange kennen. Nehmen Sie die Lieblingsfilme auf Video oder andere Speichermedien auf, sodass die Kranken sie immer wieder ansehen und genießen können. Allerdings gibt es Demenzkranke, für die Fernsehen überhaupt nicht geeignet ist. Wenn sie an Wahnvorstellungen leiden, ordnen sie die Figuren aus dem Fernseher als reale Personen im Raum ein. Die Folge: Angst oder Aggressionen. Grundsätzlich gilt für den Fernseher dasselbe wie für das Radio. Er sollte nicht den ganzen Tag laufen, sondern gezielt genutzt werden.

Ruhe für die Nacht

Manche Demenzkranke machen die Nacht zum Tag. Dies birgt in vielerlei Hinsicht Probleme. Nachts gibt es weniger Möglichkeiten der Ansprache und Beschäftigung für die Kranken. Das Unfallrisiko steigt aufgrund der Dunkelheit und der fehlenden oder geringeren Beaufsichtigung. Zudem stören nachtaktive Demenzkranke die anderen Haushaltsmitglieder und bringen sie um den notwendigen Schlaf. Daher ist es für alle Beteiligten wichtig, dass die Nacht Erholung bietet.

Susanne F.:

„Natürlich merkten wir, dass meine Großmutter immer vergesslicher wurde. Unser langjähriger Hausarzt meinte, sie würde halt alt und tüdelig. Damit müssten wir uns abfinden. Im Verlauf der Krankheit wurde meine Großmutter sehr unruhig, vor allem nachts. Vom Hausarzt gab es keine großartige Untersuchung, sondern ein Fläschchen mit Beruhigungstropfen. Die sollte sie bekommen, wenn es zu schlimm mit der Unruhe würde. Damit wir nachts ruhig schlafen konnten, gab es abends, ein Löffel-

chen Schnaps'. In der Nacht war meine Großmutter dann tatsächlich etwas ruhiger. Dafür dämmerte sie dann aber nur über den Tag und konnte sich kaum orientieren. Auch mit der Vergesslichkeit war es an Tagen mit Beruhigungstropfen besonders schlimm. Damals, in den 80er-Jahren, war über die Krankheit wenig bekannt. Heute weiß ich, dass man mit der richtigen Therapie einen besseren Weg hätte finden können."

Eine grundlegende Voraussetzung für guten Schlaf ist genügend Aktivität am Tag, denn wer tagsüber viele Stunden schläft oder döst, wird kaum Ruhe in der Nacht finden.

Manche Menschen mit Demenz erkennen den Unterschied zwischen Tag und Nacht nicht mehr richtig. Dann hilft es, die Eigenarten von Tag und Nacht stärker zu betonen. Tagsüber sollte es hell sein – durch viel Tageslicht, gegebenenfalls unterstützt durch eine intensive Beleuchtung – und es sollte „Leben in der Wohnung" geben. Nachts hingegen sollte es beispielsweise durch dicke Vorhänge wirklich dunkel und ruhig werden. Bewährt haben sich Einschlafrituale wie die Tasse heiße Milch mit Honig vor dem Zubettgehen.

Beruhigungsmittel sind in der Regel langfristig nicht geeignet, um einen erholsamen Schlaf zu bringen. Diese Medikamente wirken über Tag oft nach, verstärken die Verwirrung und machen schlapp und müde. So kommen die Kranken tagsüber nicht richtig in Gang, und abends werden sie dann nicht müde. Damit führen Beruhigungsmittel oft in einen Teufelskreis.

Auch andere Medikamente können den Tag-Nacht-Rhythmus negativ beeinflussen. Daher sollte bei anhaltenden Schlafstörungen der Arzt befragt werden.

Stehen Demenzkranke während der Nacht auf, sollte das oberste Ziel sein, jegliche Aufregung zu vermeiden, denn dann wird das Einschlafen nur umso schwieriger. Hilfreicher ist es, ein ruhiges Gespräch zu führen und Gefühle der Kranken ernst zu nehmen (→ Wertschätzung und Verständnis, Seite 148). Unter Umständen ist es einfacher, ihrer Aktivität ein Ziel zu geben, beispielsweise gemeinsam einen Tee zu kochen und zu trinken, zur Toilette und danach in Ruhe wieder zu Bett zu gehen.

Soziales Umfeld

Manche Familien mit Demenzkranken neigen dazu, sich aus dem gesellschaftlichen Umfeld zurückzuziehen, entweder aus Scham vor unpassendem Verhalten oder aus Sorge vor Überforderung. So wird den Kranken und Angehörigen die Möglichkeit einer willkommenen Abwechslung genommen, Gewohnheiten müssen verändert werden.

Gesellschaftliche Kontakte

Die meisten Familien mit Demenzkranken pflegen regelmäßigen Kontakt zu Verwandten, Freunden, Arbeitskollegen und Nachbarn. Diese Begegnungen sind sowohl für die Kranken als auch für ihre Angehörigen wichtig. Sie bieten Abwechslung, können festgefahrene Situationen entspannen und für pflegende Angehörige eine zeitliche Entlastung bedeuten.

Am einfachsten ist es, bisherige Gewohnheiten beizubehalten. Es kommt Besuch, man geht gemeinsam essen oder einkaufen und bleibt für ein Schwätzchen mit den Nachbarn im Hausflur stehen.

Je weiter die Krankheit fortschreitet, desto größer ist die Wahrscheinlichkeit, dass die Kranken sich nicht der Situation angemessen verhalten. Ihnen fallen Namen nicht ein, sie sagen ihre Meinung ohne Rücksicht auf anwesende Personen oder behaupten Dinge, die nicht nachvollziehbar sind.

Walter P., 64 Jahre:
„Ich war mit meiner Frau einkaufen. Als wir das Geschäft verließen, erkannte sie mich plötzlich nicht mehr. Sie fragte, wer ich sei und ich solle sie in Ruhe lassen. Je mehr ich sie beruhigen wollte, desto mehr Leute guckten komisch. Ich wusste überhaupt nicht, wie ich die Situation klären konnte. In dem Aufruhr wandte sich meine Frau zum Gehen, drehte sich dann aber noch einmal um. Sie sah mich und sagte: ‚Ach, da bist du ja, Walter. Komm, lass uns nach Hause gehen‘."

Als beste Strategie erweist sich, Menschen, mit denen die Kranken regelmäßig zusammentreffen, über die Krankheit aufzuklären. Hilfreich sind dabei kleine Broschüren oder Informationsblätter über die demenzielle Erkrankung, die einige Ärzte und Alzheimer Gesellschaften kostenlos abgeben.

Solche Bemühungen stoßen nicht immer sofort auf Verständnis, denn viele Betroffene können ihre Krankheit in der Öffentlichkeit lange überspielen. Menschen, die den Kranken nur gelegentlich begegnen, merken so nicht, dass diese sich oder ihre Umwelt verzerrt wahrnehmen. Wer jedoch einmal für die Anzeichen der Demenz sensibilisiert ist, wird sie schneller erkennen und angemessen reagieren können.

Susanne F.:
„Seit einiger Zeit beschuldigte meine Großmutter uns, ihr Geld gestohlen zu haben, obwohl es sich nach einigem Suchen in ihren diversen Verstecken wiederfand. Diese Anschuldigungen blieben aber nicht nur in der Familie. Bei ihren Spaziergängen im Dorf erzählte sie den Nachbarn, wir würden sie bestehlen und mein Vater wolle ihren Hof verkaufen. Für die Leute gab es wenig Anlass, meiner Großmutter nicht zu glauben. Uns gegenüber benahmen sich die Nachbarn plötzlich distanziert, einige stellten auch komische Fragen nach der Zukunft des Hofes. Wir verstanden das zunächst gar nicht. Erst nachdem jemand sich traute, die Anschuldigungen meinen Eltern gegenüber konkret zu benennen, wurde vieles klar. Mein Vater hat sich mächtig über seine Mutter geärgert. Es hat lange gedauert, unseren Ruf im Dorf wiederherzustellen, denn damals waren demenzielle Krankheiten kaum bekannt."

Viele Angehörige fürchten sich vor einem auffälligen Verhalten in der Öffentlichkeit. Um diese für sie beschämenden oder schwierigen Situationen zu vermeiden, verzichten sie sehr früh darauf, mit den Kranken das Haus zu verlassen. Manche Alzheimer Gesellschaften wie die Alzheimer Gesellschaft Bochum haben dafür eine Lösung für Angehörige und Betreuer entwickelt: Eine Visitenkarte mit dem Hinweis, dass der Begleiter demenzkrank ist und sich daher ungewöhnlich verhält. Eine solche Karte kann in einer kritischen Situation schnell die Hintergründe darstellen, ohne dass längere Erklärungen notwendig sind. Allein die Sicherheit, für Notfälle diese Karte dabeizuhaben, ermutigt viele Angehörige, die Kranken lange Zeit mit in die Öffentlichkeit zu nehmen.

Beispiel einer Visitenkarte

> **Ich bitte um Verständnis!**
> Mein/e Angehörige/r ist dement (verwirrt)
> und verhält sich daher ungewöhnlich.
> Wenn Sie mehr Informationen möchten,
> wenden Sie sich bitte an uns.
>
> **ALZHEIMER GESELLSCHAFT BOCHUM e. V.**
> Tel. 02 34/33 77 72
> www.alzheimer-bochum.de

Im fortgeschrittenen Krankheitsstadium ist es für den Menschen mit Demenz einfacher, wenn Besuch ins Haus kommt. Dabei sollte die Zahl der Gäste beschränkt sein – auf eine oder zwei Personen –, da die Kranken sich nur schwer auf mehrere unterschiedliche Gesprächspartner konzentrieren können. Die Besucher sollten wissen, wie man Menschen mit Demenz angemessen begegnet. Pflegende Angehörige sollten solche Besuche gezielt nutzen, um selbst auszuspannen oder in Ruhe das Haus zu verlassen.

Kinder und Menschen mit Demenz

Angehörige und Eltern betrachten es oft mit gemischten Gefühlen, wenn Kinder Demenzkranken begegnen. Die Erfahrung zeigt jedoch, dass Kranke und Kinder oft ein völlig unproblematisches Verhältnis zueinander haben. Insbesondere Kleinkinder scheinen „auf einer Wellenlänge“ mit den Kranken zu liegen. Sie merken oft gar nicht, dass die Kranken sich ungewöhnlich verhalten, und spielen gemeinsam stundenlang.

Ältere Kinder merken dagegen sehr schnell, dass etwas nicht stimmt. Statt ihnen eine heile Welt vorzugaukeln, sollten Eltern mit ihren Kindern über die Krankheit und ihre Auswirkungen reden. Dabei helfen kindgerechte Informationsbroschüren oder Bücher (→ Literaturtipps, Seite 290). Auch Kinder können lernen, wie sie mit dem Kranken umgehen können. Oft verhalten sie sich dabei sogar geduldiger als Erwachsene.

Leben die Kinder in einem Haushalt mit den Kranken, ist es wichtig, ihnen trotz der Sorge um den Kranken genügend Aufmerksamkeit zukommen zu lassen.

Manchmal ist es Kindern höchst peinlich, wenn Freunde zu Besuch kommen und sich die Kranken ausgerechnet dann besonders unpassend verhalten. Hier sind die Eltern gefragt: Sie sollten ihr Kind ermutigen, den Freunden die Krankheit und das seltsame Verhalten zu erklären. Auch die Lehrer sollten in Kenntnis gesetzt werden, wenn in der Familie eines Schülers ein Mensch mit Demenz lebt, damit sie gegebenenfalls Rücksicht auf besondere Belastungen des Kindes nehmen können. Manche Lehrer erklären sich bereit, dieses Thema im Unterricht anzusprechen.

Tiere als Therapeuten

Tiere können eine sehr positive Wirkung auf Menschen mit Demenz haben: Sie hören geduldig zu, auf Berührungen reagieren viele mit Wohlbehagen und können dies unmittelbar spiegeln. So können Tiere einen Zugang in die Welt der Demenzkranken finden, der gesunden Erwachsenen häufig verwehrt bleibt.

Tiere bringen jedoch nicht nur Freude, sondern auch eine sinnvolle Aufgabe und mehr Aktivität in das Leben der Kranken. Schließlich müssen sie sich um Futter und Auslauf für das Tier kümmern und den Stall oder das Klo sauber halten.

Angehörige sollten allerdings nicht einfach in der nächsten Zoohandlung ein beliebiges Tier besorgen. Zunächst müssen sie klären, ob der Kranke überhaupt Tiere mag. Wer als Gesunder kein Verhältnis zu Tieren aufbauen konnte oder sich sogar vor ihnen fürchtete, dem wird ein Tier im Verlauf einer Demenzerkrankung wenig bieten können. Auch die Geschmäcker sind verschieden, ein Hundeliebhaber muss nicht unbedingt Katzen mögen.

Die Tierhaltung hat jedoch nicht nur positive Seiten, denn sie bedeutet eine zusätzliche Verantwortung. Das Tier darf nicht unter der Krankheit seines Halters leiden. Bei fortschreitender Demenz

Welches Tier?

Welches Tier geeignet ist, hängt von vielen Faktoren ab. Abgesehen davon, dass die Haltungsbedingungen den Bedürfnissen des Tieres angemessen sein müssen, sollte das Tier den Kranken zusagen. Das lässt sich am besten durch den Besuch eines Tieres testen, bevor ein eigenes ins Haus kommt.

Das Tier der Wahl sollte eher ruhig sein und sich gerne streicheln lassen. Dies trifft besonders auf ältere Tiere zu. Neben Hunden und Katzen eignen sich Kaninchen, Meerschweinchen und eventuell Singvögel.

müssen also andere dafür sorgen, dass es regelmäßig Futter bekommt, der Hund ausgeführt, die Katzentoilette oder der Käfig sauber gemacht wird.

Ist die Tierhaltung nicht möglich, bietet eventuell ein Kuscheltier einen kleinen Ersatz, wenn es den Vorlieben des Kranken entspricht und sich so ähnlich anfühlt und aussieht wie sein Lieblingstier. Ein Vorteil: Dieses Kuscheltier kann auch mitkommen, wenn der Kranke in eine Pflegeeinrichtung umziehen muss. Inzwischen arbeiten aber auch einige Pflegeeinrichtungen bewusst mit Haustieren.

Gefährliches Verhalten

Angehörige sollten Demenzkranke grundsätzlich darin bestärken, lieb gewordene Dinge so lange wie möglich beizubehalten, und sie dabei unterstützen. Eine Ausnahme gilt für Verhaltensweisen, die nicht nur die Kranken, sondern auch ihre Mitmenschen gefährden. Dies betrifft vor allem das Autofahren und den Umgang mit Feuer. Hier sind Angehörige und Betreuungskräfte gefordert, Menschen mit Demenz von diesen Tätigkeiten abzuhalten.

Rauchen und offenes Feuer

Wie tragische Beispiele zeigen, haben Hausbewohner zu Recht Angst davor, dass durch unvorsichtiges Hantieren mit Feuer ein Brand entsteht. Einige Maßnahmen in der Wohnung (→ Wohnung gestalten, Seite 133) wie eine Herdsicherung und Rauchmelder bieten einen gewissen Schutz, dennoch bleibt offenes Feuer für die Kranken und andere gefährlich. Wenn überhaupt, sollten Menschen mit Demenz Feuer nur unter Aufsicht anzünden – noch besser ist es, alle Kerzen und Streichhölzer aus dem Haushalt zu entfernen. Ein Kamin lässt sich hinter einem Vorhang oder einer Holzwand verbergen, damit er nicht mehr zum Feuer machen reizt.

Geräte mit offener Flamme, beispielsweise Gasherde oder Gasthermen zur Warmwasserbereitung, sollten gegen elektrische ausgetauscht werden.

Besonders schwierig ist es, Feuer zu vermeiden, wenn die Kranken rauchen. Gelegenheitsraucher vergessen das Rauchen relativ schnell, sobald sie keine Rauchutensilien im Haushalt finden. Wer jedoch jahrelang regelmäßig geraucht hat, reagiert darauf mit Unruhe. Diese Menschen sollten dann nur unter Aufsicht rauchen. Wenn das nicht umsetzbar ist, sollten wenigstens an vielen Stellen in der Wohnung große Aschenbecher stehen, die als solche eindeutig erkennbar sind. Streichhölzer zum Anzünden sind tabu. Sie brennen weiter, wenn sie fallen gelassen werden. Besser geeignet sind Feuerzeuge.

Das Schlafzimmer muss eine rauchfreie Zone sein. Dort ist die Gefahr besonders groß, dass die Kranken mit brennender Zigarette einschlafen und Wäsche und Möbel in Brand geraten.

Bei Rauchern mit Demenz ist es sinnvoll, schwer entflammbare Kleidung, Bodenbeläge und Stoffe für Bettwäsche, Möbel und Gardinen anzuschaffen. Sie geraten nicht gleich in Brand, wenn glühende Asche oder eine brennende Zigarette darauf fällt. Außerdem sollten Papier- und Abfallkörbe aus Metall bestehen und regelmäßig geleert werden.

Langfristiges Ziel sollte es sein, Demenzkranken das Rauchen abzugewöhnen. Sind keine Zigaretten im Blick, vergessen viele recht schnell, dass sie rauchen wollten. Um Entzugserscheinungen zu mildern, helfen beispielsweise Nikotinpflaster.

Auto fahren

Schon zu Beginn der Demenz wird Autofahren gefährlich. Die Reaktionsfähigkeit nimmt ab, und gefährliche Situationen wie spielende Kinder am Straßenrand werden nicht richtig eingeschätzt. Daher müssen demenzkranke Menschen das Autofahren aufgeben.

Für die Betroffenen ist dies nicht einfach, sie vermissen mit dem Auto einen wichtigen Bestandteil ihrer Selbstständigkeit. In den Städten lässt sich das fehlende Auto durch öffentliche Verkehrsmittel kompensieren. In diesem Fall sollten Angehörige die Kranken rechtzeitig an die Nutzung von Bus und Bahn gewöhnen und auf ihre Vorteile – Bequemlichkeit, keine Parkplatzprobleme – hinweisen. In dünner besiedelten Regionen bedeutet der Verzicht auf das Auto jedoch einen großen Verlust an Mobilität.

Die Kranken meinen oft, dass sie selbstverständlich noch Auto fahren können. Solange nichts passiert, sind sie davon überzeugt, dass sie ihr Fahrzeug sicher beherrschen. Umso wichtiger ist es, dass ihre Mitmenschen sie auf die Gefährlichkeit ihres Handelns hinweisen.

Wenn entsprechende Hinweise von den Angehörigen nichts nutzen, haben Anordnungen von „Respektspersonen" wie dem Hausarzt oder einem uniformierten Polizisten oft eine nachhaltigere Wirkung.

Der TÜV überprüft durch eine kostenpflichtige Untersuchung die Fahrtüchtigkeit. Fällt das Ergebnis negativ aus, wird der Führerschein eingezogen. So eine Maßnahme kann aus psychologischer Sicht sinnvoll sein, um den Kranken „schwarz auf weiß" zu verdeutlichen, dass sie nicht mehr fahrtüchtig sind. Allerdings ist es für sie eventuell deprimierend, den Test nicht zu bestehen.

Halten Menschen mit Demenz hartnäckig an ihrem Wunsch zum Autofahren fest, bleibt nur, das Auto zu verkaufen oder fahruntüchtig zu machen. Der Verkauf ist die radikalste Lösung. Den Kranken können die Angehörigen erzählen, der Wagen hätte zur Inspektion gemusst und es seien kostspielige Reparaturen notwendig gewesen. Sieht der Kranke das Auto eine Weile nicht, wird er es vergessen. Eine andere Möglichkeit besteht darin, die Batterie des Autos abzuklemmen. Es gibt Demenzkranke, die sehr zufrieden stundenlang im Auto sitzen und so tun, als würden sie fahren.

Wird das Auto auch noch von anderen gebraucht, ist der einfachste Weg, den Autoschlüssel sicher aufzubewahren und das Auto außerhalb des Sichtfelds der Kranken abzustellen, beispielsweise nicht vor dem Haus, sondern in einer Seitenstraße zu parken.

Probleme mit dem Verzicht auf das Autofahren wird es vermutlich nur in der ersten Krankheitsphase geben. Angehörige und Betreuungskräfte sollten den Kranken in dieser Zeit viel Verständnis entgegenbringen. Um den Mobilitätsverlust aufgrund der eigenen Fahruntüchtigkeit gering zu halten, sollten ihnen möglichst viele Gelegenheiten für Ausflüge und Fahrten geboten werden. Manche Menschen genießen es, chauffiert zu werden, oder fahren gerne in Begleitung mit der Straßenbahn. So ist die Erfahrung für sie nicht ganz so schmerzlich.

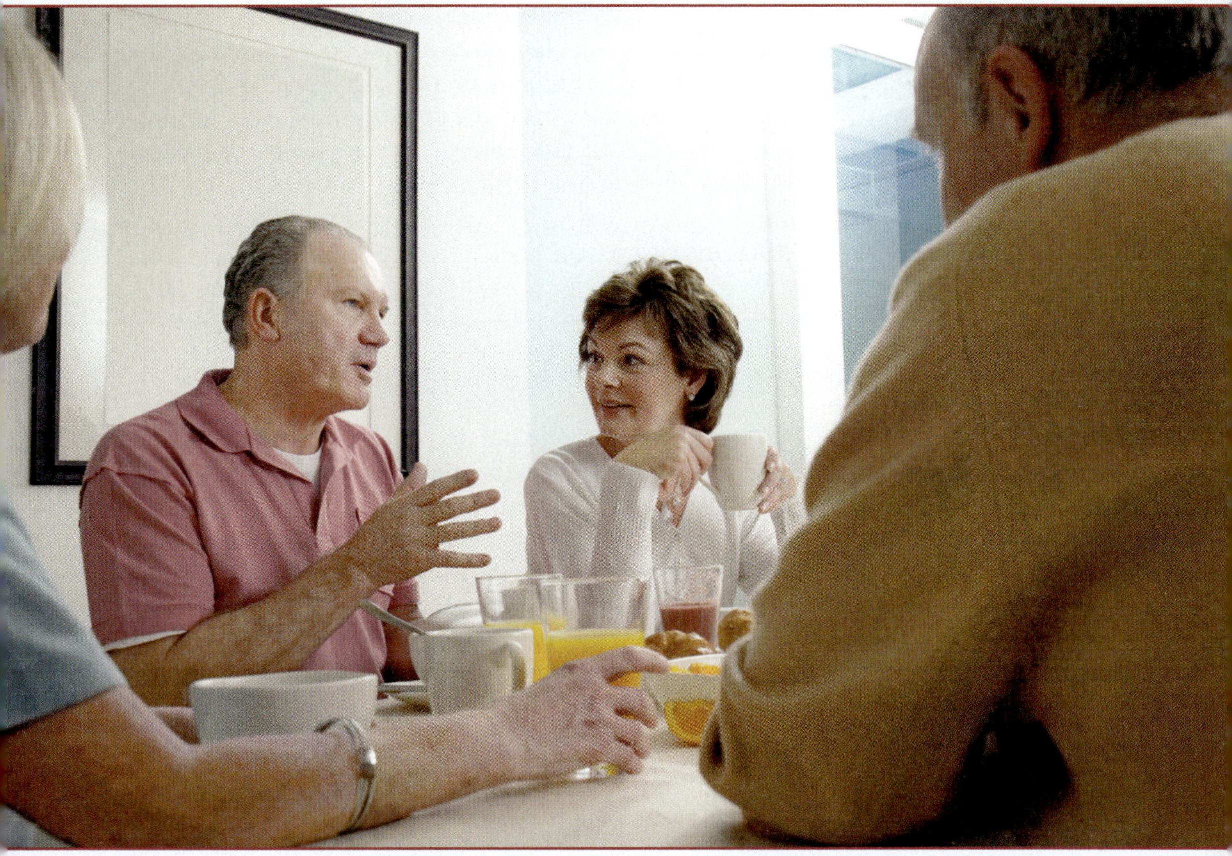

Konflikte erkennen und bewältigen

Die Pflege eines Menschen mit Demenz stellt eine große Herausforderung für die Angehörigen dar. Wer jahrelang, oft rund um die Uhr, für jemanden sorgt, kommt irgendwann an die Grenzen seiner Belastbarkeit. Wann diese Grenzen erreicht sind, ist je nach Persönlichkeit unterschiedlich. In Beratungsgesprächen und Gesprächsgruppen kommen aber immer wieder typische Situationen zur Sprache, die als besonders belastend empfunden werden. Eine Lösung zu finden, ist nicht immer einfach, denn sie muss wiederum zur individuellen Situation passen.

Die täglichen Herausforderungen

Die Überschriften der folgenden Abschnitte charakterisieren verschiedene Erlebnisse oder Gefühle, die Angehörige von Demenzkranken in Gesprächen schilderten. Es handelt sich um fiktive Formulierungen von Aussagen, die so oder ähnlich vielfach vorkommen. Damit wollen wir Anregungen geben, die Angehörigen vielleicht helfen können, die eine oder andere Situation besser zu bewältigen.

„Ständig verliert sie etwas und behauptet dann, wir hätten sie bestohlen."

Der Schlüssel ist weg, das Geld wurde „gestohlen". Die Kranken durchwühlen und durchsuchen stundenlang Schränke und Kisten. Für alle Beteiligten wird die Situation richtig stressig, wenn Zeitdruck herrscht, etwa weil in wenigen Minuten ein Arzttermin ansteht. Dann brechen Hektik und Chaos aus, weil jetzt sofort Handtasche oder Geldbörse gefunden werden müssen.

Niemand weiß, wie Menschen mit Demenz wirklich ihre Umwelt wahrnehmen. Vielleicht hilft Ihnen das folgende Gedankenspiel: Schon öfter sind in letzter Zeit Dinge, die Ihnen gehören, verschwunden. Also haben Sie das, was Ihnen besonders am Herzen liegt, beispielsweise die Handtasche, gut weggeräumt. Jetzt brauchen Sie die Tasche und sie ist weg. Dabei sind Sie sich sicher, dass Sie die Tasche, hinten in der Schublade mit der Unterwäsche versteckt haben. Aber da ist sie nicht. Um ganz sicherzugehen, suchen Sie auch noch in den Schubladen darüber und darunter. Die Handtasche bleibt verschwun-

Deshalb sollten Sie möglichst mehrere Bezugspersonen in die Betreuung einbinden. Am besten sprechen Sie vertraute Menschen aus der Familie oder dem Freundeskreis an. Viele Kranke gewöhnen sich nach einiger Zeit an eine regelmäßig kommende Betreuungskraft, sofern es sich immer um dieselbe handelt. So können Sie bei Bedarf auch über längere Zeit das Haus verlassen und finden Entlastung nach manch nervenaufreibender Stunde.

„An manchen Tagen ekele ich mich davor, ihn überhaupt anzufassen."

Ekel und Scham sind Gefühle, die jedem Menschen angeboren sind – ein Selbstschutzmechanismus der Natur. Deshalb ist es ganz normal, wenn diese Empfindungen bei der Pflege eines Menschen auftauchen. Um besser damit klarzukommen, sollten Sie sich bewusst machen, was genau diese Gefühle bei Ihnen auslöst. Denn wenn Sie die Ursache nicht kennen und möglichst auch beheben, können diese Emotionen, die von einzelnen Situationen ausgehen, den gesamten Umgang mit dem Kranken belasten.

Der Geruch und der Anblick verschmutzter Windeln oder Geschlechtsteile sind nicht angenehm. Nicht jeder kann es ertragen, täglich damit konfrontiert zu sein. Die richtigen Techniken und Hilfsmittel, die Sie beispielsweise bei einem Pflegekurs (→ Seite 201) kennenlernen können, verschaffen Ihnen etwas Erleichterung. Scheuen Sie sich aber nicht, sich einzugestehen, dass Sie den täglichen Kontakt mit Exkrementen nicht ertragen. Eine Lösung könnte sein, für die Toilettengänge und Hygiene einen ambulanten Pflegedienst (→ Seite 209) zu beauftragen.

Einige Pflegende berichten, dass sie mit Ausscheidungen „untenrum" nur wenige Probleme haben. Dafür empfinden sie Speichel, Erbrochenes, Sabbern beim Essen oder Nasenschleim als umso unangenehmer. Auch hier gilt es, sich diesem Anblick nicht ständig auszusetzen. Manchmal hilft es schon, wenn Sie den Kranken regelmäßig dazu ermuntern, sich mit einem Papiertaschentuch den Mund und die Nase abzuwischen. Die Mahlzeiten sollten Sie so zubereiten und präsentieren, dass der Kranke sie problemlos zu sich nehmen, kauen und schlucken kann (→ Essen so selbstständig wie möglich, Seite 156).

Ekel kann aber auch eine tiefere Ursache haben. Wenn Ihr Verhältnis zu dem Demenzkranken schon immer angespannt oder ein Körperkontakt schon seit Jahren tabu war, ist es verständlich, wenn die Körperpflege schwierig wird. Verschaffen Sie sich Klarheit, ob Sie wirklich aus eigenem Antrieb die Pflege übernommen haben. Vielleicht waren es gesellschaftliche Konventionen, der Druck der Familienangehörigen oder Sie sind ohne weitere Überlegung einfach in die Pflegesituation „hineingerutscht“ (→ Entscheidungen, Seite 108). Wenn Sie spüren, dass Sie die Pflege des Angehörigen aus persönlichen Gründen belastet, sollten Sie ernsthaft prüfen, ob Sie diesen Zustand über längere Zeit aufrechterhalten wollen. Überlegen Sie, möglichst auch im Familienrat, ob nicht jemand anderes wenigstens Teile der Pflege übernehmen kann.

„Dann fängt er an zu schreien und schlägt um sich.“

Viele Angehörige kennen Situationen, in denen der Kranke plötzlich schreit und sich teilweise mit enormen Kräften zur Wehr setzt. Oft sind es scheinbar harmlose Konstellationen, die Schreie oder Wutausbrüche auslösen: Die demenzkranke Frau steht vor ihrem Ehemann in deren gemeinsamer Wohnung und schreit ihn an, er solle sofort das Haus verlassen. Ein Mann beginnt, bei jedem Versuch, ihm zum Baden die Hose auszuziehen, zu brüllen.

Machen Sie sich bewusst, dass diese Ausbrüche in den seltensten Fällen aus böser Absicht geschehen und sich nicht gegen Sie als Person richten. Schreien und körperliche Gewalt sind aus der Sicht der Kranken oft der letzte Weg, sich in der Welt, in der sie sich ständig missverstanden und gegen ihren Willen behandelt fühlen, auszudrücken.

Im akuten Fall von Aggressionen sollten Sie in erster Linie Ruhe bewahren. Wut und körperlicher Gewalt sollten Sie möglichst keinen Zwang entgegensetzen. Wenn ein demenzkranker Mensch zum Beispiel unbedingt das Haus verlassen möchte, ist es besser, ihn zunächst gehen zu lassen. Begleiten Sie ihn ein Stück und versuchen Sie dann, ihn abzulenken und zum Umkehren zu bewegen. So lässt sich die Situation recht schnell und für beide Seiten stressfrei zu einem Ende bringen. Hätten Sie den Kranken mit Gewalt am Verlassen des Hauses gehindert, wäre seine Furcht vermutlich angestiegen und hätte sich auch in Gewalt Ihnen gegenüber äußern können.

Manchmal kann es auch hilfreich sein, den Kranken bei einem Wutausbruch für kurze Zeit allein zu lassen. So hat er Zeit, sich wieder zu beruhigen, was oft nach wenigen Minuten der Fall ist. Für Sie selbst ist die eigene Sicherheit das höchste Gebot. Es nützt niemandem, wenn Sie bei einer Auseinandersetzung verletzt werden. Halten Sie sich in brenzligen Situationen deshalb einen Fluchtweg frei und bringen Sie sich im Zweifelsfall in Sicherheit, bevor Schlimmeres passiert.

Die Ursache aggressiven Verhaltens ist meistens Angst. Um Wutausbrüche und Aggressionen zu vermeiden, müssen Sie herausfinden, was diese Ängste verursacht. Beobachten Sie deshalb genau, in welchen Situationen aggressives Verhalten (→ Seite 69) oder Ängste zum Vorschein kommen. Dies können auch Wahnvorstellungen sein (→ Orientierung in der Wohnung, optische Täuschungen, Seite 130). Schwierige Situationen entstehen oft im Zusammenhang mit der Körperpflege. Vieles lässt sich dabei durch eine angemessene Hilfe entschärfen (→ Körperpflege, Seite 167).

Schreien kann auch Ausdruck körperlicher Beschwerden sein. Demenzkranke können oft nicht mehr genau zuordnen, was ihnen Schmerzen bereitet, oder sie sind schlicht nicht mehr in der Lage, dieses mitzuteilen. Deshalb sollten Sie im Zweifelsfall den Kranken ärztlich untersuchen lassen, ob versteckte Krankheiten oder Verletzungen sein Wohlbefinden beeinträchtigen. Häufig sind beispielsweise Zahnschmerzen die Ursache.

„Sobald ich aus dem Haus bin, habe ich Angst, dass meine Mutter hinausläuft und ein Unfall passiert."

In einer Phase der Krankheit haben viele Menschen mit Demenz einen starken Bewegungsdrang und „wandern". Dieses Wandern (→ Seite 68) mag auf die Wohnung beschränkt sein, kann aber auch nach draußen führen. Es gibt Fälle, in denen sich Betroffene wie selbstverständlich in die Straßenbahn setzen und am anderen Ende der Stadt landen. Ein solches Umherirren ist häufig nicht so ziellos, wie viele denken. Hinter dem Aufbruch steckt oft eine ganz bestimmte Absicht, die die Kranken nur während des Weges völlig vergessen.

Bewegungsdrang drückt auch körperliches Unwohlsein aus. Demenzkranke können oft nicht mehr genau beurteilen, ob und wo sie Schmerzen haben, spüren aber Linderung, wenn sie sich bewegen. Oder sie wandern, weil sie sich langweilen oder orientierungslos sind.

Lassen Sie das Wandern so weit wie möglich zu. Wenn Sie versuchen, diesen Tatendrang zu unterbinden, müssen Sie damit rechnen, dass die Aktivität in Aggressivität umschlägt. Andererseits können Sie natürlich nicht rund um die Uhr auf den Kranken aufpassen. Versuchen Sie deshalb, das Wandern so sicher wie möglich zu gestalten – in der Wohnung können Sie einiges dazu beitragen (→ Wohnung gestalten, Seite 128). Je nach Lage ist es auch möglich, den Kranken gefahrlos allein an die frische Luft zu lassen, beispielsweise durch einen direkten Zugang zum gesicherten Garten.

Wenn der Kranke sein Ziel vergisst, hilft es manchmal, in der Wohnung Orte des „Ankommens" zu schaffen. Das kann ein Stapel Wäsche im Wohnzimmer sein oder der geöffnete Werkzeugkasten in der Küche. Dort gibt es etwas zu tun, sodass der Weg an ein Ziel gelangt, auch wenn dies ursprünglich ein anderes war. Außerdem sollten Sie die wichtigen Räume der Wohnung, wie das Bad, mit großen Schriftzeichen, Symbolen oder Bildern kennzeichnen. Das erleichtert die Orientierung.

Niemand kann von Ihnen erwarten, dass Sie den Kranken 24 Stunden am Tag beobachten und aufpassen, dass weder ihm noch seiner Umwelt etwas zustößt. Auch wenn Sie alles Erdenkliche unternommen haben, um die Wohnung sicher zu gestalten, kann ein Unfall geschehen. Für diese Fälle sollten Sie eine Haftpflichtversicherung abschließen (→ Seite 272).

Holen Sie die Nachbarn ins Boot

Sollte der Kranke öfter das Haus verlassen, dann informieren Sie die Nachbarn und eventuell auch die Geschäftsleute in der Umgebung darüber. Erklären Sie die Auswirkungen der Demenz und bitten Sie sie, ebenfalls ein Auge auf Ihren Angehörigen zu haben. Im Bedarfsfall können sie den Kranken nach Hause begleiten oder Ihnen wenigstens Bescheid sagen, dass er gerade alleine umherirrt.

Deponieren Sie für den Notfall einen Zettel mit seinem Namen und Ihrer Telefonnummer in seinem Mantel oder in der Handtasche. Wenn Sie nicht sicher sein können, dass er diese Dinge mitnimmt, ist ein Armband, beschriftet mit den wichtigsten Informationen, eine Alternative. Falls der Vermisste unauffindbar bleibt und Sie doch einmal die Polizei rufen müssen, kann ein griffbereites aktuelles Foto des Kranken die Suche erleichtern.

Den Kranken über längere Zeit einzuschließen oder im Bett oder Rollstuhl anzubinden, ist in der Regel keine Lösung, sondern ein massiver Eingriff in die Freiheit und das Selbstbestimmungsrecht des Kranken. Selbst wenn es zu seinem eigenen Schutz geschieht, muss von Rechts wegen das Vormundschaftsgericht solch einer Maßnahme zustimmen (→ Betreuungsrecht, Seite 278). Da die Kranken oft erhebliche Ängste und Stress erleiden, wenn sie eingeschlossen werden, sollten Sie zuerst alle anderen Mittel ausschöpfen, um das Weglaufen auf ein für alle Beteiligten erträgliches Maß zu reduzieren.

„Seit ich meine Frau pflege, bin ich viel allein."

Wer mit einem Demenzkranken zusammenlebt und sich intensiv um ihn kümmert, läuft Gefahr, seine eigenen sozialen Kontakte zu verlieren. Oft fängt es damit an, dass Einladungen von Freunden und die üblichen Gelegenheiten zum Ausgehen wie die wöchentliche Skatrunde nicht wahrgenommen werden. Die Begründung ist naheliegend: „Ich kann sie/ihn doch nicht allein zu Hause lassen." Wenn Sie allerdings ständig absagen, dürfen Sie sich nicht wundern, dass irgendwann niemand mehr fragt, ob Sie Lust auf einen Besuch oder eine gemeinsame Unternehmung haben.

Im Anfangsstadium der Krankheit können Sie Ihren Angehörigen noch mitnehmen, und Sie sollten alte Gewohnheiten zum Ausgehen möglichst lange beibehalten. Bei Besuchen sollten Sie den Gastgeber und die anderen Gäste über die Krankheit informieren und ihnen einige Tipps zum Umgang mit dem Demenzkranken geben. Dazu gehört zum Beispiel, langsam, aber nicht zu laut zu sprechen, den Kranken nicht mit undifferenzierten Fragen oder Bitten zu überfordern und nicht persönlich gekränkt zu sein, wenn er sich ungewöhnlich verhält oder äußert.

Manchmal ist es für Sie beide besser, wenn der Kranke zu Hause bleibt. Damit er sich dort nicht alleine fühlt und dann möglicherweise unruhig wird oder gefährliche Dinge tut, ist es sinnvoll, eine Betreuung zu organisieren. Vielleicht gibt es innerhalb der Familie oder in der Nachbarschaft jemanden, den der Kranke kennt und mag? Wenn sich niemand im Bekanntenkreis findet, fragen Sie bei Pflegediensten, Wohlfahrtsverbänden oder Kirchengemeinden nach einer Betreu-

Denken Sie auch an sich!

Für Ihr eigenes Wohlbefinden ist es außerordentlich wichtig, dass Sie von der Pflege auch mal abschalten können. Nur wenn es Ihnen selbst gut geht, haben Sie die Kraft, sich um den Kranken zu kümmern. Versuchen Sie deshalb, wenigstens ausgewählte Außenkontakte aufrechtzuerhalten.

ungsperson – es muss nicht unbedingt eine voll ausgebildete Pflegekraft sein. Ein Zivildienstleistender oder eine ehrenamtliche Kraft mit gutem Geschick im Umgang mit Demenzkranken ist oft ebenso geeignet (→ Betreuungsdienste, Seite 207). Wenn Sie in Ihrem Bekanntenkreis niemanden haben, mit dem Sie über Ihren Alltag mit dem Demenzkranken und Ihre Sorgen reden können, empfiehlt sich der Besuch eines Gesprächskreises für pflegende Angehörige (→ Gesprächskreise, Seite 200).

„Manchmal könnte ich sie packen und schütteln."

Wenn zum fünfundzwanzigsten Mal dieselbe Frage kommt oder der Kranke sich wiederholt heftig wehrt, frische Wäsche anzuziehen, ist irgendwann der Punkt erreicht, an dem Angehörige „ausrasten" möchten. Eine solche Reaktion ist völlig verständlich, denn es ist eine große seelische Belastung, Demenzkranke ständig um sich zu haben. Solche heftigen Reaktionen signalisieren auch, dass Sie an den Grenzen Ihrer Leistungsfähigkeit angekommen sind. Gerade in dieser bestimmten Situation und durch die Anspannung, die sich über eine längere Zeit aufgestaut hat, braucht es nur noch einen kleinen Anstoß, um herauszubrechen. Umso wichtiger ist es, dass Sie eine solche Entwicklung möglichst frühzeitig erkennen und abwenden können.

Zunächst sollten Sie sich immer wieder verdeutlichen, dass das meiste, was der Kranke sagt oder tut, nicht gegen Sie als Person gerichtet ist. Für den Kranken ist sein Handeln in seiner Welt vielleicht schlüssig, aber mit der Realität der Gesunden hat dies oft nichts zu tun: Im Laufe der Demenz wird auch das sprichwörtliche „Fünkchen gesunden Menschenverstands" irgendwann verloren gehen.

Wenn eine akute Situation eskaliert, hilft es vielen Menschen, sich daraus zurückzuziehen. Versuchen Sie, einfach mal durchzuatmen und zählen Sie bis zehn. Vielleicht hilft es Ihnen auch, wenn Sie für kurze Zeit den Raum verlassen. Geben Sie sich und auch dem Kranken Zeit, sich wieder zu beruhigen.

Beobachten Sie, ob es immer ähnliche Situationen sind, in denen Sie an Ihre Grenzen stoßen. Manchmal schaukeln sich Gefühle hoch. Wenn Sie beispielsweise schon mit Schrecken an das bevorstehende Baden denken, bemerkt der Kranke Ihre Anspannung. Er wird dadurch zusätzlich verunsichert und erst recht Schwierigkeiten bereiten. Wenn an Ihrer Stelle eine andere Person das Baden übernimmt, können alle Probleme plötzlich verschwunden sein.

Ermöglichen Sie sich Auszeiten. Das kann eine Stunde konzentrierter Bastelarbeit oder eine Partie Computerschach sein. Auch Entspannungstechniken wie Autogenes Training können helfen – oder was immer Ihre Gedanken von der Pflege ablenkt. Manchmal verschafft auch ein gemeinsamer Spaziergang mit dem Kranken Ausgleich, wenn der Spaziergang für Sie wirklich ein Genuss ist. Entlastend wirkt häufig auch, wenn Sie mit anderen Menschen über Ihre Sorgen und Probleme sprechen können (→ Gesprächskreise, Seite 200).

Gönnen Sie sich etwas!

Langfristig sollten Sie sich zwischendurch immer wieder Gutes gönnen. Wissenschaftliche Studien haben bewiesen, dass Demenzkranke wesentlich ruhiger und entspannter sind, wenn ihre Bezugsperson ausgeglichen ist. Alles, was für Sie Entspannung und Erholung bedeutet, nutzt deshalb auch dem Kranken.

Lassen Sie sich von Kritik aus dem Verwandten- oder Bekanntenkreis nicht aus der Ruhe bringen. Diese haben oft gar keine Vorstellung davon, was es heißt, Tag für Tag für einen Demenzkranken da zu sein. Sie bekommen nur kurze Lebensausschnitte des Kranken mit. Gerade bei Besuch wird er sich besonders anstrengen, sodass alles „normal" aussieht, und sobald alle weg sind, bricht die Fassade wieder in sich zusammen. Da sind dann Vorwürfe über unsaubere Kleidung oder eine unaufgeräumte Küche schnell im Raum. Manchmal hilft es, wenn Sie die Kritiker stärker in die Pflege einbeziehen. Wer einmal den Alltag mit einem Demenzkranken selbst erlebt hat, wird Ihre Leistung mit ganz anderen Augen sehen.

Lassen Sie sich auch nicht beirren, wenn Sie professionelle Hilfe ins Haus holen oder den Kranken zeitweise oder auf Dauer in eine stationäre Einrichtung geben. Nur Sie allein können sagen, wann Ihre Grenzen erreicht sind. Wenn Sie erschöpft und ausgebrannt sind, können Sie auch dem Kranken nicht mehr helfen und ihm ist mit der Hilfe anderer besser gedient.

„Es ist wie ein Tod auf Raten."

Die Trauer um einen Angehörigen mit Demenz ist anders als bei schwerer Krankheit, Sterben und Tod vieler anderer Menschen. Der Abschied zieht sich über viele Jahre hin und es ist von Anfang an klar, wie die Krankheit enden wird. Auf dem Weg dorthin müssen Sie sich von vielen lieb gewonnenen Facetten des Kranken verabschieden, beispielsweise von seiner Sprechweise und seinem Witz, von der gemeinsamen Zukunft und von der Persönlichkeit, die Sie über Jahre, oft Jahrzehnte kannten. Nicht nur für den Kranken, sondern auch für Sie ist dies ein schwer zu ertragender Verlust. Haben Sie keine Scheu, darüber zu trauern.

Es kann gut sein, dass Sie sich zu Lebzeiten des Kranken wünschen, er wäre tot, damit das Leid ein Ende hat, und wenn es dann so weit ist, schwanken Sie vielleicht zwischen Erleichterung, dass es nun vorüber ist, und der Trauer um den Tod einer geliebten Person. Vielleicht kommen nach dem Tod auch Schuldgefühle, dass Sie falsche Entscheidungen getroffen haben und die Krankheit dadurch schlechter verlaufen ist als gedacht. Werden Sie sich Ihrer Gefühle bewusst und lassen Sie diese zu, ohne sie zu bewerten. So haben Sie eine gute Möglichkeit, Ihre Trauer zu überwinden.

Versuchen Sie, über Ihre Gefühle und die Trauer mit anderen zu reden. Oft hilft es, wenn Sie Gefühle in Worte fassen und für sich sortieren können. Sprechen Sie mit Angehörigen und Freunden über den Kranken, vielleicht auch über die Zeit vor der Krankheit. So können Sie sich von der letzten schweren Zeit lösen. Gibt es in der Familie keinen passenden Gesprächspartner, finden Sie vielleicht im Bekanntenkreis jemanden mit ausreichender psychischer Stärke, bei dem Sie sich bei Bedarf mal ausweinen können. Religiösen Menschen hilft in diesem Fall auch ein Seelsorger.

Solange Sie den Kranken zu Hause selbst versorgen, wird Ihr Tagesablauf überwiegend von ihm bestimmt. Ist er nicht mehr da, haben Sie auf einmal viel „freie" Zeit. Nutzen Sie diese Zeit und nehmen Sie wieder mehr am gesellschaftlichen Leben teil. Reaktivieren Sie alte Hobbys, rufen Sie Freunde an oder gehen Sie wieder häufiger aus dem Haus. Einige Selbsthilfegruppen bieten Gesprächskreise und Aktivitäten für Angehörige von verstorbenen Demenzkranken an. Vielleicht möchten Sie nun Ihre Erfahrungen als Angehöriger eines Demenzkranken in ehrenamtliches Engagement, in Betreuungs- oder Gesprächsdiensten einbringen? Allerdings sollten Sie sich vorher eine Pause gönnen, um Abstand zu gewinnen.

In der Zeit der Trauer sind Menschen oft besonders anfällig für Krankheiten. Suchen Sie deshalb einen Arzt auf, wenn es Ihnen über längere Zeit schlecht geht oder Sie an Schlafstörungen leiden.

Sexualität und Partnerschaft

Jeder Mensch braucht Zuneigung und Berührungen, ganz gleich wie alt oder wie krank er ist. Je nach Krankheitsstadium und je mehr die Sprache versagt, desto weniger ist es Demenzkranken möglich, ihrem Wunsch nach Körperkontakt Ausdruck zu verleihen.
Dies hat auch Auswirkungen auf die partnerschaftliche Sexualität. Oft lassen Erkrankte den Körperkontakt zu, werden aber selbst nicht aktiv oder können nicht auf die Wünsche des Partners eingehen, verlieren das Interesse. Bei manchen bleibt das Verlangen nach Sexualität erhalten, andere haben sogar ein erhöhtes Bedürfnis. Auch enthemmtes Verhalten ist möglich. Dann leiden nicht nur die erkrankten Personen, sondern auch Angehörige und Mitmenschen.
Aber: Nicht jede „eindeutige" Geste bedeutet sofort sexuelles Verlangen. Diese Erkenntnis ist auch für pflegende Menschen nicht unbedeutend und hilft ihnen vielleicht, so gut es geht gelassen zu bleiben. Hier ist viel Einfühlungsvermögen gefragt. Wann immer möglich, sollte man demenzkranken Menschen auch auf dieser Ebene die Möglichkeit zum privaten Rückzug bieten.
Generell kann das Gespräch mit Verwandten, Freunden, behandelndem Arzt oder Therapeuten über solche Probleme helfen. Auch Selbsthilfegruppen (→ Seite 200) können die Partner und alle Beteiligten unterstützen.

Unterstützung und Entlastung für Angehörige

Für die Betreuung und Versorgung demenzkranker Menschen gibt es eine Vielzahl von professionellen und ehrenamtlichen Dienstleistungen. Damit sind natürlich auch die Angehörigen entlastet. Weitere Angebote richten sich direkt an die Angehörigen: Sie bieten Entlastung durch Erfahrungsaustausch und helfen Angehörigen, mit ihrer Rolle besser umzugehen.

Selbsthilfegruppen und Gesprächskreise

Es gibt Gefühle, die können diejenigen, die bestimmte Situationen nicht selbst erlebt haben, nur schwer nachempfinden. Beispielsweise die tagtäglichen nervenaufreibenden Probleme des Zusammenlebens mit einem demenzkranken Menschen oder auch die Selbstzweifel, wenn sich Angehörige entschieden haben, dass der Kranke woanders besser versorgt ist als zu Hause. Für viele Menschen ist es hilfreich, über ihre Gefühle zu sprechen und Bestätigung für ihre Entscheidungen zu bekommen. Dies ermöglichen Selbsthilfegruppen oder Gesprächskreise für Angehörige von Demenzkranken.

Abgesehen von dem Gefühl „Du bist nicht allein" bietet der Kontakt mit anderen Angehörigen aber noch viel mehr. In den Gruppen finden Menschen zusammen, die über einen großen Erfahrungsschatz in Sachen Demenz verfügen. Sie können Tipps zur Bewältigung kritischer Situationen geben und vielleicht geeignete Mediziner und Therapeuten vor Ort empfehlen. Solche Gesprächskreise können damit mehr bieten als manche Bücher oder einzelne Beratungsgespräche mit Fachleuten.

Viele örtliche Alzheimer Gesellschaften, manche Fachkliniken, Wohlfahrtsverbände oder Kirchengemeinden haben inzwischen solche Gesprächskreise ins Leben gerufen. Je nach

Selbsthilfegruppe gründen

Mittlerweile sind Demenzkrankheiten so weit verbreitet, dass sich mithilfe einer Zeitungsanzeige eine Gruppe Gleichgesinnter finden lässt. Wer nachfragt, bekommt von Kirchengemeinden oder der Stadt eventuell unentgeltlich einen Gruppenraum zur Verfügung gestellt. Wichtig für das Gelingen einer Selbsthilfegruppe oder eines Gesprächskreises ist: Eine oder besser mehrere Personen müssen sich dafür verantwortlich fühlen, Themen für die Treffen vorzubereiten und bei Bedarf auch Referenten einzuladen. Denn viele Gruppen brechen auseinander, wenn die verantwortliche Kraft ausscheidet.

Wer eine Selbsthilfegruppe gründen möchte oder eine sucht, findet Unterstützung bei den Kontakt- und Informationsstellen für Selbsthilfegruppen, kurz: KISS. Diese Stellen gibt es in vielen Städten und Kreisen in Deutschland. Wer bei der Suche vor Ort nicht fündig wird, dem hilft die Nationale Kontakt- und Informationsstelle zur Anregung und Unterstützung von Selbsthilfegruppen (NAKOS). Auch die Deutsche Alzheimer Gesellschaft leistet beim Aufbau einer Selbsthilfegruppe Beistand (→ Adressen, Seite 293).

räumlicher und organisatorischer Anbindung besteht teilweise die Möglichkeit, den demenzkranken Angehörigen mitzubringen und während der Zeit des Gesprächskreises in der Einrichtung betreuen zu lassen. Oder eine ehrenamtliche Betreuung findet zu Hause statt.

Gibt es bisher keine Angebote in der Nähe, können Privatpersonen auch selbst einen Gesprächskreis gründen.

Schulungskurse für pflegende Angehörige

Pflege will gelernt sein. Nicht umsonst bereiten sich professionelle Pflegekräfte auf ihren Beruf in einer zwei- bis dreijährigen Ausbildung vor. Auch für Laien, die ihre Angehörigen pflegen, gibt es spezielle Kurse, um das wichtigste Handwerkszeug für die Pflege zu lernen.

Angehörige von Pflegebedürftigen, die Leistungen aus der Pflegeversicherung bekommen, haben einen Anspruch auf Kurse, in denen sie gesundheitsschonende Pflegetechniken kennenlernen und Informationen über spezielle Krankheitsbilder erhalten. Da die Zahl der demenzkranken Menschen, die zu Hause versorgt werden, immer weiter steigt, gibt es inzwischen diverse Pflegekurse für Angehörige von Demenzkranken. Hier stehen weniger die Pflegetechniken, sondern vielmehr die Alltagsprobleme im Vordergrund.

Die Kurse werden überwiegend von Pflegediensten oder Fachseminaren für Alten- und Krankenpflege, aber auch von Alzheimer Gesellschaften angeboten. Sie werden von den Pflegekassen finanziert und sind für die Teilnehmenden in der Regel kostenlos. Die Pflegekassen sind verpflichtet, über die Kurse vor Ort zu informieren.

Finden sich keine passenden Kurse vor Ort, haben pflegende Angehörige Anspruch auf eine Schulung zu Hause, bei der sie spezielle Probleme besprechen können. Wer dieses Angebot nutzen möchte, sollte vorher mit der Pflegekasse die Kostenübernahme klären.

Erhalten Pflegebedürftige das Pflegegeld und wurde bei der Begutachtung durch den Medizinischen Dienst der Krankenversicherung (→ MDK-Gutachten, Seite 247) ein außergewöhnlicher Betreuungsbedarf festgestellt, können auf Wunsch die halb- oder vierteljährlichen Besuche der Pflegedienste verdoppelt werden. Diese Besuche bieten Angehörigen die Gelegenheit, mit Fachleuten spezielle Problemlösungen zu entwickeln. Wichtig ist es jedoch, dafür einen Pflegedienst auszuwählen, der Erfahrung in der Pflege von Menschen mit Demenz hat. Schon bei der Terminvereinbarung sollten die Angehörigen den Beratungsbedarf ansprechen.

Urlaub für Demenzkranke und Angehörige

Die Pflege eines demenzkranken Menschen ist eine anstrengende Arbeit. Umso mehr sollten Angehörige auch Urlaub von der Pflege machen. Die Pflegeversicherung sieht dafür spezielle Leistungen vor. Im Rahmen der Verhinderungspflege (→ Leistungen Pflegeversicherung, Seite 254) kann der Kranke von Laien oder Profis zu Hause oder von Pflegeeinrichtungen betreut werden. Auch die Kurzzeitpflege (→ Leistungen Pflegeversicherung, Seite 254) bietet Freiräume, die pflegende Angehörige zum Ausspannen nutzen sollten.

Viele Angehörige möchten sich nicht längere Zeit vom Kranken trennen und verzichten deshalb auf ihren Urlaub. Was viele nicht wissen: Es gibt auch Urlaubsangebote für Menschen mit Demenz und ihre Angehörigen.

Eine Variante für Urlaube in Deutschland besteht darin, den Kranken in einer Kurzzeitpflegeeinrichtung am Urlaubsort anzumelden. Der Angehörige wohnt in einem Hotel in der Nähe oder manchmal sogar in der Einrichtung. Der Kranke wird während des Aufenthalts professionell versorgt und der Angehörige kann selbst entscheiden, wie viel Zeit er mit ihm verbringen möchte.

Daneben gibt es spezielle Urlaubsangebote für Menschen mit Demenz und deren Angehörige. Hier reist Betreuungspersonal mit und kümmert sich um die Kranken. Einige der Urlaubskonzepte bieten Therapien für die Kranken und Entspannungstechniken für die Angehörigen an. Ansprechpartner für diese Urlaubsangebote nennt die Deutsche Alzheimer Gesellschaft (→ Adressen, Seite 293). Im Internet ist unter *www.demenzservicezentrum.dortmund.de* eine aktuelle Liste zu finden.

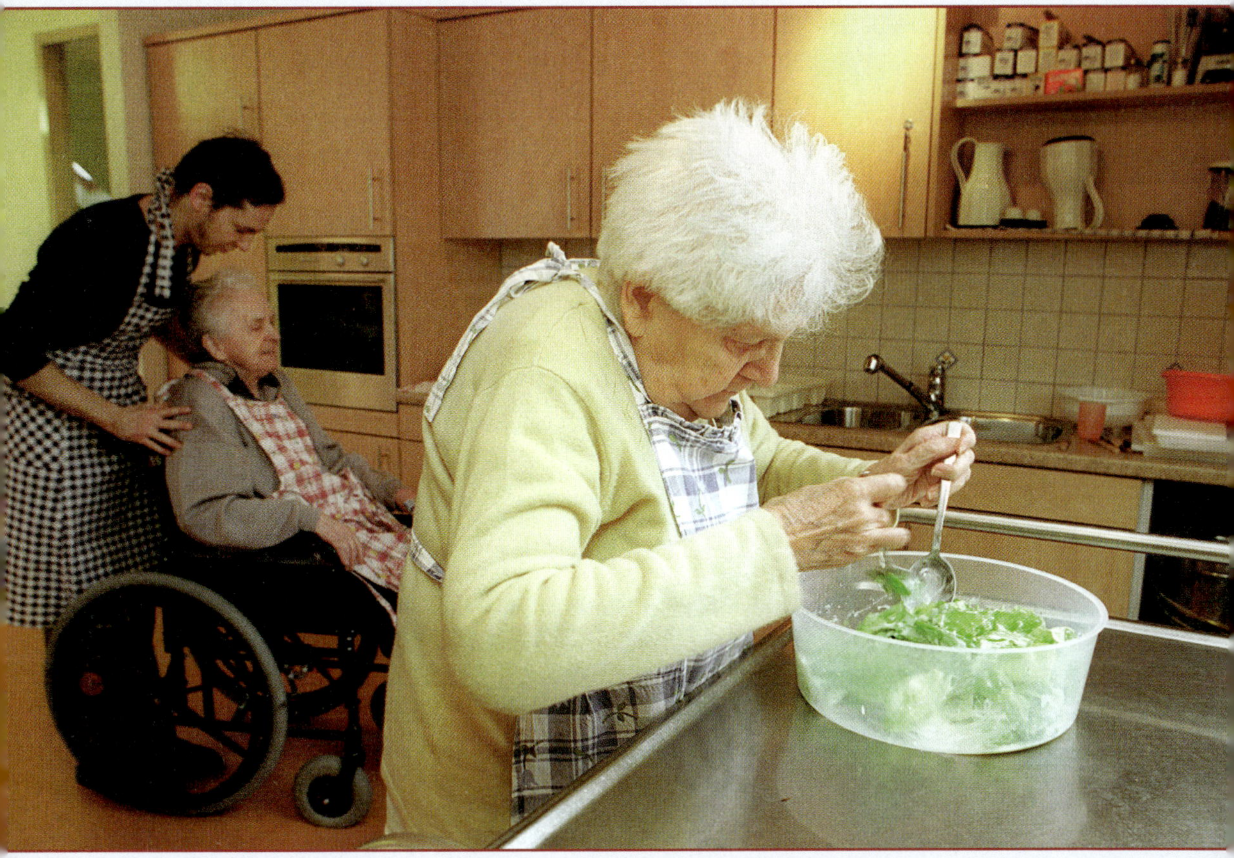

Betreuungs- und Pflegeangebote für Menschen mit Demenz

Mittlerweile gibt es zahlreiche ambulante, Kurzzeitpflege- und teilstationäre Betreuungs- und Pflegeangebote. Zum richtigen Zeitpunkt eingesetzt und mit Bedacht ausgewählt, können sie viel dazu beitragen, dass Menschen mit Demenz über lange Zeit zu Hause versorgt werden können und in allen Krankheitsstadien eine adäquate Betreuung erhalten. Gleichzeitig verschaffen sie pflegenden Angehörigen die notwendige Entlastung, um ihre verantwortungsvolle Aufgabe längstmöglich erfüllen zu können.

Angehörige von Menschen mit Demenz berichten jedoch häufig über Probleme mit solchen Angeboten, da wichtige Aspekte für den Umgang mit den Erkrankten oft nicht berücksichtigt werden. Wer sich solche Erfahrungen ersparen möchte, sollte einige Qualitätskriterien zur Auswahl der Dienstleister kennen und wissen, wer was leisten kann.

Qualitätskriterien

Angesichts der Vielzahl an Anbietern erstaunt es, dass die meisten sich auf ein sehr einheitliches Leistungsspektrum innerhalb ihrer Branche konzentrieren. Obwohl die Zahl der Demenzkranken kontinuierlich ansteigt, haben sich nur wenige Pflegedienstleister gezielt auf deren Bedürfnisse eingestellt. Um diese von den Standardangeboten zu unterscheiden, helfen die richtigen Fragen.

Kontinuität in der Betreuung

Eines der größten Probleme demenzkranker Menschen liegt im Verlust der Orientierungsfähigkeit. Daher sollten im täglichen Leben möglichst dieselben Personen zu regelmäßigen Zeiten die Hilfeleistungen verrichten.

- Kümmert sich ein kleiner fester Kreis von Betreuungs- oder Pflegekräften (zwei bis drei Personen) um den Kranken?
- Kommt der Dienstleister bei Bedarf immer zur gleichen Zeit ins Haus oder werden in teil- oder vollstationären Einrichtungen feste Zeiten zur Tagesstrukturierung eingehalten?
- Stellen sich Betreuungs- und Pflegekräfte auf die Wünsche und Eigenarten des Kranken ein? Mit welchen Maßnahmen wird dies sichergestellt (zum Beispiel regelmäßige

Gespräche mit den Angehörigen, Erstellen einer Übersicht mit Vorlieben und Abneigungen des Kranken, Berücksichtigung von Sonderwünschen im Vertrag)?

Qualifizierung des Personals

Die Pflege und Betreuung demenzkranker Menschen erfordert nicht nur eine besondere Rücksichtnahme, sondern es ist inzwischen erwiesen, dass einige Methoden im Umgang und in der Kommunikation mit den Betroffenen wesentlich zum Wohlbefinden von Pflegebedürftigen und Pflegenden beitragen können. Betreuungs- und Pflegekräfte sollten diese kennen. Je nach Art der Dienstleistung muss jedoch der Anspruch, der an die Qualifikation gestellt wird, realistisch sein. Ehrenamtliche Helfer eines Betreuungsdienstes sollten beispielsweise wenigstens eine Schulung für diesen Aufgabenbereich absolviert haben und regelmäßig qualifiziertes Fachpersonal beim Dienstleister als Ansprechpartner haben.

- Haben die Betreuungskräfte eine Schulung oder Zusatzausbildung in gerontopsychiatrischer Pflege erhalten?
- Besuchen sie regelmäßig Fortbildungen zum Thema „Umgang mit und Pflege von Menschen mit Demenz"?
- Werden ehrenamtliche Betreuungskräfte regelmäßig durch geschultes Fachpersonal begleitet?

Erfahrung des Anbieters mit Demenzkranken

Bekanntlich übt nichts so gut wie die tägliche Praxis. Deshalb ist davon auszugehen, dass Anbieter, die seit längerer Zeit regelmäßig Demenzkranke versorgen, über einen großen Erfahrungsschatz verfügen, mit dem sie auch schwierige Situationen meistern können. Diese Erfahrungen sollten sich auch in einem schriftlichen Konzept finden, mit dem der Dienstleister seine Vorstellungen zur Betreuung und Pflege demenzkranker Menschen darstellt.

- Seit wann hat der Anbieter Erfahrungen mit der Pflege von Menschen mit Demenz?
- Wie viele Menschen mit Demenz werden von dem Anbieter durchschnittlich regelmäßig gepflegt?
- Liegt ein schriftliches Betreuungskonzept zur Pflege von Menschen mit Demenz vor?

Zusätzliche Auswahlkriterien bei Pflegeheim, Kurzzeit- oder Tagespflege

In stationären und teilstationären Einrichtungen können neben den bereits genannten Faktoren die folgenden Aspekte Menschen mit Demenz positiv beeinflussen:

Größe und Gestaltung der Wohnbereiche

Menschen mit Demenz finden sich leichter in einer einfachen, deutlich strukturierten Umwelt zurecht. Dies bedeutet besondere Anforderungen an die architektonische Gestaltung von Pflegeeinrichtungen.

- Gibt es kleine Wohneinheiten für zirka 12 Personen, ohne lange Flure?
- Sind die Bewohnerzimmer um einen zentralen Ess-, Koch- oder Aufenthaltsraum gruppiert?
- Sind Flure so gestaltet, dass man „ankommt“ (zum Beispiel Sitzecke am Flurende statt einer einfachen Glastür zum Treppenhaus)?
- Sind Etagen, Flure, Zimmertüren so gekennzeichnet, dass sie die Orientierung erleichtern (zum Beispiel pro Etage eine Grundfarbe, großes Bild/Piktogramm an der WC-Tür statt der kleinen Standardbeschilderung)?
- Sind Aufenthaltsräume wohnlich gestaltet und mit altbekannten Möbeln und Gegenständen ausgestattet?
- Gibt es einen geschützt liegenden Garten, den auch desorientierte Menschen allein sicher aufsuchen können (zum Beispiel mit sicherer Abgrenzung zur Straße)?
- Gibt es Sicherheitsvorkehrungen, die Menschen mit Weglauftendenzen am unkontrollierten Verlassen des Wohnbereichs oder der Einrichtung hindern?

Übersichtlich gestalteter Flur mit Sitzecke

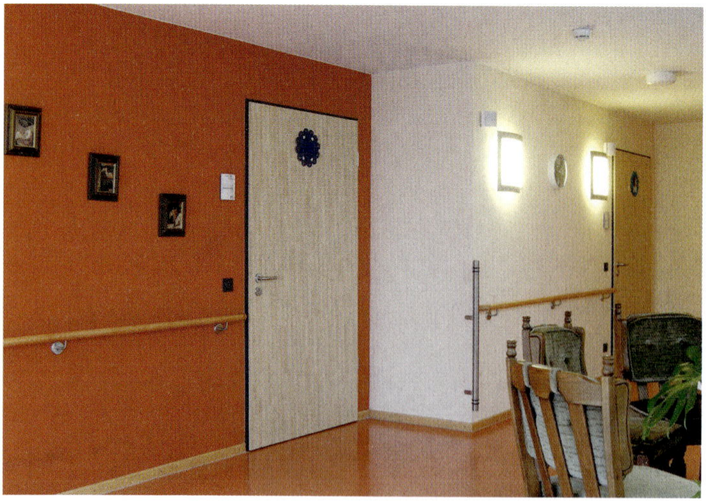

Spezielle Pflege- und Therapieangebote für Menschen mit Demenz

Forschungen haben gezeigt, dass bei entsprechender Förderung die Fähigkeiten demenzkranker Menschen über einen längeren Zeitraum erhalten werden können. Damit liefern diese Angebote einen wichtigen Beitrag zu ihrem Wohlbefinden.

- Wird Biografie- oder Erinnerungsarbeit angeboten (zum Beispiel Erstellen eines Erinnerungsalbums zusammen mit dem Kranken zu all seinen wichtigen Lebensabschnitten)?
- Arbeitet das Personal nach einem Konzept, das den Bewohnern Wertschätzung entgegenbringt und deren Bedürfnisse und Verhalten berücksichtigt (→ Wertschätzung und Verständnis, Seite 148)?
- Gibt es regelmäßige Angebote zur Tagesstrukturierung und Beschäftigung?
- Gibt es spezielle therapeutische Angebote wie Training der Alltagskompetenz, Snoezeln oder Basale Stimulation (→ Reden ohne Worte, Seite 149)?
- Arbeitet die Einrichtung mit einem Facharzt für Gerontopsychiatrie zusammen?
- Gibt es Gesprächskreise oder andere Angebote für die Angehörigen?
- Wie werden die Angehörigen einbezogen?

Betreuungsdienste

Leistungsspektrum

Reine Betreuungsdienstleistungen für Menschen mit Demenz (die keine Pflegeleistungen beinhalten) gibt es in zwei Varianten: Die Betreuung zu Hause oder Gruppenangebote in Einrichtungen.

Bei der Betreuung zu Hause wird je nach Bedarf mit dem Dienstleister ein Zeitraum (meist einige Stunden) festgelegt, in dem die Betreuungskraft in die Wohnung des Demenzkranken kommt.

Gruppenangebote finden in regelmäßigen Abständen statt, je nach Anbieter mehrmals wöchentlich oder auch nur einmal pro Monat. Manche bieten einen Fahrdienst an, der die Kranken zu Hause abholt und wieder zurückbringt.

Betreuungsdienste sind besonders geeignet, wenn ...

eine zeitliche Entlastung der Pflegeperson notwendig ist.
Stundenweise Betreuung in der Wohnung erlaubt den Angehörigen, in Ruhe etwas außerhalb der Wohnung zu unternehmen, seien es nun Einkäufe, Besuche bei Freunden, Sport oder die Teilnahme an Gesprächskreisen.
Betreuungsangebote in Gruppen außerhalb der Wohnung bieten Gelegenheit, zu Hause auszuspannen. Anders als die stundenweisen Betreuungsangebote sind sie nicht so flexibel planbar. Zu festgelegten Zeiten muss der Kranke das Haus verlassen, was manchmal schwer mit der aktuellen Verfassung in Einklang zu bringen ist.
Betreuungsangebote können auch für Demenzkranke im frühen Krankheitsstadium, die allein leben, hilfreich sein. Sie strukturieren den Tag und geben Anstöße für Alltagsaktivitäten wie Einkaufen oder Essen kochen.

Anbieter

Es gibt immer mehr Anbieter von Betreuungsdienstleistungen. Diejenigen, die über die zusätzlichen Betreuungsleistungen der Pflegekassen abrechnen wollen, müssen nach Landesrecht als so genannte „niedrigschwellige Betreuungsangebote" anerkannt sein. Diese Angebote sind in der Regel angebunden an Institutionen wie Alzheimer Gesellschaften, Wohlfahrtsverbände oder kleinere Initiativen. Sie müssen sicherstellen, dass die Betreuungskräfte Schulungen zum Umgang mit demenzkranken Menschen erhalten haben und bei Bedarf Fachpersonal als Ansprechpartner stellen. Die Betreuungskräfte arbeiten überwiegend ehrenamtlich.

Neben den anerkannten Betreuungsdienstleistern haben immer mehr Einzelpersonen hier eine Marktlücke entdeckt. Sie bieten vor allem die stundenweise Betreuung zu Hause an.

Kosten

Die Preise für Betreuungsdienstleistungen unterscheiden sich so stark wie die Angebote. Gruppenangebote mit ehrenamtlichen Kräften sind relativ günstig ab etwa 5 Euro pro Stunde. Hinzu kommen eventuell Kosten für den Fahrdienst, Materialien und Lebensmittel.

Die Preise für die häusliche Betreuung liegen in der Regel etwas höher. Günstige Betreuungsdienste mit Ehrenamtlichen bieten Stundensätze ab etwa 10 Euro, selbstständige Fachkräfte verlangen oft deutlich mehr.

Finanzierung

Kosten für Betreuungsdienste lassen sich über verschiedene Leistungen der Pflegeversicherung abdecken. Voraussetzung dafür ist allerdings, dass der Kranke in eine Pflegestufe eingestuft ist. Dann kommen die Verhinderungspflege und – bei anerkannten niedrigschwelligen Betreuungsangeboten – die zusätzlichen Betreuungsleistungen in Betracht (→ Pflegeversicherung, Leistungen, Seite 255).

Da die Leistungen der Pflegeversicherung jedoch gedeckelt sind, werden Zuzahlungen aus eigener Tasche notwendig sein. Wer keine Leistungen der Pflegeversicherung erhält, muss die gesamten Kosten selbst tragen.

Auswahlkriterien

Bei der Vielzahl der Anbieter ist es besonders wichtig, auf die Qualifikation der Betreuungskräfte zu achten. Ehrenamtliche oder Zivildienstleistende sollten wenigstens eine Schulung zum Umgang mit Demenzkranken erhalten haben und unter regelmäßiger Aufsicht durch Fachkräfte stehen. Selbstständigen fehlt das Netz einer Institution mit ihren Fachkräften – umso wichtiger, dass sie Fachwissen und Erfahrung in der Betreuung von Demenzkranken haben.

Ambulante Pflegedienste

Pflegedienste sind besonders geeignet, wenn ...

professionelle Hilfe bei der Pflege des Kranken nötig ist.
Das ist insbesondere dann der Fall, wenn der Patient anstelle eines Klinikaufenthalts oder nach einer Zeit im Krankenhaus der medizinischen oder psychiatrischen Fachpflege bedarf.
Oft kommt es bei der Intim- oder Körperpflege sowie bei der Begleitung zum Toilettengang zu Spannungen zwischen Angehörigen und Kranken. Pflegedienste bieten auch hier durch eine „neutrale" Pflegekraft Entlastung.

Leistungsspektrum

Pflegedienste bieten Behandlungs- und Grundpflege an. Behandlungspflege umfasst Tätigkeiten, die im Rahmen einer Krankenbehandlung notwendig sind, beispielsweise Insulin zu spritzen, Verbände zu wechseln oder Katheterwechsel vorzunehmen.

Einzelne Pflegedienste verfügen über eine Zulassung der Krankenkassen für psychiatrische Behandlungspflege. Sie unterstützen mit geschultem Fachpersonal Betroffene und Angehörige in der häuslichen Umgebung, mit dem Ziel, einen Krankenhausaufenthalt oder die Einweisung in eine psychiatrische Klinik in einer akuten Krisensituation zu vermeiden.

Zur Grundpflege gehören Unterstützung bei der Körperpflege, dem Toilettengang, der Nahrungsaufnahme sowie der Mobilität in der Wohnung und Lagerung im Bett. Je nach Abrechnungsmodus mit den Pflegekassen sind diese Leistungen stark in so genannten Modulen oder Leistungskomplexen systematisiert.

Dienste, die einen Versorgungsvertrag mit den Pflegekassen abgeschlossen haben, müssen neben der Grundpflege auch hauswirtschaftliche Hilfen anbieten. Einige beschränken die hauswirtschaftlichen Hilfen jedoch auf Kunden, die bei ihnen auch andere Dienstleistungen wie die Grundpflege abrufen.

Von den Kassen zugelassene Pflegedienste haben die Möglichkeit, Betreuungsdienste wie Begleitung bei Spaziergängen oder Erzählstunden für Menschen mit Demenz anzubieten. Viele nutzen diese Option jedoch nicht und beschränken sich auf das Standardangebot.

Anbieter

Träger ambulanter Pflegedienste sind Wohlfahrtsverbände oder privatgewerbliche Anbieter. Die Art der Trägerschaft wirkt sich nicht auf die Qualität der Pflege aus. Wohlfahrtsverbände verfügen jedoch teilweise über ein breiteres Angebotsspektrum an Dienstleistungen neben der Pflege, für die sie unter anderem kostengünstig Zivildienstleistende einsetzen können.

Listen über wohnortnahe Pflegedienste erhalten Sie bei den Pflegekassen sowie bei den Pflegeberatungsstellen.

Kosten

Ambulante Pflegedienstleistungen werden nach recht komplizierten Verfahren abgerechnet, die von Bundesland zu Bundesland variieren. In wenigen Ländern (Hessen, Bayern) berechnen sich die Preise nach Zeiteinheiten in Abhängigkeit von der Qualifikation der Pflegekraft.

In den meisten Bundesländern erfolgt die Abrechnung der ambulanten Pflege jedoch nach Leistungskomplexen oder Modulen. Auf Landesebene stimmen dazu die Spitzenverbände der Pflegekassen, der Sozialhilfeträger und die Anbieterverbände einen definierten Katalog von Leistungen ab. Für jede Leistung oder eine Kombination von Leistungen in so genannten Leistungskomplexen wird ein landesweit einheitlicher Punktwert festgelegt. Preisunterschiede einzelner Anbieter ergeben sich aus den Verhandlungen der einzelnen

Pflegedienste mit Pflegekassen und Sozialhilfeträgern über den Geldwert der Punkte. Die Wohlfahrtsverbände haben in der Regel etwas höhere Punktwerte ausgehandelt. Leistungen privater Pflegedienste können günstiger sein. Hier ein Beispiel aus Nordrhein-Westfalen:

Beispiel für die Kostenberechnung

Leistungskomplex 1 „Ganzwaschung“

enthält folgende Einzelleistungen:

Waschen/Duschen/Baden, Mund-, Zahn- und Lippenpflege, Rasieren, Hautpflege, Haarpflege (Kämmen und Waschen), Nagelpflege, Aus- und Anziehen, Vorbereiten und Aufräumen des Pflegebereichs

Punkte:	410
Punktwert:	3,3 Cent bis 4,7 Cent
Preis:	13,53 Euro bis 19,27 Euro

Preise für Leistungen der Pflegedienste, die über Behandlungs- und Grundpflege sowie hauswirtschaftliche Hilfen hinausgehen, also beispielsweise Betreuungsangebote und Einkaufshilfen, können individuell zwischen Kunden und Dienstleistern ausgehandelt werden. Hier gibt es überwiegend Stundenpauschalen.

Finanzierung

Die gesetzlichen Krankenkassen finanzieren die so genannte häusliche Krankenpflege, wenn sich dadurch ein Aufenthalt in einem Krankenhaus vermeiden oder verkürzen lässt.

Die Pflegekasse gewährt Leistungen für die Menschen, die die gesetzlichen Kriterien für die Pflegebedürftigkeit erfüllen (→ MDK-Gutachten, Seite 247). Zur längerfristigen Finanzierung der Grundpflege und hauswirtschaftlichen Hilfe durch ambulante Pflegedienste sind die Pflegesachleistungen und die Kombination aus Pflegesachleistung und Pflegegeld vorgesehen (→ Pflegeversicherung, Seite 253). Für begrenzte Zeiträume können Leistungen ambulanter Pflegedienste auch über Verhinderungspflege finanziert werden. Die zusätzlichen

Leistungen für Menschen mit besonderem Betreuungsbedarf können für die Pflegedienste verwendet werden, die ihre Betreuungsleistungen bei der Pflegekasse angemeldet haben.

Die Differenz zwischen den tatsächlichen Kosten der Pflegedienste und den Leistungen der Pflegeversicherung müssen Pflegebedürftige aus eigener Tasche zahlen. Bei Bedürftigkeit trägt dies auch das Sozialamt.

Wenn es notwendig ist, dass ein Pflegedienst ins Haus kommt, die Pflege- oder Krankenversicherung aber nicht zuständig ist, kann das Sozialamt die Kosten übernehmen – vorausgesetzt, der Pflegebedürftige kann diese Leistungen nicht selbst aus seinem Einkommen oder Vermögen bezahlen. Allerdings wird das Sozialamt prüfen, ob Ehepartner und Verwandte ersten Grades zum Unterhalt verpflichtet sind und sich hier an den Kosten beteiligen müssen (→ Seite 260 und 262).

Auswahlkriterien

Die überwiegende Zahl der Pflegedienste bietet ähnliche pflegerische Dienstleistungen an. Daher sind der Service und die Organisation der Pflege als Auswahlkriterien besonders wichtig.

In einem unverbindlichen Erstgespräch sollten Kunden und Anbieter genau klären, wie welche Wünsche erfüllt werden können. Kundenorientierte Pflegedienste lassen sich auf Vereinbarungen über Einsatzzeiten und Auswahl der Pflegekräfte ein, beispielsweise keine/nur männliche Pflegekräfte zur Intimpflege. Einige Dienste bemühen sich, nur eine begrenzte Anzahl von Pflegekräften bei demenzkranken Patienten einzusetzen. Nach Möglichkeit sollten diese eine gerontopsychiatrische Schulung oder Weiterbildung erhalten haben.

Alle Vereinbarungen sollten schriftlich im Pflegevertrag festgehalten werden. Wer Leistungen der Pflegeversicherung erhält, kann diesen Vertrag innerhalb der ersten 14 Tage fristlos kündigen. So lässt sich unverbindlich testen, ob die Leistung den Erwartungen entspricht und der Demenzkranke die Hilfe annimmt. Anschließend gilt die gesetzliche Kündigungsfrist von zwei Wochen.

Hauswirtschaftliche Hilfen

Haushaltsdienste sind besonders geeignet, wenn ...

konkrete Hilfe bei Haushaltstätigkeiten notwendig ist. Hauswirtschaftliche Hilfen können Angehörige entlasten, die neben der täglichen Betreuung des Demenzkranken und eventuell einer Berufstätigkeit nicht die wenige Freizeit mit Arbeiten im Haushalt verbringen wollen. Für allein lebende Demenzkranke eignen sich reine Haushaltshilfen nur bedingt, denn der Hilfebedarf der Kranken geht häufig über die Hausarbeit hinaus. Sinnvoll kann jedoch die Kombination von Haushaltshilfen mit Pflege- oder Betreuungsdiensten sein.

Leistungsspektrum

Zu den Hilfebereichen im Haushalt können die Wohnungsreinigung, Fenster putzen, Einkäufe, Zubereitung von Mahlzeiten, Gartenarbeit oder kleine Handwerksdienste gehören. Das Spektrum der Dienstleister reicht von Anbietern, die auf einen Bereich, beispielsweise die Wohnungsreinigung, spezialisiert sind bis hin zu solchen, die alles anbieten, was in Haus und Garten anfällt.

Anbieter

Auf dem Feld der Haushaltsdienstleistungen tummeln sich zahlreiche Anbieter. Einige Verbände betreiben so genannte Mobile Soziale Dienste, oft mit einem breiten Angebotsspektrum, das sie kostengünstig mit Zivildienstleistenden, geringfügig Beschäftigten und ehrenamtlichen Kräften abdecken.
Einige Städte haben im Rahmen von Arbeitsförderungsmaßnahmen Dienstleistungspools aufgebaut, in denen Langzeitarbeitslose eine neue Beschäftigung finden sollen.

Daneben bieten kommerzielle Firmen wie Reinigungsunternehmen sowie immer mehr Selbstständige ihre Dienste für den Haushalt an.

Kosten

Die Kosten sind so vielfältig wie die Angebote. Die Aufschlüsselung aller Varianten würde den Umfang dieses Ratgebers sprengen. Daher bleibt an dieser Stelle nur die Empfehlung, sich vor Ort bei den potenziellen Dienstleistern zu erkundigen und Zeitungsinserate zu studieren.

Finanzierung

Die Kosten für Haushaltshilfen müssen in der Regel komplett privat finanziert werden.

Auswahlkriterien

Nur wenige Haushaltsdienstleister haben Erfahrung mit demenzkranken Menschen. Sie sind eher handwerklich qualifiziert – wenigstens diese Qualifikation sollte allerdings vorhanden sein, etwa in Form einer hauswirtschaftlichen Aus- oder Weiterbildung.

Es sollte möglichst immer dieselbe Person ins Haus kommen und möglichst immer zur gleichen Zeit. Diese sollte sich auf die speziellen Belange demenzkranker Menschen einlassen können.

Rund-um-die-Uhr-Betreuung

Rund-um-die-Uhr-Betreuung ist besonders geeignet, wenn …

ein demenzkranker Mensch nicht mehr allein in seinem Haushalt leben kann. Eine professionelle Betreuung bei Tag und bei Nacht kann den Umzug in ein Heim oder eine andere Pflegeeinrichtung für Menschen mit Demenz verzögern. Ähnlich wie bei der Versorgung durch Familienangehörige sind der Betreuung von Demenzkranken durch Einzelpersonen im Krankheitsverlauf oft Grenzen gesetzt. Daher kann eine Rund-um-die-Uhr-Betreuung eher eine Zwischenlösung sein. Sie verschafft jedoch Spielräume, wenn es darum geht, eine passende Pflegeeinrichtung zu finden und noch eine Zeit auf der Warteliste zu überbrücken. Sie bietet sich darüber hinaus an, wenn Pflegende für längere Zeit ausfallen, beispielsweise wegen Urlaub oder Krankheit.

Leistungsspektrum und Anbieter

Eine Betreuung für 24 Stunden am Tag bieten zum einen spezielle, bundesweit tätige Pflegedienste an. Je nach Krankheitsbild und Pflege- sowie Betreuungsaufwand senden diese Pflegedienste entsprechend qualifiziertes Personal in den Haushalt des Kranken. Diese Kräfte leben für einige Zeit bei dem Kranken und übernehmen alle anfallenden Tätigkeiten, einschließlich der Pflege. Nach einiger Zeit wird die Pflegekraft durch eine andere abgelöst. Einige dieser Pflegedienste sind durch die Pflegekasse anerkannt und müssen daher einem gewissen Qualitätsstandard genügen.

Neben den Pflegediensten gibt es auch Selbstständige, die ihre Dienste als Betreuungskraft anbieten. Hinsichtlich ihrer Qualifikation unterscheiden sie sich sehr: Einige sind ausgebildete Pflegekräfte, andere verfügen über eine andere oder überhaupt keine Berufsausbildung. In der Regel sind sie nicht von den Pflegekassen anerkannt und können deshalb nicht über die Pflegesachleistung finan-

Osteuropäische Haushaltshilfen

Seit 2005 können ausländische Arbeitnehmer aus den EU-Mitgliedsstaaten sowie aus Bulgarien und Rumänien als Haushaltshilfe in privaten Haushalten beschäftigt werden. Voraussetzung dafür ist, dass im Haushalt eine pflegebedürftige Person (mindestens Pflegestufe I) lebt. Ausländische Haushaltshilfen dürfen ausschließlich hauswirtschaftliche Arbeiten verrichten. Pflegerische oder medizinische Tätigkeiten dürfen sie nicht übernehmen. Die Beschäftigten haben ein Recht auf einen Lohn gemäß Tarifrecht (je nach Bundesland zwischen etwa 1 000 und 1 200 Euro pro Monat) sowie eine angemessene Unterkunft und Verpflegung. Das gesamte Verfahren für die Beschäftigung von ausländischen Haushaltshilfen darf nur über die folgende Adresse abgewickelt werden:

Zentralstelle für Arbeitsvermittlung
Villemombler Straße 76
53123 Bonn
Tel. 02 28/7 13-0
www.arbeitsagentur.de

Private Arbeitsvermittlungen sind unzulässig.

ziert werden. Einzelpersonen haben außerdem den Nachteil, dass sie bei Krankheit plötzlich ausfallen und dann eventuell nur schwer eine Ersatzkraft zu finden ist.

Kosten

Die Rund-um-die-Uhr-Betreuung durch darauf spezialisierte Pflegedienste kostet zwischen 3 000 und 4 000 Euro im Monat. Hinzu kommen die Kosten, die dadurch entstehen, dass die Betreuungs- und Pflegekraft im Haushalt des Kranken wohnt.

Selbstständige Pflegekräfte bieten ihre Dienste oft günstiger an.

Finanzierung

Sofern die Kranken Leistungen der Pflegeversicherung erhalten, können diese auch für die Rund-um-die-Uhr-Betreuung eingesetzt werden. Ist der Pflegedienst von der Pflegekasse zugelassen, kann die Pflegesachleistung verwendet werden. Sonst steht nur das deutlich geringere Pflegegeld zur Verfügung. Darüber hinaus kann die Verhinderungspflege genutzt werden, wenn durch den Betreuungsdienst eine kürzere Zeit zu überbrücken ist.

Auswahlkriterien

Die Pflege- und Betreuungskraft lebt für einige Wochen mit im Haushalt. Zum einen sollte sie eine Basisqualifikation haben in der Haushaltsführung, zu Pflegetechniken und zum Umgang mit demenzkranken Menschen. Zum anderen ist es äußerst wichtig, dass sich die Betreuungsperson auf Menschen mit Demenz und ihre Familie einstellen kann und über ein angenehmes Wesen verfügt. Da es sich bei der Rund-um-die-Uhr-Betreuung um eine Vertrauensstellung handelt, bei der die Pflegekraft viele persönliche Dinge mitbekommt, sind Sympathie und der erste Eindruck entscheidend.

Ehrenamtliche Hilfen

An dieser Stelle sind ehrenamtlich Helfende gemeint, die in Eigenregie von demenzkranken Menschen und ihren Familie organisiert werden, beispielsweise in der Nachbarschaft, aus Selbsthilfegruppen oder über Kirchengemeinden. Bei Ehrenamtlichen, die über einen Betreuungsdienst vermittelt werden, ist der Dienstleister für die Familie der zentrale Ansprechpartner und für die Auswahl der Betreuungskräfte und der Angebote verantwortlich (→ Betreuungsdienste, Seite 207).

Ehrenamtliche Helfer sind besonders geeignet, wenn …

pflegende Angehörige punktuelle Entlastung benötigen.
Ehrenamtliche Tätigkeit beruht immer auf Freiwilligkeit. Diese Hilfen lassen sich also nicht so fest planen wie professionelle und unternehmerische Dienstleistungen, obwohl es auch über lange Zeit stabile Hilfekonstellationen geben kann. Ausfälle aufgrund von Krankheit oder anderer Zeitplanung müssen in jedem Fall eingeplant werden. Darüber hinaus erfordert der Einsatz von Ehrenamtlichen ein größeres Maß an Kooperationsbereitschaft von allen Beteiligten.

Leistungsspektrum

Ehrenamtliche Helfer können Angehörige entlasten, indem sie Dinge erledigen wie Einkaufen oder Hausarbeit. Sie können Ansprache und Beschäftigung für die Demenzkranken bieten, zum Beispiel mit ihnen spazieren gehen, und so zur Entspannung der Versorgungssituation beitragen.

Anbieter

Wer ehrenamtliche Helfer sucht, kann bei Freunden, Bekannten oder in der Nachbarschaft anfragen. Oft haben sich

Menschen, die ehrenamtlich tätig sein wollen, beispielsweise in Kirchengemeinden oder Alzheimer Gesellschaften zusammengefunden oder einen Verein wie Tauschbörsen oder Seniorengenossenschaften gegründet. Also lohnt auch hier die Nachfrage.

Kosten

Ehrenamt heißt nicht, dass die Hilfe kostenlos ist. Ehrenamtlich Tätige dürfen pro Jahr bis zu 1 848 Euro steuer- und sozialversicherungsfrei erhalten. Wer kein Geld verlangt, freut sich möglicherweise über eine gelegentliche Aufmerksamkeit wie eine Einladung zum Essen, ein Geschenk oder zumindest über den Ersatz der Anfahrtskosten.

Dienstleistungen von Seniorengenossenschaften oder Tauschbörsen werden entweder in Stunden abgerechnet – üblich sind Preise zwischen 5 und 10 Euro – oder sie bieten den Tausch gegen Arbeitseinsätze an. Wer anderen hilft, sammelt Punkte oder Stunden auf einem Konto an und kann diese gegen andere Dienstleistungen tauschen.

Finanzierung

Ausgaben für ehrenamtliche Hilfen müssen aus eigener Tasche bezahlt werden. Hierfür lässt sich aber zum Beispiel das Pflegegeld der Pflegeversicherung sinnvoll verwenden. Darüber hinaus kann Geld aus der Verhinderungspflege an Ehrenamtliche gezahlt werden.

Auswahlkriterien

Auch ehrenamtliche Helfer sollten der Aufgabe, die sie übernehmen wollen, gewachsen sein und daher über die Auswirkungen der Demenz ausführlich informiert sein. Zusätzlich kommt es vor allem darauf an, dass sich alle Beteiligten gut verstehen.

Wer in einem fremden Haushalt mithilft, gewinnt Einblicke in die Privatsphäre anderer Menschen. Nicht jedem ist diese Vorstellung angenehm, besonders wenn zum Beispiel die redselige Nachbarin ihre Hilfe anbietet. Eventuell lässt sich einfacher von jemandem Unterstützung annehmen, der nicht zum engen Bekanntenkreis zählt.

Tages-/Nachtpflege

Tagespflege ist besonders geeignet, wenn ...

Menschen mit Demenz tagsüber nicht allein bleiben können und in der Zeit nicht immer jemand aus der Familie oder Nachbarschaft anwesend sein kann.

Regelmäßige Besuche in der Tagespflege verschaffen den Angehörigen Freiräume, in denen sie Kraft für die anderen Zeiten der Begleitung des Kranken schöpfen können. Schon ein bis zwei Besuche pro Woche reichen für diesen Effekt meist aus. Da die Tagespflege nicht nur Beschäftigung und Betreuung, sondern bei Bedarf auch professionelle Unterstützung bei der Körperpflege leistet, bietet sie eine Möglichkeit, anstrengende und konfliktbehaftete Tätigkeiten zu verlagern.

Auch für die Kranken selbst kann der Aufenthalt in der Tagespflege eine willkommene Abwechslung darstellen. Geselligkeit, Ansprache und Beschäftigung kommen ihren Bedürfnissen entgegen.

Allerdings gibt es auch Demenzkranke, die trotz einer Eingewöhnungszeit mit dem Wechsel von Ort und Personal nicht gut zurechtkommen. Für sie eignen sich Pflege- und Betreuungsangebote zu Hause besser. Inwieweit dies tatsächlich der Fall ist, zeigt ein Versuch – am besten über mehrere Wochen.

Nachtpflege ist besonders geeignet, wenn ...

Menschen mit Demenz sehr unruhig schlafen oder in der Nacht aktiv sind und ihre Angehörigen daher keine ausreichende Nachtruhe erhalten.

Ähnlich wie bei der Tagespflege gibt es auch bei der Nachtpflege das Risiko, dass die Gäste sich nur schwer an den Ortswechsel gewöhnen und sich die Unruhe in der Nacht steigert.

Leider gibt es bisher nur sehr wenige Angebote zur Nachtpflege, da sie recht aufwendig ist und sowohl Anbieter als auch Kunden die höheren Kosten scheuen.

Leistungsspektrum

In der Tages- und Nachtpflege werden pflegebedürftige Menschen über einen Zeitraum von acht bis zehn Stunden versorgt. Dazu gehören gemeinsame Mahlzeiten sowie die erforderliche Pflege und Betreuung.

In der Tagespflege wird zwischen den Mahlzeiten ein umfangreiches Freizeitprogramm angeboten: Gymnastik, Sitztanz, Gedächtnistraining, Vorbereitung des Mittagessens, Leserunden, Singkreis, Spaziergänge oder Spielnachmittage. Bei Bedarf gibt es auch Hilfe bei der Körperpflege, gegebenenfalls gekoppelt mit einer umfangreicheren Pflegesachleistung.

In der Nachtpflege können die Gäste nicht nur schlafen. Menschen mit gestörtem Tag-Nacht-Rhythmus finden auch während der Nachtstunden Ansprache und erhalten ruhige Beschäftigungsangebote.

Diese Leistungen werden sowohl von examinierten Alten- und Krankenpflegekräften als auch durch entsprechend angelernte Hilfskräfte erbracht. Fast alle Tagespflegeeinrichtungen beschäftigen zusätzlich Sozialarbeiter oder -pädagogen und Therapeuten.

Viele Tages- oder Nachtpflegeeinrichtungen bieten einen Fahrdienst an, um die Kranken zu Hause abzuholen und zurückzubringen.

Anbieter

Tages- oder Nachtpflege wird oft von Altenheimen angeboten, die ihre vorhandenen Räume für das zusätzliche Angebot nutzen. Daneben haben sich jedoch auch Häuser ausschließlich auf Tages- und/oder Nachtpflege spezialisiert.

Während Tagespflegeeinrichtungen in Deutschland nahezu flächendeckend zu finden sind, gibt es nur wenige Angebote für die Nachtpflege.

Kosten

Die Kosten für Tages- und Nachtpflege gliedern sich in drei bis vier Kategorien.

- Pflegekosten werden je nach Pflegestufe abgerechnet. Sie schwanken zwischen 30 und über 60 Euro pro Tag.
- Kosten für Unterkunft und Verpflegung entstehen für die eingenommenen Mahlzeiten und die Nutzung der

Räumlichkeiten. Sie liegen für alle Gäste einheitlich zwischen 10 und 25 Euro.
- Je nach Bundesland fallen zusätzlich so genannte Investitionskosten an.
- Wer möchte, kann einen Fahrdienst in Anspruch nehmen. Dieser kostet, je nach Entfernung und Aufwand, beispielsweise für Rollstuhlfahrer ab 3 Euro pro Fahrt.

Finanzierung

Wer Leistungen der Pflegeversicherung erhält, kann die Pflegekosten der Tages-/Nachtpflege mit den Leistungen Pflegegeld und Pflegesachleistung verrechnen.

Kosten für Unterkunft und Verpflegung sowie den Fahrdienst müssen die Gäste aus eigener Tasche tragen. Zu den eventuell anfallenden Investitionskosten gibt es in einigen Bundesländern abhängig vom Einkommen und Vermögen des Pflegebedürftigen einen Zuschuss vom Sozialhilfeträger.

Auch der Betrag für zusätzliche Betreuungsleistungen kann für die Tages- und Nachtpflege verwendet werden. Damit lassen sich neben den Pflegekosten auch die Kosten für Unterkunft und Verpflegung finanzieren.

Nicht gedeckte Kosten übernimmt bei Bedürftigkeit das Sozialamt.

Auswahlkriterien

Bei der Tages- und Nachtpflege handelt es sich um professionelle, auf die Pflege und Versorgung alter Menschen spezialisierte Einrichtungen. Daher sollte man eine pflegerische Fachqualifikation der Mitarbeiter voraussetzen, und es kommt mehr darauf an, dass die Einrichtung ein Konzept für die Pflege demenzkranker Menschen hat. Die Gäste sollten weder über- noch unterfordert werden. Dazu ist es wichtig, dass ausreichend Betreuungskräfte vorhanden sind, um individuell auf die Eigenheiten der Kranken eingehen zu können.

Die Gruppe der Gäste sollte nicht zu groß sein. Unter ihnen sollten sich mehrere demenzkranke Patienten befinden. Sonst besteht die Gefahr, dass ein einzelner Gast mit Demenz nicht ausreichend beim Beschäftigungsangebot berücksichtigt wird.

Kurzzeitpflege

Leistungsspektrum

Bei der Kurzzeitpflege handelt es sich vereinfacht gesagt um eine Rundum-Versorgung wie in einem Heim – allerdings nur für eine begrenzte Zeit. Der Kranke erhält hier die notwendige Hilfe bei der Grundpflege, bekommt alle Mahlzeiten und die Einrichtung sollte Beschäftigungsangebote anbieten, die den Fähigkeiten und Bedürfnissen von Menschen mit Demenz angepasst sind.

Kurzzeitpflege ist besonders geeignet, wenn ...

die Personen, die sich üblicherweise um die Demenzkranken kümmern, für einen begrenzten Zeitraum nicht zur Verfügung stehen.
Damit besteht mit der Kurzzeitpflege ein klassisches Angebot, wenn Angehörige in Urlaub fahren oder krank sind. Kurzzeitpflege eröffnet auch die Möglichkeit, gemeinsam mit den Kranken in Urlaub zu fahren (→ Seite 202).
Berichte zeigen, dass sich bei Demenzkranken durch den Aufenthalt in der Kurzzeitpflege und den damit verbundenen größeren Möglichkeiten der professionellen Betreuung Störungen des Tag-Nacht-Rhythmus deutlich verbesserten. Dieser Effekt kann je nach der Situation zu Hause über längere Zeit nachwirken.
Abgesehen von der entlastenden Wirkung für die Angehörigen bietet die Kurzzeitpflege auch eine Alternative, wenn sich der Gesundheitszustand eines Demenzkranken akut verschlechtert und nicht klar ist, ob eine Versorgung zu Hause weiter möglich ist. Insbesondere nach einem Krankenhausaufenthalt lässt sich nicht einfach abschätzen, wie sich die Dinge weiterentwickeln.
Allerdings birgt die Kurzzeitpflege immer auch das Risiko, dass die Demenz sich verschlimmert, da die Betreuung zu abrupt wechselt zwischen der Versorgung zu Hause, dann in der Einrichtung und schließlich wieder zu Hause. Vorbeugen kann hier die Auswahl der passenden Einrichtung oder gegebenenfalls eine Eingewöhnung über schrittweise Kontakte wie Besuche oder die Tagespflege.

Anbieter

Viele Pflegeheime bieten so genannte „eingestreute Kurzzeitpflegeplätze“ an, das heißt, im „normalen“ Heimbetrieb werden freie Kapazitäten genutzt, um Gäste für die Kurzzeitpflege aufzunehmen.

Eher selten sind Häuser, die sich ausschließlich auf die Kurzzeitpflege spezialisiert haben.

Kosten

Die Kosten bewegen sich im gleichen Rahmen wie bei der Pflege im Heim (→ Seite 224). Allerdings ist Kurzzeitpflege aufgrund des größeren Organisationsaufwands oft etwas teurer.

Finanzierung

Wer Leistungen der Pflegeversicherung erhält, kann über sie die Pflegekosten der Kurzzeitpflege abrechnen. Hierfür sind die Leistungen der Kurzzeitpflege und der Verhinderungspflege verwendbar.

Kosten für Unterkunft und Verpflegung müssen die Gäste aus eigener Tasche bezahlen. Wer die eventuell anfallenden Investitionskosten trägt, ist je nach Bundesland unterschiedlich. In einigen Ländern gibt es abhängig von Einkommen und Vermögen der Pflegebedürftigen einen Zuschuss vom Sozialhilfeträger.

Weiterhin kann der Betrag für zusätzliche Betreuungsleistungen für die Kurzzeitpflege verwendet werden. Damit lassen sich neben den Pflegekosten auch die Kosten für Unterkunft und Verpflegung finanzieren.

Nicht gedeckte Kosten übernimmt bei Bedürftigkeit das Sozialamt.

Auswahlkriterien

Da es sich bei der Kurzzeitpflege um eine Versorgung wie im Heim handelt, gelten ähnliche Auswahlkriterien (→ Pflegeheim, Auswahlkriterien, Seite 224).

Pflegeheim

Pflegeheime sind besonders geeignet, wenn …

Menschen mit Demenz nicht mehr alleine leben oder zu Hause nicht mehr angemessen versorgt werden können.

Leistungsspektrum

Pflegeheime bieten eine Vollversorgung für pflegebedürftige Menschen an. Dazu gehören Grund- und Behandlungspflege, Betreuung und das Vorhalten gebräuchlicher Hilfsmittel. Auch Seniorenresidenzen und Wohnstifte gehören zu den Heimen. Sie verfügen jedoch über eine gehobenere Ausstattung und umfangreichere zusätzliche Serviceleistungen als ein Heim. Dies schlägt sich im Preis nieder. Daher sind sie in der Regel nur etwas für Menschen, denen es finanziell sehr gut geht.

In den meisten Heimen arbeiten sowohl Fachpflegekräfte mit einer mehrjährigen Ausbildung in Alten- oder Krankenpflege als auch angelernte Kräfte. Darüber hinaus beschäftigen viele Einrichtungen Sozialarbeiter oder -pädagogen, Ergotherapeuten, Logopäden, Bewegungs- oder Kunsttherapeuten. Einige Einrichtungen schaffen es, neben dem fest angestellten Personal zusätzlich ehrenamtliche Kräfte, Zivildienstleistende oder Frauen im Freiwilligen Sozialen Jahr für die Mitarbeit zu gewinnen. Diese Helfer bieten wertvolle Ressourcen für Beschäftigungs- und Betreuungsangebote.

Immer mehr Pflegeheime arbeiten nach dem so genannten Hausgemeinschaftsmodell. Dabei werden sonst zentral organisierte Tätigkeiten wie die Zubereitung der Mahlzeiten oder die Wäschepflege in die einzelnen Wohngruppen verlegt. Dort kümmern sich Pflegekräfte und Hauswirtschafterinnen gemeinsam mit den Bewohnern um die anfallenden Tätigkeiten und schaffen so eine Atmosphäre von Alltagsleben, ähnlich wie im Privathaushalt. Dieses Modell wird von Experten empfohlen, weil es Menschen mit Demenz eine angemessenere Umgebung bieten kann als der „übliche" Heimbetrieb.

Anbieter

Pflegeheime befinden sich sowohl in Trägerschaft der großen Wohlfahrtsverbände als auch freier Träger. Einige Heimbetreiber haben bundesweit arbeitende Unternehmen aufgebaut oder sind Tochtergesellschaften von Krankenhauskonzernen.

Kosten

Die Kosten für einen Heimplatz setzen sich aus verschiedenen Positionen zusammen. Die Pflegekosten sind nach Pflegestufen gestaffelt. Laut Statistischem Bundesamt betrugen die Pflegekosten im Jahr 2004 im Durchschnitt in Pflegestufe I 41 Euro, in Pflegestufe II 55 Euro und in Pflegestufe III 66 Euro am Tag. Für Unterkunft und Verpflegung, die so genannten „Hotelkosten", fallen für alle Heimbewohner einheitlich etwa 15 bis 30 Euro an, je nach Bundesland ergänzt um zusätzliche Investitionskosten für die Instandhaltung von Gebäuden. Eine Umfrage der Verbraucherzentralen im Jahr 2003 ergab bei den Investitionskosten eine Spanne von 0 bis 50 Euro pro Tag. Gegebenenfalls sind außerdem Kosten von wenigen Euro täglich zur Refinanzierung der Ausbildungsvergütung möglich.

Wer spezielle Zusatzleistungen wie Vorlesen privater Briefe oder ein besonders großes Einzelzimmer nutzen möchte, muss dafür weitere finanzielle Mittel einplanen.

Insgesamt kostet die Pflege in einem Heim so leicht 2 500 bis 3 500 Euro, in höheren Pflegestufen auch mehr.

Finanzierung

Pflegebedürftige erhalten für die Finanzierung der Pflegekosten je nach Pflegestufe die Leistung der vollstationären Pflege von der Pflegeversicherung.

Alle anderen Kosten müssen grundsätzlich von den Bewohnern selbst erbracht werden.

Ein Zuschuss zu den Investitionskosten ist je nach Bundesland möglich.

Sollten Einkommen und Vermögen des Kranken nicht ausreichen, um die Restkosten zu zahlen, deckt das Sozialamt diesen Betrag ab. Allerdings wird es keine Kosten für spezielle Zusatzleistungen übernehmen.

Auswahlkriterien

Neben den allgemeinen Qualitätskriterien (→ Seite 204) gibt ein Besuch der Einrichtung und ein Gespräch mit der Pflegedienstleitung Aufschluss über die Qualität des Heims. Dabei sollten Interessenten sich nicht nur im repräsentativ gestalteten Empfangsbereich umsehen. Der Blick in die Wohnbereiche offenbart den Alltag der Einrichtung. So lässt sich feststellen, ob die Bewohner zufrieden sind und ausreichend Ansprache erhalten oder ob sie in ihren Zimmern oder im Gruppenraum vor dem Fernseher ohne weitere Zuwendung ausharren müssen. Ist Pflegepersonal zu sehen? Und macht es eher einen gehetzten Eindruck oder gibt es Zeit, sich den Bewohnern zuzuwenden?

Je nach Zeit und Bedarf sollten Angehörige die Kranken regelmäßig besuchen und sich auf Wunsch auch bei ihrer Pflege beteiligen können. Voraussetzung dafür: Das Heim muss für Angehörige und Freunde gut erreichbar sein.

Betreutes Wohnen für ältere Menschen

Betreutes Wohnen ist besonders geeignet, wenn ...

Menschen ihren Alltag noch selbstständig planen und einen Wunsch nach Hilfe formulieren können. Damit eignet sich Betreutes Wohnen für Demenzkranke nur sehr eingeschränkt. Wenn die Krankheit schon offensichtlich ist, eventuell sogar ärztlich diagnostiziert wurde, sind andere Hilfeangebote besser geeignet.
Wer bereits vor Ausbruch der Krankheit im Betreuten Wohnen lebte, muss seine Wohnung jedoch nicht gleich aufgeben. Wie in jeder anderen Miet- oder Eigentumswohnung auch, müssen dann im Krankheitsverlauf von Angehörigen oder gesetzlichen Betreuern Hilfen organisiert werden. Je nach Krankheitsverlauf und Hilfe durch Dritte kann daher im Betreuten Wohnen ein Umzug ebenso notwendig werden wie bei der Versorgung in der „normalen" Wohnung.

Leistungsspektrum

Betreutes Wohnen besteht üblicherweise aus einer barrierefrei gestalteten Wohnung, die gemietet oder gekauft werden kann. Hinzu kommt ein gewisser Umfang an Serviceleistungen. Die so genannte Grundleistung besteht meist aus einem Hausnotruf, einem Hausmeisterdienst und einer Ansprechperson, die bei Bedarf hilft, benötigte Serviceleistungen zu organisieren. Daneben bieten viele Wohnanlagen weitere Dienstleistungen wie Mahlzeiten oder Wohnungsreinigung zur Wahl an.

Eine Vollversorgung und Betreuung rund um die Uhr wie im Heim ist für das Betreute Wohnen in der Regel nicht vorgesehen.

Anbieter

Einige Betreute Wohnanlagen liegen in unmittelbarer Nähe zu einem Heim und werden vom Träger des Heims betrieben. Bei zahlreichen Anlagen kooperieren ein Investor, zum Beispiel eine Wohnungsbaugesellschaft, die das Haus zur Verfügung stellt, mit einem Wohlfahrtsverband oder freien Träger, die die Serviceleistungen anbieten.

Kosten

Die Kosten setzen sich im Wesentlichen aus drei Teilen zusammen:

- Die Kosten für die Wohnung liegen im oberen Bereich der örtlichen Vergleichsmiete, da für die barrierefreie Ausstattung und Gemeinschaftsräume Aufschläge üblich sind.
- Die Grundleistungen müssen monatlich bezahlt werden, unabhängig davon, ob sie tatsächlich genutzt werden oder nicht. Die Höhe dieser Kosten hängt vor allem davon ab, in welchem Umfang die Betreuungsperson verfügbar ist. 80 bis 100 Euro pro Monat sind für die Grundleistungen durchaus üblich.
- Wahlleistungen müssen je nach Nutzung gezahlt werden. Menschen, die umfangreiche Serviceleistungen benötigen, müssen im Betreuten Wohnen mit ähnlichen Kosten wie im Heim rechnen.

Finanzierung

Betreutes Wohnen wird üblicherweise zu den ambulanten Wohnformen gerechnet, daher zahlen die Pflege- und Krankenkassen alle Leistungen, wie sie für Pflegebedürftige vorgesehen sind, die zu Hause wohnen. Das können Pflegegeld oder Pflegesachleistung sein, Zuschüsse zum Hausnotruf, zu Hilfsmitteln und zur Wohnungsanpassung sowie besondere Betreuungsleistungen.

Auch die Krankenkasse gewährt dieselben Leistungen wie in einem Privathaushalt.

Bewohner im Betreuten Wohnen müssen daher davon ausgehen, dass sie einen Großteil der Kosten aus eigenen Mitteln finanzieren müssen. Ob das Sozialamt bei Bedarf einspringt, hängt von einer Einzelfallentscheidung des örtlichen Sozialhilfeträgers ab. Es kann durchaus vorkommen, dass der Sozialhilfeträger den Umzug in eine günstigere Wohnform oder ein Heim verlangt.

Auswahlkriterien

Betreutes Wohnen ist ausgerichtet auf eine selbstständige Lebensführung im Alter, auch bei zunehmenden körperlichen Beschwerden. Also muss die Wohnung barrierefrei eingerichtet sein und so zentral liegen, dass beispielsweise Ärzte, Geschäfte und Apotheken zu Fuß erreichbar sind.

Die Betreuungskraft sollte zu regelmäßigen, festgelegten Zeiten ansprechbar sein. Falls sie wegen Krankheit oder Urlaub ausfällt, sollte es eine Vertretungsregelung geben.

Alle zugesicherten Eigenschaften der Wohnung und des Betreuungsservice sollten im Vertrag detailliert aufgeschlüsselt sein. Verbraucherfreundliche Verträge bieten die Möglichkeit, dass die Bewohner den Betreuungsvertrag kündigen und den Anbieter oder das Servicepaket wechseln können.

In einigen Bundesländern wurden Qualitätssiegel für Betreutes Wohnen entwickelt, beispielsweise in Baden-Württemberg und Nordrhein-Westfalen. In Planung befindet sich außerdem ein bundesweites DIN-Zertifikat. Bisher sind die Siegel jedoch kaum verbreitet.

Wer ein Angebot aus dem Betreuten Wohnen wählen möchte, obwohl bereits absehbar ist, dass der Pflege- und Betreuungsbedarf zunimmt, sollte sich für eine Einrichtung entscheiden, die eng mit einem Heim zusammenarbeitet. Das erleichtert den reibungslosen Übergang ins Heim.

Wohngemeinschaften für Pflegebedürftige und Demenzkranke

Leistungsspektrum

In einer ambulant betreuten Wohngruppe, kurz: Pflege-Wohngemeinschaft, leben etwa sechs bis zwölf pflegebedürftige Menschen zusammen. Jeder verfügt über ein eigenes Zimmer, das er nach seinen persönlichen Vorstellungen einrichten kann. Küche, Gemeinschaftsräume und Bäder werden geteilt.

Je nach Bedarf befinden sich tagsüber oder auch in der Nacht eine oder mehrere Betreuungspersonen in der Wohnung, die für den Haushalt und das Funktionieren des Zusammenlebens verantwortlich sind. Dies müssen nicht unbedingt Pflegekräfte sein. Eine ausgebildete Hauswirtschafterin oder erfahrene Hausfrauen, die Schulungen zum Umgang mit Demenzkranken besucht haben, können ebenso geeignet sein.

Pflegerische Tätigkeiten werden wie im Privathaushalt von ambulanten Pflegediensten erbracht.

Pflege-Wohngemeinschaften sind besonders geeignet, wenn ...

Menschen nicht mehr allein zu Hause leben oder in ihrer Familie nicht mehr ausreichend Unterstützung bekommen können.
Erste Erfahrungen mit den Wohngemeinschaften zeigen, dass sie besser auf die Bedürfnisse von Menschen mit Demenz eingehen können als große Pflegeheime mit einem „Standardangebot". Allerdings verlangen Wohngemeinschaften auch ein hohes Maß an Eigeninitiative. Die Kranken oder ihre gesetzlichen Vertreter sind für die Gestaltung des Alltags verantwortlich. Die Entscheidungen reichen vom Umfang an Betreuungspersonal über die Anschaffung einer Waschmaschine bis hin zum Essensplan. Daher müssen Angehörige bereit sein, zum Gelingen der Wohngemeinschaft beizutragen.

Anbieter

In seltenen Fällen finden sich Privatpersonen zusammen, um gemeinsam einen geeigneten Wohnraum und Betreuungs- und Pflegekräfte zu suchen. In der Regel geht die Initiative für Pflege-Wohngemeinschaften von ambulanten Pflegediensten oder von Vereinen aus. Sie schaffen die Rahmenbedingungen und die WG-Bewohner kommen erst hinzu, wenn das Konzept steht.

Pflege-Wohngemeinschaften verteilen sich regional sehr unterschiedlich. In Berlin und Nordrhein-Westfalen sind schon recht viele zu finden, in anderen Regionen Deutschlands eher spärlich. Es ist jedoch davon auszugehen, dass immer mehr Angebote hinzukommen.

Kosten

Je nach Modell werden die Kosten unterschiedlich berechnet. In allen Wohngemeinschaften fallen Miete und Nebenkosten für den Wohnraum an – nach einer Untersuchung des Kuratoriums Deutsche Altershilfe (KDA) im Auftrag der Bertelsmann Stiftung im Jahr 2004 durchschnittlich knapp 350 Euro pro Monat. Hinzu kommt ein Haushaltsgeld von durchschnittlich 185 Euro für die Dinge des täglichen Bedarfs, etwa Lebensmittel und Waschpulver. Teilweise steigt die Summe noch durch Sonderausgaben wie die Anschaffung einer neuen Waschmaschine.

Je nach Modell werden die Betreuungs- und Pflegekosten unterschiedlich berechnet. Einige Wohngemeinschaften legen nur die Betreuungsleistungen pauschal auf alle Bewohner um. Hierfür liegen die Preise durchschnittlich bei etwas über 700 Euro im Monat. Alle Pflegekosten werden je nach individuellem Bedarf berechnet, wie in einem Privathaushalt.

Andere Modelle arbeiten mit einer Mischkalkulation, bei der die Bewohner sowohl Betreuungs- als auch Pflegekosten zahlen. Diese sind je nach Pflegebedarf unterschiedlich. Im Durchschnitt kosten Pflege und Betreuung dann etwa 2 450 Euro.

Bei den hier genannten Preisen handelt es sich um Durchschnittswerte. In der Praxis schwanken die Preise erheblich, je nach Gruppengröße, Betreuungs- und Pflegeaufwand. In der Regel liegen die Kosten für eine Versorgung in einer Pflege-Wohngemeinschaft auf ähnlichem Niveau wie bei einer Versorgung im Heim.

Finanzierung

Für die Pflegeleistungen können Pflegebedürftige die Pflegesachleistung der Pflegeversicherung in Anspruch nehmen. Da diese Gelder häufig nicht ausreichen, sind auch hier Zuzahlungen aus eigener Tasche zu erwarten.

Die Kosten für die Wohnung und Verpflegung müssen die Bewohner komplett selbst tragen.

Inwieweit die Sozialhilfeträger Kosten für Pflege-Wohngemeinschaften übernehmen, unterscheidet sich regional. Einige Wohngemeinschaften konnten pauschale Vereinbarungen schließen, bei anderen wird im individuellen Einzelfall entschieden.

Auswahlkriterien

Da Pflege-Wohngemeinschaften eine recht neue Versorgungsform darstellen, ist bis heute nicht abschließend geklärt, wie weit die Befugnisse staatlicher Kontrollbehörden – wie der Heimaufsicht – bei Wohngemeinschaften reichen. Umso mehr sollten Interessenten vor dem Einzug prüfen, ob ihnen das konkrete Angebot und das Betreuungskonzept zusagen.

Einen entscheidenden Anteil am Gelingen der Wohngemeinschaft hat die Präsenzkraft, die tagsüber und gegebenenfalls auch nachts für die Betreuung der Bewohner zuständig ist. Sie sollte nicht nur über hauswirtschaftliche Fähigkeiten verfügen, sondern vor allem gut auf die Bewohner eingehen können.

Die Betreuungskonzepte der Wohngemeinschaften unterscheiden sich erheblich und hängen vor allem vom Betreuungsbedarf ihrer Bewohner ab. Daher sollten neue Bewohner in das Konzept passen. Für Kranke, die auch nachts regelmäßig Hilfe brauchen, reicht eine Wohngemeinschaft, in der nur tagsüber regelmäßig eine Betreuungsperson anwesend ist, oft nicht aus.

Die Bewohner sollten Einfluss auf die Auswahl des Dienstleisters haben. Es gibt Modelle, die vorsehen, dass die Bewohner dem versorgenden Betreuungsdienst gemeinsam kündigen können. Modelle, die die Betreuung von der Pflege trennen, bieten den Bewohnern eine größere Wahlfreiheit.

Zumindest muss der Pflegedienst für die Grund- und Behandlungspflege nicht identisch sein mit demjenigen, der für die gemeinsame Betreuung und Hauswirtschaft verantwortlich ist. Angehörige sollten sich außerdem darüber informieren, inwieweit sie sich am Alltag der Bewohner beteiligen können oder müssen.

Angesichts der vielen Varianten auf dem Markt sollten Interessenten den oder die Verträge genau prüfen. Was dort vereinbart wurde, ist die Grundlage für Rechte und Pflichten aller Beteiligten und Dienstleister der Wohngemeinschaft.

Beratungs- und Anlaufstellen

In Deutschland existiert leider keine einheitliche Struktur an Beratungs- und Anlaufstellen. Inzwischen findet das Thema Demenz aber so viel Beachtung, dass jeder wenigstens telefonisch bei mehreren unabhängigen Institutionen eine fachkundige Beratung erhalten kann. Je nach Region oder Bundesland findet sich jedoch ein unterschiedlich dichtes Netz an Angeboten, manchmal mit regional unterschiedlichen Bezeichnungen für fast identische Leistungen. Die Suche nach Beratung gestaltet sich deshalb nicht immer einfach. Die folgend genannten Institutionen geben einen ersten Überblick über die Möglichkeiten und bieten Ansätze für die Suche nach Anlaufstellen in der Nähe.

Susanne F.:
„Wenn ich heute sehe, wie viele Möglichkeiten es gibt, etwas über demenzielle Erkrankungen, den Umgang mit den Kranken und Entlastungsmöglichkeiten zu erfahren, tut es mir um die vielen Stunden leid, in denen die Krankheit unsere Familie an den Rand des Zusammenbruchs brachte. Sowohl uns als auch meiner demenzkranken Großmutter und Urgroßmutter hätten wir viele Erlebnisse ersparen können."

Deutsche Alzheimer Gesellschaft

Mit der Deutschen Alzheimer Gesellschaft mit Sitz in Berlin verfügen Betroffene und Angehörige über eine gute Anlaufstelle für erste Informationen über die Krankheit und über den Umgang damit. Außerdem gibt es dort den wohl vollständigsten Überblick über örtliche Beratungsstellen, medizinische Einrichtungen und Selbsthilfegruppen für Angehörige oder Alzheimerkranke in Deutschland. Alle Adressen finden sich auf der Internetseite der Alzheimer Gesellschaft (→ Adressen, Seite 293). Telefonische Auskünfte gibt es über das **Alzheimertelefon: 0 180 3/17 10 17** (0,09 Euro pro Minute aus dem deutschen Festnetz), Montag bis Donnerstag 9 bis 18 Uhr und Freitag 9 bis 15 Uhr.

Unter dem Dach der Deutschen Alzheimer Gesellschaft sind örtliche und regionale Gesellschaften sowie einige Landesverbände aktiv. Dort arbeiten überwiegend Ehrenamtliche, die auf ihre oft langjährigen Erfahrungen als Angehörige Demenzkranker oder als medizinische sowie pflegerische Fachkräfte zurückgreifen können. Die örtlichen Alzheimer Gesellschaften bieten neben der telefonischen auch eine persönliche Beratung an. Angehörige finden dort diverse Entlastungsmöglichkeiten, beispielsweise Gesprächskreise und Selbsthilfegruppen, Schulungskurse oder Informationsveranstaltungen. Für die Demenzkranken bieten einige Alzheimer Gesellschaften regelmäßig Betreuungsgruppen oder Einzelbetreuung zu Hause an.

Die Beratungs- und Informationsangebote der Alzheimer Gesellschaften kosten in der Regel nichts, Spenden sind jedoch willkommen. Für Betreuungsangebote werden pauschal oder stundenweise geringe Kosten abgerechnet, die teilweise von der Pflege- oder Krankenkasse und dem Sozialamt übernommen werden (→ Finanzielle Hilfen, Seite 255).

Gedächtnissprechstunden/Fachkliniken

Gedächtnissprechstunden, Gedächtnisambulanzen oder so genannte Memory-Kliniken sind angegliedert an größere Fachkliniken wie Landes- oder Universitätskliniken mit dem Fachbereich Gerontopsychiatrie. Sie führen die Diagnostik bei Hirnleistungsstörungen durch. Kranke und Angehörige erhalten hier umfangreiche Informationen über demenzielle Erkrankungen, ihre Diagnostik sowie ärztliche und therapeutische Behandlungsmaßnahmen. Viele Gedächtnissprechstunden halten auch Adressen von örtlichen Gesprächskreisen und Betreuungsgruppen bereit.

Adressen von Gedächtnissprechstunden und Memory-Kliniken in Deutschland finden Sie nach Postleitzahlen gegliedert im Serviceteil ab Seite 296.

Eine erste Information ist in der Regel kostenlos. Intensivere Beratungen erfolgen meistens im Zusammenhang mit der medizinischen Diagnostik. Die Kosten für die notwendigen Untersuchungen übernimmt die Krankenkasse, wenn eine Überweisung vom niedergelassenen Arzt vorliegt.

Pflegeberatung

Pflegeberatungsstellen haben den Auftrag, anbieterunabhängig über die Dienstleistungsangebote in ihrer Region zu informieren und bei der richtigen Auswahl zu beraten. Manche der Pflegeberatungsstellen haben ihr umfangreiches Wissen in Datenbanken zusammengestellt, die auch über das Internet abrufbar sind. Neben den Informationen über die Dienstleister halten diese Beratungsstellen Übersichten über Leistungen der Pflegeversicherung bereit und helfen, Leistungen zu beantragen.

Besonders viele Beratungsstellen befinden sich in Berlin, Nordrhein-Westfalen und Rheinland-Pfalz. In Baden-Württemberg, Bremen, Hessen, im Saarland oder in Schleswig-Holstein sind es schon deutlich weniger und in den anderen Bundesländern findet man sie nur sporadisch.

Erschwert wird die Suche nach ihnen auch durch die unterschiedlichen Namen: Beratungs- und Koordinierungsstellen, kurz BeKo (Hessen, Rheinland-Pfalz), Koordinierungsstellen rund um das Alter (Berlin), Informations-, Anlauf- und Vermittlungsstellen, kurz IAV (Baden-Württemberg). Am einfachsten lässt sich über die örtlichen Sozialämter oder Sozialministerien der Länder recherchieren, wo es unabhängige Pflegeberatungsstellen gibt.

Die Pflegeberatungsstellen befinden sich in unterschiedlicher Trägerschaft wie den Kommunen, Wohlfahrtsverbänden oder auch Verbraucherzentralen. Sie werden überwiegend mit öffentlichen Mitteln gefördert, sodass die Beratung kostenlos angeboten werden kann. Für Sonderleistungen, beispielsweise juristische Beratung und Rechtsvertretung, können Kosten anfallen.

Neben der anbieterunabhängigen Pflegeberatung bieten diverse gewerbliche Fachkräfte mit pflegerischer, sozialer oder juristischer Ausbildung ihre Dienste an. Diese Leistungen sind kostenpflichtig, wobei die Preise stark variieren können. Nicht immer sind diese Beratungen anbieterunabhängig, denn manche Berater arbeiten mit ausgewählten Pflegedienstleistern zusammen, die dafür bezahlen, dass sie im Rahmen der Beratung genannt werden.

Auch viele Pflegedienste bieten eine Pflegeberatung an. Hierbei steht oft der Pflegeprozess selbst im Mittelpunkt. Informationen über verschiedene Hilfeangebote beziehen sich häufig in erster Linie auf die verschiedenen Angebote des eigenen Trägers.

Wohnberatung

Wohnberatungsstellen helfen rund um alle Fragen bei der Anpassung einer Wohnung auf die Bedürfnisse von behinderten oder pflegebedürftigen Menschen. Das vielseitige Leistungsspektrum der Wohnberatungsstellen umfasst Information und Unterstützung bei allen baulichen Maßnahmen bis hin zur Begleitung der Umbaumaßnahmen. Neben den eigentlichen Baumaßnahmen informieren die Wohnberater über vorhandene Förder- und Refinanzierungsmöglichkeiten und vermitteln bei Konflikten mit Vermietern.

Wenn es nicht gleich eine Umbaumaßnahme sein soll, geben die Wohnberater auch praktische Tipps für Hilfsmittel, die den Alltag erleichtern. Einige der Beratungsstellen helfen nicht nur bei der Wohnungsanpassung, sie organisieren auch einen Wohnungstausch und unterstützen bei der Organisation des Umzugs. Das Thema Demenz gewinnt in den Wohnberatungsstellen zunehmend an Bedeutung, allerdings haben sich noch nicht alle intensiver mit dem Thema auseinandergesetzt.

Die meisten Wohnberatungsstellen sind in Baden-Württemberg, Berlin und Nordrhein-Westfalen zu finden. In allen anderen Bundesländern gibt es wenigstens regionale Fachstellen. Eine komplette Liste aller Wohnberatungsstellen stellt die Bundesarbeitsgemeinschaft Wohnungsanpassung bereit (→ Adressen, Seite 293).

Neben den spezialisierten Wohnberatungsstellen bieten zunehmend auch Pflegedienste, Handwerker oder Wohnungsunternehmen Informationen zur Wohnungsanpassung an, in der Regel jedoch ausschließlich als speziellen Service für die eigenen Kunden.

Telefonseelsorge/Krisentelefone

Demenzielle Erkrankungen sind für alle Beteiligten eine große Herausforderung: für Kranke wie Angehörige, Betreuer und Pflegekräfte. Insbesondere die seelischen Belastungen können Menschen in Not und Krisen bringen. In diesen Momenten kann persönlicher Beistand und die Möglichkeit, sich den „Kummer von der Seele zu reden", besonders hilfreich sein. Allerdings entsteht die Not, einen Gesprächspartner zu finden, nicht selten dann, wenn man zur Ruhe und zum Nachdenken kommt, oft also spät abends oder nachts. Zu diesen Zeiten haben Beratungsstellen längst geschlossen und auch Freunde oder Angehörige will man vielleicht nicht aus dem Schlaf holen. In diesen Situationen helfen die Telefonseelsorge und lokale Not- und Krisentelefone.

Die Telefonseelsorge ist ein Angebot der evangelischen und der katholischen Kirchen. Bei Tag und Nacht können sich die Anrufer hier anonym und vertraulich aussprechen. Die Telefonseelsorge ist bundesweit gebührenfrei erreichbar unter **0 800/111 0 111** und **0 800/111 0 222**. Ferner gibt es im Internet geschützte Chat-Angebote: *www.telefonseelsorge.de*.

Neben der bundesweiten Telefonseelsorge bieten auch einige Städte, Kreise und das Land Schleswig-Holstein Krisen- und Nottelefone an. Dabei handelt es sich in der Regel um eine Initiative von psychiatrischen Einrichtungen oder Verbänden, die sich mit der Pflege und Betreuung befassen. Die örtlichen Kontaktmöglichkeiten sind am einfachsten im Telefonbuch und in der Lokalzeitung oder über eine Recherche im Internet zu finden. Allerdings sind nicht alle Krisentelefone jeden Tag und nachts zu erreichen. Ein gutes Angebot findet sich zum Beispiel beim Pflegetelefon Schleswig-Holstein (Tel. **0 180 2/49 48 47**, 6 Cent pro Anruf), das aber leider nur für Anrufer aus Schleswig-Holstein rund um die Uhr erreichbar ist.

Kommunen und Kreisverwaltung

Kreise und Städte erkennen zunehmend die Bedeutung einer Beratung im Rahmen der lokalen Altenhilfestrukturen. Die Sozialämter, die häufig über eine Koordinierungsstelle der lokalen Altenarbeit verfügen, informieren zum einen zu den Hilfeangeboten vor Ort, zum anderen beraten sie über die Möglichkeiten der Finanzierung der Pflege, beispielsweise über die Sozialhilfe, Pflege-Wohngeld oder Grundsicherung. Einige Gesundheitsämter halten inzwischen ein psychiatrisches Beratungsangebot vor, unter anderem zum Thema Gerontopsychiatrie. Der Schwerpunkt dieser Beratung liegt auf den Krankheitsbildern, der Diagnostik und den Behandlungsmöglichkeiten.

Die Dichte der kommunalen Beratung und deren Intensität sind regional sehr verschieden. Ein Anruf bei der Stadt- oder der Kreisverwaltung gibt Aufschluss über die kommunalen Angebote.

Pflegedienste und Wohlfahrtsverbände

Die überwiegende Zahl der Pflegedienste und Wohlfahrtsverbände bietet neben den pflegerischen Dienstleistungen auch Beratung an. Wer dort schon Kunde ist, erhält auf Wunsch in der Regel Auskünfte über die verschiedenen Unterstützungsangebote und über Leistungen der sozialen Sicherungssysteme.

Pflegebedürftige, die das Pflegegeld in Anspruch nehmen, sind verpflichtet, halbjährlich oder bei Pflegestufe III quartalsweise einen Pflegedienst zur Beratung ins Haus zu holen. Pflegebedürftige mit eingeschränkter Alltagskompetenz (→ Seite 249) haben Anspruch auf die doppelte Zahl der Beratungsbesuche. Pflegedienste, die Erfahrung mit der Pflege von Menschen mit Demenz haben oder Pflegefachkräfte mit einer Zusatzqualifikation in Gerontopsychiatrie beschäftigen, können wertvolle Tipps geben, wie sich die häusliche Versorgung für alle Beteiligten besser organisieren lässt.

Die überwiegende Zahl der Pflegedienstleister berät kostenlos. Allerdings sind solche Beratungsgespräche für die Anbieter auch ein Instrument, um Kunden zu gewinnen und zu binden. Vermutlich werden in erster Linie die eigenen Angebote vorgestellt und weniger die – eventuell sinnvolleren – Angebote der Konkurrenz.

Pflege- und Krankenkassen

Die Pflege- und Krankenkassen sind gesetzlich verpflichtet, ihre Versicherten über die Leistungen der Pflege- und Krankenversicherung zu beraten. Einige Kassen halten dazu umfangreiche Informationsbroschüren bereit.

Neben den Informationen zu den Leistungen der Versicherung müssen Kassen auch Listen über alle Pflegeanbieter mit Kassenzulassung in der Nähe des Wohnortes der Versicherten zur Verfügung stellen. Dies gilt ebenfalls für niedrigschwellige Betreuungsangebote (→ Seite 207) und Pflegekurse.

Erfahrungen in der Praxis zeigen, dass Qualität und Aktualität der Informationen der Pflege- und Krankenkassen stark differieren. Das Beratungsangebot der Kassen ist für die Versicherten kostenlos.

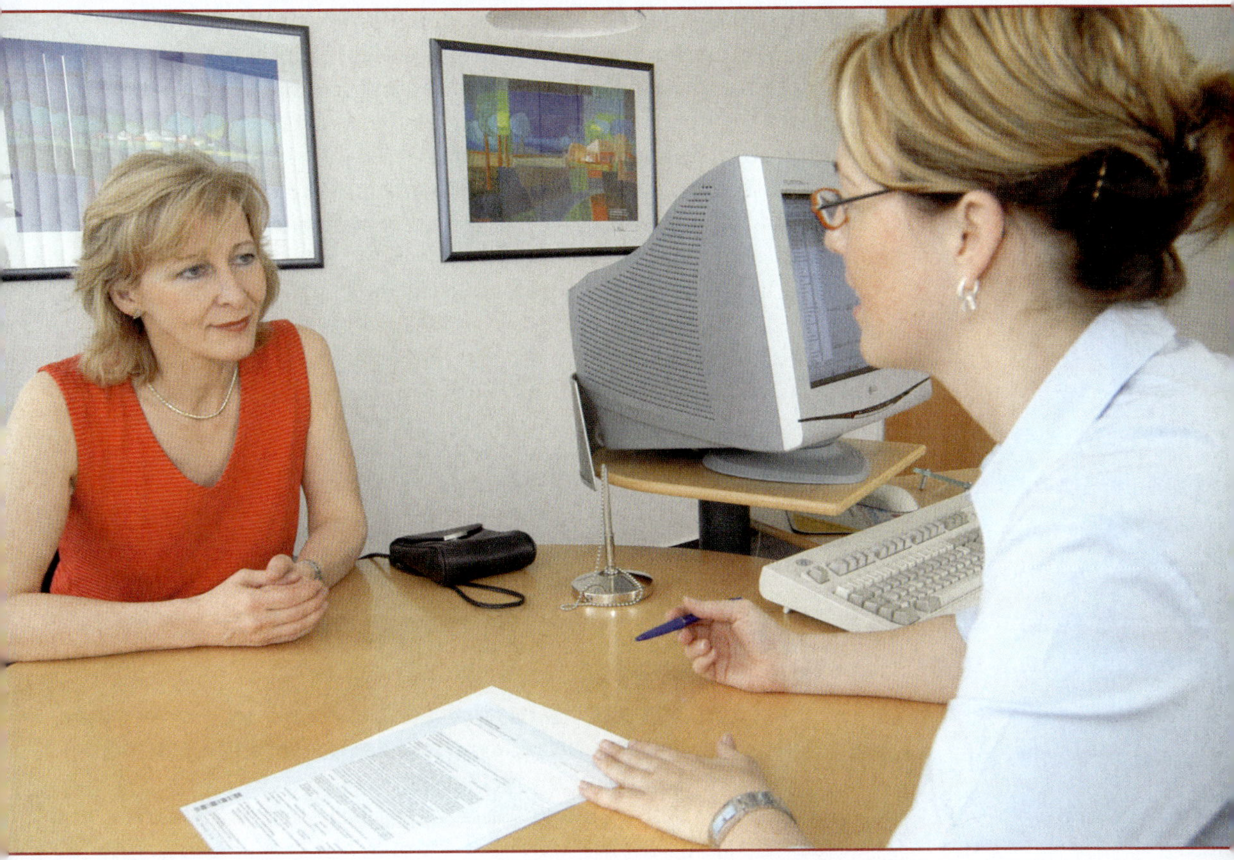

Finanzielle Hilfen

Die Diagnostik einer demenziellen Krankheit, Medikamente, Hilfsmittel, der Umbau der Wohnung, Betreuung und Pflege kosten Geld. Einen Teilbetrag werden Menschen mit Demenz und ihre Angehörigen selbst zahlen müssen. Einen Großteil übernehmen jedoch die Kostenträger im sozialen Sicherungssystem. Für die meisten Menschen in Deutschland sind dies die Kranken- und Pflegekassen. Für Betroffene ohne Vermögen und mit geringem Einkommen springt das Sozialamt ein. Und Schwerbehinderte erhalten Vergünstigungen zur Teilhabe am öffentlichen Leben.

Diese finanziellen Hilfen sollen dazu beitragen, dass Pflegebedürftige und Kranke sowie ihre Familien ihr Schicksal leichter meistern können. Niemand sollte sich scheuen, die gesetzlich verankerte Unterstützung zu nutzen.

Krankenversicherung

Die gesetzlichen Krankenkassen übernehmen die Kosten, die in direktem Zusammenhang mit einer notwendigen Diagnostik und Behandlung der demenziellen Erkrankung stehen. Die Notwendigkeit dieser Maßnahmen wird in der Regel durch ein Rezept oder die Überweisung eines Arztes nachgewiesen. Allerdings müssen sich die Versicherten teilweise an den Kosten durch Zuzahlungen beteiligen.

Die hier beschriebenen Regelungen beziehen sich auf die gesetzliche Krankenkasse. Bei der privaten Krankenversicherung sind für die Kostenübernahme die zugrunde gelegten Versicherungsbedingungen und die jeweiligen einzelvertraglichen Vereinbarungen maßgeblich.

Leistungen der gesetzlichen Krankenkassen

Versicherte der gesetzlichen Krankenkassen erhalten die Leistungen in der Regel als Sachleistung. Sachleistung bedeutet, die Kasse rechnet direkt mit den Leistungserbringern (zum Beispiel Ärzten, Krankenhäusern, Pflegepersonal) ab, sodass auf die Versicherten, abgesehen von den Zuzahlungen, keine weiteren Kosten zukommen.

Medizinische Diagnostik und Therapie

Einen ersten Test bei Verdacht auf demenzielle Erkrankungen kann und soll der Hausarzt durchführen. Für eine speziellere Diagnostik kann er die Patienten an niedergelassene Neurologen oder Krankenhäuser überweisen. Die Untersuchungen und Behandlungen dort übernimmt ebenfalls die Krankenkasse, sofern die Methoden wissenschaftlich anerkannt und im Einzelfall notwendig sind.

Häusliche Krankenpflege

Die gesetzlichen Krankenkassen finanzieren die so genannte häusliche Krankenpflege, wenn sich dadurch ein Aufenthalt in einem Krankenhaus vermeiden oder verkürzen lässt. Diese Leistung umfasst Behandlungspflege (zum Beispiel Medikamentengabe), Grundpflege (zum Beispiel Hilfe beim Waschen und Anziehen) und die notwendige hauswirtschaftliche Hilfe. Sie wird im Regelfall für maximal vier Wochen gewährt, eine Verlängerung ist nur in Ausnahmefällen möglich.

Für reine Behandlungspflege zahlt die Kasse über einen längeren Zeitraum hinweg, wenn diese im Rahmen einer medizinischen Therapie notwendig ist, beispielsweise die regelmäßige Behandlung eines Druckgeschwürs (Dekubitus). Psychiatrische Behandlungspflege wird für einen Zeitraum von bis zu vier Monaten übernommen.

Voraussetzung für die häusliche Krankenpflege ist eine ärztliche Verordnung, im Falle der psychiatrischen Behandlungspflege ausdrücklich von einem Nervenarzt, Neurologen oder Psychiater.

Die häusliche Krankenpflege dürfen nur Pflegedienste durchführen, die von der Krankenkasse zugelassen sind.

Heilmittel

Der Begriff „Heilmittel" im Zusammenhang mit Leistungen der Krankenversicherung führt leicht zur Irritation. Heilmittel sind therapeutische Maßnahmen, die ebenfalls vom Arzt verschrieben werden müssen. Unterschieden werden drei Gruppen:

- **Physikalische Therapie**
  Zur physikalischen Therapie gehören Massage- und Bewegungstherapie, Traktionsbehandlung, Elektrothera-

pie, Kohlensäurebäder, Inhalations- und Thermotherapie. Diese Maßnahmen sollen die Bewegungsfähigkeit von demenzkranken Menschen im fortgeschrittenen Krankheitsstadium fördern und so dem Verkümmern von Muskeln und dem Versteifen von Gelenken entgegenwirken. Die Maßnahmen der physikalischen Therapie werden hauptsächlich von Physiotherapeuten, Masseuren und medizinischen Bademeistern durchgeführt.
- **Stimm-, Sprech- und Sprachtherapie**
  Diese Leistungen erbringen Logopäden und Sprachheilpädagogen. Hilfreich sind diese Maßnahmen beispielsweise bei Sprachschwierigkeiten und Schluckstörungen.
- **Ergotherapie**
  Ergotherapeuten helfen den Kranken, ihre Fähigkeiten zur Bewältigung des Alltags wiederzuerlangen und zu erhalten. Für demenzkranke Menschen gibt es beispielsweise Übungen, um die Koordination zu schulen und die Gehirnaktivität anzuregen.

Hilfsmittel

Versicherte der gesetzlichen Krankenkassen haben Anspruch auf die Versorgung mit Hilfsmitteln wie zum Beispiel Hörhilfen, Körperersatzstücken, Rollstühlen oder Gehhilfen, wenn diese Hilfsmittel nötig sind, um den Erfolg der Krankenbehandlung zu sichern, einer drohenden Behinderung vorzubeugen oder eine Behinderung auszugleichen. Welches Hilfsmittel erforderlich ist, sollte der Arzt so genau wie möglich in seiner Verordnung beschreiben. Anders als andere Leistungen der Krankenkassen wirken sich Hilfsmittel nicht auf das Budget des verordnenden Arztes aus. Allerdings handhaben einige Kassen die Kostenübernahme sehr restriktiv.

Anhaltspunkte für verschreibungsfähige Hilfsmittel bietet das Hilfsmittelverzeichnis der Krankenkassen. Dieser Katalog wird regelmäßig aktualisiert. Es können jedoch auch Hilfsmittel beschafft werden, die nicht im Hilfsmittelverzeichnis aufgelistet sind, denn es muss im Einzelfall geprüft werden, ob ein Hilfsmittel notwendig ist oder nicht. Im Zusammenhang mit der Pflege eines älteren Menschen, der an einer Demenz erkrankt ist, sind unter anderem die folgenden Hilfsmittel interessant:
- Badehilfen: beispielsweise Badewannenlifter, Duschsitze, Haltegriffe

- Gehhilfen: beispielsweise Gehwagen, Gehstöcke
- Hilfsmittel bei Dekubitus (Druckgeschwüre): beispielsweise Spezialmatratzen, Polster für Gelenke
- Inkontinenzhilfen: beispielsweise saugende Vorlagen, Urinbeutel, Katheter
- Krankenpflegeartikel: beispielsweise Pflegebetten und Zubehör
- Toilettenhilfen: beispielsweise Toilettensitzerhöhung, Toilettenstühle

Zur Leistung der Krankenkassen gehören auch notwendige Änderungen, Instandsetzung und Ersatzbeschaffung von Hilfsmitteln sowie die Schulung in ihrem Gebrauch.

Die Krankenkasse muss einem Versicherten auch in einem Pflegeheim Hilfsmittel bezahlen, wenn das Hilfsmittel nicht zur standardmäßigen Ausstattung einer Pflegeeinrichtung zählt und individuell für den Kranken notwendig ist. Beispiele für solche Hilfsmittel sind extra angepasste Rollstühle für Pflegebedürftige, die das Heim regelmäßig verlassen, und Dekubitusmatratzen zur Unterstützung der Behandlung eines bereits vorhandenen oder drohenden Druckgeschwürs. Hilfsmittel, die nach allgemein anerkanntem Stand der medizinisch-pflegerischen Erkenntnisse für die sachgerechte Pflege ihrer Bewohner notwendig sind, müssen die Pflegeheime bereitstellen.

Erst fragen, dann kaufen

Teure Hilfsmittel werden nicht immer neu beschafft, sondern von der Kasse verliehen. Versicherte sollten daher, bevor sie ein Hilfsmittel besorgen, zunächst bei ihrer Krankenkasse nachfragen, ob die Anschaffungskosten übernommen werden und welche Händler diese Hilfsmittel anbieten.

Für ausgewählte Gruppen von Hilfsmitteln haben die Krankenkassen „Festbeträge" vereinbart. Sie übernehmen nur die Kosten bis zur Höhe dieses Festbetrags. Die Anbieter von Hilfsmitteln wie Sanitätshäuser und Apotheken können einen „wirtschaftlichen Aufschlag" verlangen, den der Versicherte selbst zahlen muss. Allerdings sollen die Kassen ihren Versicherten Anbieter in der Nähe nennen, die das Hilfsmittel zum Preis des Festbetrags verkaufen.

Unter die Regelung der Festbetragsfinanzierung fallen Inkontinenzhilfen, Sehhilfen, Hörhilfen, Einlagen für Schuhe, Kompressionsstrümpfe und -strumpfhosen sowie Stomaartikel bei künstlichem Darmausgang.

Zuzahlungen

Alle gesetzlich Krankenversicherten müssen sich an den Kosten der Krankenbehandlung beteiligen. Seit 2004 gelten dafür einheitliche Grundsätze. Danach betragen die Zuzahlungen zehn Prozent des Abgabepreises, mindestens jedoch 5 und höchstens 10 Euro. Pauschale Befreiungen von der Zuzahlungspflicht gibt es nicht mehr.

Um die finanziellen Belastungen der Versicherten in Grenzen zu halten, gelten gesetzlich festgelegte Belastungsgrenzen von zwei Prozent des jährlichen Bruttoeinkommens. Als Einkommen gelten – wie bei der Steuer – sämtliche Einnahmen aller Haushaltsmitglieder, die dem laufenden Unterhalt dienen. Bei Beziehern von Hartz IV oder von Grundsicherung gilt der Regelsatz des Haushaltsvorstands als Einkommen. Von Jahresbeginn an müssen Versicherte daher alle Belege sammeln, bis sie nachweisen können, dass sie die Belastungsgrenze erreicht haben. Erst danach stellt die Krankenkasse auf Antrag eine Bescheinigung zur Befreiung von Zuzahlungen aus.

Einige Krankenkassen bieten bereits Anfang des Jahres gegen Zahlung des zu erwartenden Höchstbetrages eine Befreiungsbescheinigung an. Damit entfällt das lästige Sammeln und Einreichen der Quittungen.

Chronisch Kranken wird eine niedrigere Belastungsgrenze von einem Prozent des jährlichen Bruttoeinkommens gewährt.

Zuzahlungsregelungen für ausgewählte Leistungen der gesetzlichen Krankenkasse

- **Arzt, Zahnarzt, Psychotherapeut:** Praxisgebühr von 10 Euro pro Quartal. Bei einer Überweisung zu einem anderen Arzt fällt keine neue Praxisgebühr an.
- **Verschreibungspflichtige – ausgenommen eine Liste besonders preiswerter – Arzneimittel:** Zehn Prozent des Preises je Arzneimittel, jedoch mindestens 5 Euro und maximal 10 Euro. Die Zuzahlungen dürfen nicht über dem Preis des Arzneimittels liegen.
- **Heilmittel:** Zehn Prozent der Kosten zuzüglich 10 Euro je Verordnung.
- **Häusliche Krankenpflege:** Zehn Prozent der Kosten, begrenzt auf 28 Tage pro Kalenderjahr, zuzüglich 10 Euro je Verordnung.
- **Hilfsmittel:** Zehn Prozent für jedes Hilfsmittel, jedoch mindestens 5 Euro und maximal 10 Euro, allerdings nicht mehr als die Kosten des Hilfsmittels.
- **Krankenhausbehandlung:** 10 Euro pro Tag, begrenzt auf maximal 28 Tage pro Kalenderjahr.

Die Regelung trifft auch auf viele Demenzkranke zu. Eine Krankheit gilt als chronisch, wenn sie wenigstens ein Jahr lang mindestens einmal pro Quartal ärztlich behandelt wurde und zusätzlich eines der folgenden Kriterien zutrifft:

- Es liegt Pflegebedürftigkeit der Pflegestufe II oder III gemäß den Bestimmungen der Pflegeversicherung vor.
- Es liegt ein Grad der Schwerbehinderung oder eine Minderung der Erwerbsfähigkeit von mindestens 60 Prozent vor. Die Schwerbehinderung oder Erwerbsunfähigkeit muss ihre Ursache in der chronischen Krankheit haben.
- Es ist eine kontinuierliche medizinische Versorgung notwendig, ohne die sich nach ärztlicher Einschätzung der Zustand des Kranken lebensbedrohend verschlechtert, die Lebenserwartung reduziert oder aufgrund der chronischen Krankheit dauerhaft die Lebensqualität mindert.

Pflegeversicherung

Die Pflegeversicherung unterstützt die Finanzierung einer längerfristigen Pflege. Anders als die Krankenversicherung ist sie jedoch von vornherein darauf ausgelegt, nur einen Teil der notwendigen Hilfe zu übernehmen. Es müssen recht hohe Voraussetzungen erfüllt werden, um überhaupt Leistungen der Pflegeversicherung zu erhalten, und diese Leistungen sind auf bestimmte Summen begrenzt. Für Demenzkranke kommt erschwerend hinzu, dass bei der Einführung der Pflegeversicherung 1995 körperliche Einschränkungen im Mittelpunkt standen. Trotz einiger Nachbesserungen im Jahr 2002 ist es für Menschen mit Demenz in frühen und mittleren Krankheitsstadien noch immer schwer, Leistungen zu erhalten, die ihrem Hilfebedarf angemessen sind. Politik und Fachleute sind sich einig, dass bei der anstehenden Reform der Pflegeversicherung (SGB X) die Leistungen für Menschen mit Demenz verbessert werden sollen. Wann und in welchem Umfang dies geschehen soll, ist noch unklar.

Die hier beschriebenen Voraussetzungen und Leistungen beziehen sich gleichermaßen auf die soziale Pflegeversicherung wie auf die private Pflege-Pflichtversicherung. Anspruchsvoraussetzungen und Leistungsumfang sind für Kassen- und Privatpatienten gleich.

Voraussetzungen und Pflegestufen

Bevor es Leistungen von der Pflegeversicherung gibt, müssen diese beantragt werden. Die Kasse überprüft dann in einem standardisierten Verfahren, ob der Antragsteller Anspruch auf Leistungen hat und wie hoch diese ausfallen.

Antragsverfahren

Den Antrag auf Leistungen der Pflegeversicherung muss der Versicherte oder sein gesetzlicher Vertreter stellen. Entscheidend für den Beginn der Leistungen ist der Tag, an dem der Antrag bei der Kasse eingeht. Daher sollte er allein aus Beweisgründen immer schriftlich gestellt werden. Formelle Voraussetzungen gibt es dafür keine. Es reicht schon der Satz „Ich beantrage Leistungen der Pflegeversicherung, weil ich pflegebedürftig bin".

Wenn bei der Kasse ein formloser Antrag eingeht, wird sie dem Antragsteller nachträglich ein Formular zusenden. Dies hat keinen Einfluss auf das Antragsdatum. Für den Ablauf des Verfahrens ist es empfehlenswert, diese Vordrucke bei allen Anträgen an die Pflegekasse auszufüllen.

Mit dem Antrag sollte die Pflegekasse ermächtigt werden, Unterlagen der behandelnden Ärzte einzusehen, um sich ein vollständiges Bild vom Krankheitszustand des Antragstellers machen zu können.

Angaben zur gewünschten Leistungsart (zum Beispiel Pflegegeld für Pflege durch Angehörige oder professioneller Pflegedienst als Sachleistung) auf dem Antragsformular sind nicht bindend. Erst wenn die Pflegekasse den Bescheid über die Pflegestufe erteilt, muss der Versicherte sich festlegen.

Nach Eingang des Antrags wird die Pflegekasse zunächst prüfen, ob der Antragsteller grundsätzlich die Voraussetzungen der Leistungspflicht erfüllt, etwa ob er in den letzten zehn Jahren wenigstens fünf Jahre Beiträge zur Pflegeversicherung gezahlt hat oder bei einem Beitragszahler familienversichert war.

Anschließend beauftragt die Pflegekasse den Medizinischen Dienst der Krankenversicherung (MDK), ein Gutachten über den Pflegebedarf zu erstellen. Danach bestimmt die Kasse, ob und welche Pflegestufe vorliegt und stellt dem Pflegebedürftigen den Bescheid zu. Bei Privatversicherten übernimmt der private Gutachterdienst Medicproof GmbH die Begutachtung.

Ablauf des Antragsverfahrens

Verfahrensschritt	Zeitspanne vom Tag der Antragstellung
Die Kasse erteilt dem MDK den Auftrag zur Begutachtung	einige Tage
Ankündigung des Hausbesuchs durch den MDK	zirka 4 Wochen
Begutachtungstermin beim Pflegebedürftigen	zirka 5 Wochen
Übermittlung des Gutachtens vom MDK an die Pflegekasse	
Entscheidung der Pflegekasse zur Pflegestufe	
Bescheid der Pflegekasse an den Versicherten	zirka 9 bis 10 Wochen

Dieser Verfahrensablauf steht nicht nur beim Erstantrag an, sondern auch bei jedem Antrag auf eine höhere Pflegestufe.

Das gesamte Antragsverfahren bis zur tatsächlichen Leistung nimmt oft mehrere Monate in Anspruch. Dringender Handlungsbedarf besteht, wenn aufgrund einer akuten Verschlechterung des Gesundheitszustandes ein Heimaufenthalt notwendig wird, denn viele Heime verlangen einen Einstufungsbescheid der Pflegekasse, bevor sie neue Bewohner aufnehmen. In solchen Fällen können Antragsteller auf eine besondere Dringlichkeit hinweisen. Ein beschleunigtes Antragsverfahren findet vor allem dann statt, wenn Antragsteller im Krankenhaus liegen und möglichst vor ihrer Entlassung eine Pflegestufe und die eventuelle Notwendigkeit einer Heimversorgung festgestellt werden muss.

Pflegebedarf und Pflegestufen

Voraussetzung für Leistungen der Pflegeversicherung ist, dass die Pflege voraussichtlich über mehr als sechs Monate notwendig ist und dass der Hilfebedarf regelmäßig anfällt. Regelmäßig bedeutet, dass jeden Tag wenigstens zwei Verrichtungen aus den Bereichen Körperpflege, Ernährung und Mobilität nötig sind. Außerdem zählen nur die Hilfeleistungen, die sich mindestens einmal pro Woche ergeben.

Mindestvoraussetzungen für die Pflegestufen

	Pflegestufe I erhebliche Pflegebedürftigkeit	Pflegestufe II Schwerpflegebedürftigkeit	Pflegestufe III Schwerstpflegebedürftigkeit
durchschnittlicher Hilfebedarf pro Tag	1,5 Stunden	3 Stunden	5 Stunden
davon durchschnittlicher Zeitaufwand für die Grundpflege	46 Minuten	2 Stunden	4 Stunden
Hilfebedarf am Tag	einmal bei zwei Verrichtungen	dreimal	ganztägig, zwingend auch in der Nacht zwischen 22 und 6 Uhr

Die Höhe der Leistungen richtet sich nach den Pflegestufen. Je Stufe ist ein täglicher Mindesthilfebedarf in Minuten vorgeschrieben, wobei nicht nur der Gesamtbedarf, sondern vor allem der Hilfebedarf bei der Grundpflege (Körperpflege, Ernährung und Mobilität) ausschlaggebend ist. Für die Berechnung des täglichen Hilfebedarfs wird der Zeitaufwand für eine Woche ermittelt und dann durch sieben geteilt. Darüber hinaus ist es wichtig, dass der Pflegebedürftige jeden Tag – und bei Pflegestufe III auch in der Nacht – Hilfe benötigt.

Bei besonderem Pflegeaufwand können Pflegebedürftige der Stufe III als Härtefall anerkannt werden. Damit gibt es etwas mehr Geld von der Pflegekasse (→ Tabelle, Seite 252). Voraussetzung dafür ist, dass bei den nächtlichen Hilfen entweder mehrere Personen anwesend sein müssen oder die Grundpflege durchschnittlich mindestens sechs Stunden pro Tag (davon dreimal nachts) in Anspruch nimmt. Dies kann auch bei einer schweren Demenz vorkommen.

Im Pflegeversicherungsgesetz ist auch festgelegt, welche Hilfeleistungen überhaupt berücksichtigt werden. Dies sind die so genannten Katalog-Verrichtungen:

- Körperpflege
- Hilfen bei der Ernährung
- Mobilität
- Hauswirtschaftliche Versorgung

Damit bleibt der überwiegende Hilfebedarf von Menschen mit Demenz außen vor, falls sie nicht zugleich körperlich erkrankt sind. Die Zeiten für die Beaufsichtigung, damit sie weder sich selbst noch andere gefährden, und Hilfen zur Orientierung zählen für die Begutachtung nicht. Umso wichtiger ist es, dass die Unterstützung und Begleitung der Demenzkranken bei den Katalog-Verrichtungen beim Besuch des Gutachters angemessen dargestellt wird.

Gutachten vom Medizinischen Dienst der Krankenversicherung (MDK)

Das Gutachten vom Medizinischen Dienst der Krankenversicherung bildet die Grundlage für die Pflegekasse, wenn sie darüber entscheidet, ob sie Leistungen gewährt und in welcher Höhe. Die Gutachter haben nur die Aufgabe, den Hilfe- und Pflegebedarf festzustellen. Sie vergeben keine Pflegestufe.

Das Verfahren der Begutachtung verläuft nach einem standardisierten Verfahren. Dennoch hängt vieles bei der Begutachtung von der individuellen Einschätzung der Gutachter – entweder Ärzte oder Pflegefachkräfte, die für ihren Einsatz bei der Pflegebegutachtung entsprechend geschult wurden – ab.

Tipps zum Gutachterbesuch

- Führen Sie ein Pflegetagebuch mit allen Zeitangaben für die Katalog-Verrichtungen.
- Besorgen Sie ärztliche Unterlagen, aus denen Krankheitsbild und körperliche sowie geistige Einschränkungen hervorgehen.
- Stellen Sie sicher, dass Angehörige und andere Pflegepersonen beim Gutachterbesuch anwesend sind.
- Führen Sie auch ohne den Kranken ein Gespräch mit dem Gutachter.
- Unterschreiben Sie keine Begutachtungsergebnisse.

Insbesondere bei demenziellen Erkrankungen ist es nicht einfach, den tatsächlichen Hilfebedarf einzuschätzen. Immer wieder berichten Angehörige davon, dass Demenzkranke, die sonst bei allen Abläufen des Alltags Hilfe brauchen, sich beim Hausbesuch plötzlich völlig klar mit dem Gutachter unterhalten und keine Anzeichen dafür erkennen lassen, dass sie Hilfe benötigen. Der Gutachter sieht nur diese Momentaufnahme und kann aufgrund dieses Eindrucks zu einem falschen Ergebnis gelangen. Umso wichtiger ist es, dass bei dem Gutachterbesuch Angehörige oder Pflegekräfte ihre Sicht der Dinge schildern können. Dazu reicht oft schon ein kurzes Gespräch auf dem Flur, wenn der Gutachter von der Haustür zum Zimmer des Kranken geleitet wird.

Genauere Aufschlüsse über den tatsächlichen Hilfebedarf gibt ein so genanntes Pflegetagebuch. Hierin wird über eine oder mehrere Wochen festgehalten, welche Unterstützung notwendig war. Pflegetagebücher gibt es bei den Pflegekassen, vielen Beratungsstellen und Betroffenenorganisationen. Der Gutachter muss dieses Tagebuch ebenso beachten wie die ärztlichen Unterlagen, die konkrete Aussagen zum Krankheitsbild sowie den Fähigkeiten und Defiziten des Kranken machen.

Um den Hilfebedarf einzuschätzen, werden den Gutachtern so genannte Zeitkorridore für einzelne Tätigkeiten vorgegeben. Diese Richtwerte gelten, wenn die Tätigkeit vollständig durch eine Pflegeperson übernommen wird. Ist nur eine teilweise Hilfe nötig, gibt es Abschläge. Es sind aber auch Zeitaufschläge möglich, wenn die Kranken eine Anleitung benötigen, um die Tätigkeit selbst vorzunehmen und damit ihre Selbstständigkeit zu erhalten. Dies kommt bei Menschen mit Demenz häufig vor, zum Beispiel beim An- und Ausziehen. Leider wird das nicht immer im Gutachten berücksichtigt und erfordert ein entsprechend hartnäckiges Vorgehen der Angehörigen.

Die Gutachter sollen nicht nur den aktuellen Hilfe- und Pflegebedarf bestimmen, sondern sie müssen auch die Versorgungslage der Kranken einschätzen. Dazu gehören unter anderem Angaben zum Bedarf an Hilfsmitteln und Maßnahmen zur Wohnungsanpassung, zu benötigten Reha-Maßnahmen oder ob eine Versorgung in einem Pflegeheim notwendig ist. Fehlen im Gutachten die Angaben hierzu, kann es später zu Schwierigkeiten bei der Kostenerstattung für diese Leistungen kommen. Bezüglich der Leistungen für die Pflegepersonen ist es wichtig, dass das Gutachten auch Angaben zu deren Zeitaufwand bei der Pflege des Kranken enthält (→ Soziale Absicherung der Pflegeperson, Seite 257).

Angehörige sollten darauf achten, dass all diese Punkte beim Gutachterbesuch angesprochen werden.

Manche Gutachter verlangen eine Unterschrift unter den Begutachtungsergebnissen. Darauf sollte sich niemand einlassen. Bei einem eventuellen Widerspruch gegen die Entscheidung (→ Widerspruchsverfahren, Seite 250) kann dies ein Nachteil für den Versicherten sein. Daher sollte dem Gutachter nur bestätigt werden, dass er am Tag x das Gutachten durchgeführt hat, ohne seine Ergebnisse zu quittieren.

Das Begutachtungsergebnis soll übrigens noch nicht an die Pflegekasse weitergereicht werden, wenn sich die Angaben der Pflegeperson von den Feststellungen des Gutachters deutlich unterscheiden und weitere Maßnahmen (zum Beispiel Führen eines Pflegetagebuchs) diese Diskrepanz aufklären könnten.

Einschränkungen der Alltagskompetenz

Seit dem Jahr 2002 haben sich die Leistungen der Pflegeversicherung für Menschen mit Demenz ein wenig verbessert. Sie bekommen zusätzlich zu den anderen Leistungen für ergänzende Betreuungsleistungen einen Zuschuss von 460 Euro im Jahr. Gibt es Anzeichen dafür, dass der Versicherte aufgrund seiner geistigen Einschränkungen seinen Alltag nicht allein bewältigen kann, muss der Gutachter 13 gesetzlich festgelegte Kriterien prüfen.

13 Kriterien für eingeschränkte Alltagskompetenz

1. Unkontrolliertes Verlassen des Wohnbereichs (Weglauftendenz)
2. Verkennen oder Verursachen gefährdender Situationen
3. Unsachgemäßer Umgang mit gefährdenden Gegenständen oder potenziell gefährdenden Substanzen
4. Tätlich oder verbal aggressives Verhalten in Verkennung der Situation
5. Einer Situation unangemessenes Verhalten
6. Unfähigkeit, die eigenen körperlichen oder seelischen Gefühle oder Bedürfnisse wahrzunehmen
7. Unfähigkeit zu einer erforderlichen Kooperation bei therapeutischen oder schützenden Maßnahmen als Folge einer therapieresistenten Depression oder Angststörung
8. Störung der höheren Hirnfunktionen (Beeinträchtigung des Gedächtnisses, herabgesetztes Urteilsvermögen), die zu Problemen bei der Bewältigung von sozialen Alltagsleistungen geführt haben
9. Störung des Tag-/Nacht-Rhythmus
10. Unfähigkeit, eigenständig den Tagesablauf zu planen und zu strukturieren
11. Verkennen von Alltagssituationen und inadäquates Reagieren in Alltagssituationen
12. Ausgeprägtes labiles und unkontrolliert emotionales Verhalten
13. Zeitlich überwiegend Niedergeschlagenheit, Verzagtheit, Hilflosigkeit oder Hoffnungslosigkeit aufgrund einer therapieresistenten Depression

Damit die Pflegekasse zusätzliche Betreuungsleistungen gewährt, müssen in wenigstens zwei verschiedenen Bereichen dauerhaft Defizite bestehen. Wenigstens eines muss sich auf die Punkte 1 bis 9 der Liste (→ Seite 249) beziehen.

Wenn der Gutachter eine eingeschränkte Alltagskompetenz feststellt, hat dies keinen Einfluss auf die Höhe der Pflegestufe. Die zusätzlichen Betreuungsleistungen erhält nur derjenige, der mindestens in Pflegestufe I eingestuft wurde.

Widerspruchsverfahren

Die Entscheidung der Pflegekasse, die sie mit dem Einstufungsbescheid mitteilt, entspricht nicht immer dem, was die Versicherten beziehungsweise ihre Angehörigen erwarten. Gegen diesen Bescheid können Versicherte oder ihr gesetzlicher Vertreter Widerspruch einlegen. Da es sich um einen Bescheid der Pflegekasse handelt, muss sich der Widerspruch an die Pflegekasse, nicht an den Medizinischen Dienst, richten.

Die Frist für den Widerspruch beträgt einen Monat. Hat die Pflegekasse auf ihrem Bescheid versäumt, auf die Widerspruchsmöglichkeit hinzuweisen, verlängert sich die Frist auf ein Jahr.

Um die Frist zu wahren, reicht eine einfache schriftliche Mitteilung, dass gegen die Entscheidung der Pflegekasse Widerspruch erhoben wird. Eine ausführliche Begründung kann später folgen. Wichtig für den Widerspruch ist, dass dem Versicherten oder seinen Angehörigen eine Kopie des Gutachtens vom Medizinischen Dienst vorliegt. Einige Pflegekassen versenden diese gleich mit dem Bescheid zur Pflegestufe. Andernfalls sollte es unbedingt angefordert werden, um eine erfolgreiche Begründung zum Widerspruch schreiben zu können.

Anhand der Angaben im Formular lässt sich am einfachsten erarbeiten, an welchen Stellen die Einschätzung des Gutachters von der Realität abweicht. Besonders erfolgversprechend sind Widersprüche, die darlegen können, dass der Gutachter nicht nur einzelne Minutenwerte zu gering eingeschätzt hat, sondern dass notwendige Hilfeleistungen bei den Katalog-Verrichtungen vergessen wurden.

Wer Widerspruch gegen den Bescheid der Pflegekasse einlegen möchte, sollte sich am besten vorher darüber informieren, etwa bei einer Pflegeberatungsstelle oder einer Alzheimer Gesellschaft. Eine individuelle rechtliche Beratung hierzu dürfen jedoch nur Anwälte – am besten ein Fachanwalt für Sozialrecht –, entsprechende Behörden und einige ausgewählte Verbände wie manche Verbraucherzentralen oder – allerdings nur für Mitglieder – die Sozialverbände SoVd, Vdk (Kontakt → Seite 293) durchführen.

Die Pflegekasse muss bei einem Widerspruch ihre Entscheidung überprüfen. Oft erfolgt dies anhand der Aktenlage. Eventuell ist auch ein erneuter Hausbesuch notwendig – dann sollte ein anderer Gutachter ins Haus kommen als beim Erstgutachten.

Bleibt die Pflegekasse bei ihrer ursprünglichen Entscheidung, kann der Versicherte den Klageweg durch die Instanzen der Sozialgerichte beschreiten. Bis zum Verfahren vor dem Landessozialgericht ist es nicht vorgeschrieben, sich durch einen Anwalt vertreten zu lassen. Dennoch ist es empfehlenswert, einen fachkundigen Beistand hinzuzuziehen.

Kosten, die den Versicherten durch das Widerspruchsverfahren entstehen – auch im außergerichtlichen Verfahren –, muss die Pflegekasse zahlen, allerdings nur, wenn der Widerspruch wenigstens in Teilen erfolgreich war. Das Verfahren vor dem Sozialgericht ist für die Versicherten zurzeit noch kostenfrei. Hat die Klage keinen Erfolg, müssen sie jedoch ihre eigenen Ausgaben, etwa für den Anwalt, selber tragen. Inwieweit die Rechtsschutzversicherung einspringt, sollte jeder im Vorhinein mit seinem Versicherungsunternehmen klären.

Leistungen der Pflegeversicherung

Die meisten Leistungen der Pflegeversicherung sind in ihrer Höhe abhängig von der Pflegestufe. Daher ist es besonders wichtig, dass die Pflegekasse eine angemessene Pflegestufe zuerkennt. Dennoch ist die Pflegeversicherung von vornherein darauf ausgelegt, dass die Leistungen nur Teile des tatsächlichen Pflegebedarfs decken.

Pflegegeld

Versicherte, die das Pflegegeld wählen, erhalten den Geldbetrag von der Pflegekasse auf ihr Konto überwiesen. Es ist gedacht als Entschädigung für ehrenamtlich tätige Pflegepersonen wie Angehörige oder Nachbarn. Die Versicherten können frei darüber entscheiden, wie sie das Pflegegeld verwenden. Das Pflegegeld ist deutlich geringer als die Beträge, die die Kasse für professionelle Hilfe zahlt (→ Tabelle, Seite 252).

Leistungen der Pflegeversicherung

	Stufe I	Stufe II	Stufe III	Härtefall
Pflegegeld (im Monat)	205 Euro	410 Euro	665 Euro	
Pflegesachleistung (im Monat)	384 Euro	921 Euro	1432 Euro	1918 Euro
Tages-/Nachtpflege (im Monat)	384 Euro	921 Euro	1432 Euro	
Kombinationsleistung	je Pflegestufe anteilig Pflegegeld, Pflegesachleistung oder Tages-/Nachtpflege			
Verhinderungspflege durch Dritte	1432 Euro im Jahr, maximal für 28 Tage im Jahr			
Verhinderungspflege durch Angehörige (im Monat)	205 Euro	410 Euro	665 Euro	
Kurzzeitpflege	1432 Euro im Jahr, maximal für 28 Tage im Jahr			
vollstationäre Pflege	1023 Euro	1279 Euro	1432 Euro	1688 Euro
Kostenerstattung Betreuungskosten für Demenzkranke	460 Euro im Jahr für zusätzliche Betreuungsleistungen (nur für Pflegebedürftige mit außergewöhnlichem Betreuungsbedarf)			
Hilfsmittel	Pflegehilfsmittel zum Verbrauch: 31 Euro pro Monat technische Hilfen: 90 Prozent der Kosten (maximal 25 Euro Zuzahlung)			
Hausnotruf	17,90 Euro im Monat			
Wohnungsanpassung	maximal 2557 Euro pro Maßnahme			
Pflegekurse	kostenlose externe Kurse durch Pflegedienste und Ähnliches Kurse zu Hause			
soziale Sicherung der Pflegeperson	Rentenversicherung, Unfallversicherung (Arbeitslosenversicherung)			

Pflegesachleistung

Pflegesachleistungen werden von zugelassenen Pflegediensten (→ Seite 209) erbracht. Sie rechnen bis zum Höchstbetrag je Pflegestufe direkt mit der Pflegekasse ab. Leistet der Dienst mehr, als durch die Leistungen der Kasse abgedeckt ist, müssen die Pflegebedürftigen den Restbetrag zuzahlen.

Tages-/Nachtpflege

Sachleistungen erfolgen auch durch Einrichtungen der Tages- und Nachtpflege (→ Seite 218). Das heißt, Kosten für diese Pflegeleistungen werden bis zum Maximalbetrag je Pflegestufe direkt mit der Kasse abgerechnet. Die Pflegebedürftigen müssen jedoch die Kosten für Unterkunft und Verpflegung sowie eventuell für Investitionskosten des Heims selber zahlen. Liegen die Pflegekosten über dem Betrag der Pflegestufe, sind auch hier Zuzahlungen notwendig.

Kombinationsleistung

Die Leistungen „Pflegegeld“, „Pflegesachleistung“ und „Tages-/Nachtpflege“ können miteinander kombiniert werden. Dies eröffnet einen größeren Handlungsspielraum für alle Beteiligten. Allerdings gibt es durch die Kombination insgesamt nicht mehr Leistungen der Pflegeversicherung, es können also nicht jeweils die Budgets für die Pflegesachleistungen und für das Pflegegeld voll ausgeschöpft werden. Stattdessen wird zum Beispiel der für einen ambulanten Pflegedienst verbrauchte Betrag zum möglichen Höchstbetrag für diese Leistung ins Verhältnis gesetzt und für die Prozentpunkte, die bei der Pflegesachleistung an 100 Prozent fehlen, kann anteiliges Pflegegeld ausgezahlt werden. In erster Linie zählen die Kosten für die Pflegesachleistung durch den Pflegedienst. Der restliche Anteil dient zur Kostendeckung der Tages-/Nachtpflege. Bleibt dann ein Restbetrag, wird der auf das Pflegegeld angerechnet.

Laut Gesetz müssen Versicherte für sechs Monate im Voraus festlegen, wie sie die Kombinationsleistung verteilen wollen. Die meisten Kassen lassen sich aber auch auf ein flexibleres Abrechnungsverfahren ein, bei dem sie pro Monat die tatsächlich angefallenen Kosten für Sachleistungen übernehmen und dann ein entsprechendes Pflegegeld überweisen, falls ein Restbetrag übrig ist.

Stundenweise Verhinderungspflege

Eine Besonderheit der Verhinderungspflege ist bei der Betreuung von Menschen mit Demenz interessant: Sie kann auch stundenweise in Anspruch genommen werden, etwa weil die Pflegeperson das Haus verlassen muss, zum Beispiel zum Einkaufen oder um sich zu erholen, und in der Zeit ein Betreuungsdienst bei dem Kranken bleibt.
Prinzipiell gelten die gleichen Regeln wie bei der üblichen Verhinderungspflege. Wenn jedoch die Verhinderungspflege weniger als acht Stunden am Tag in Anspruch genommen wird, zahlt die Kasse das Pflegegeld weiter. Auch die Begrenzung auf 28 Tage entfällt. Es gilt nur die Höchstsumme von 1 432 Euro jährlich.

Verhinderungspflege

Verhinderungspflege ist für den Fall gedacht, dass die Hauptpflegeperson ausfällt, etwa wegen Krankheit oder Urlaub. Voraussetzung dafür ist jedoch, dass der Versicherte schon zwölf Monate Leistungen der häuslichen Pflege erhalten hat. Es muss ihn aber nicht die ganze Zeit dieselbe Pflegeperson versorgt haben. Es ist unerheblich, ob zusätzlich zur Pflegeperson noch ein Pflegedienst ins Haus kommt. Solange es neben der professionellen Pflege eine ehrenamtliche Kraft gibt, die vorübergehend ausfällt, kann Verhinderungspflege beantragt werden. Erhalten Pflegebedürftige Pflegegeld, zahlt die Pflegekasse dies nicht während der Zeit der Verhinderungspflege.

Die Leistung der Verhinderungspflege ist nicht nur im Betrag beschränkt, sie ist auch auf 28 Tage pro Jahr befristet. Wenn eine der beiden Grenzen erreicht ist, endet die Verhinderungspflege für das laufende Kalenderjahr.
Die Verhinderungspflege ist vielseitig einsetzbar für Pflege und Betreuung durch Laienpflegekräfte sowie Pflege durch Pflegedienste und Kurzzeitpflegeeinrichtungen.

Eine außerordentliche Regelung gilt, wenn die Ersatzpflege durch eine Laienpflegekraft übernommen wird, die mit dem Pflegebedürftigen im ersten oder zweiten Grad verwandt oder verschwägert ist. Dann zahlt die Kasse Verhinderungspflege nur in Höhe des Pflegegeldes. Zusätzliche Beträge können nur geltend gemacht werden, wenn der Ersatzpflegekraft weitere Kosten entstehen, etwa wegen Verdienstausfall oder einer notwendigen Kinderbetreuung während der Zeit der Pflege – bis zur Obergrenze von 1 432 Euro.

Kurzzeitpflege

Mithilfe der Kurzzeitpflege soll ein Zeitraum überbrückt werden, in dem die häusliche Versorgung des Pflegebedürftigen nicht sichergestellt ist. Klassische Beispiele sind die

Überbrückung von Zeiten nach einem Krankenhausaufenthalt oder wenn die übliche Pflegeperson zu Hause aufgrund von Krankheit oder Urlaub ausfällt.

Die Leistungen der Kurzzeitpflege sind sowohl finanziell als auch zeitlich begrenzt. Sie dienen ausschließlich für die Versorgung in zugelassenen Einrichtungen für die Kurzzeitpflege. Gedeckt sind nur pflegebedingte Kosten bis zu einem maximalen Betrag (→ Tabelle, Seite 252), nicht die Unterkunft und Verpflegung.

Stationäre Pflege

Leistungen der stationären Pflege sind nachrangig zu den Leistungen der ambulanten Versorgung. Das bedeutet, dass das Gesetz verlangt, dass Pflegebedürftige so lange es geht ambulant versorgt werden müssen. Daher muss der Gutachter vom Medizinischen Dienst der Krankenkassen feststellen, dass eine Versorgung im Heim notwendig ist. Die Pflegekasse übernimmt nur die pflegebedingten Kosten bis zum Maximalbetrag je Pflegestufe.

Kostenerstattung für Betreuungskosten

Pflegebedürftige, die wenigstens in Pflegestufe I eingestuft sind und bei denen zusätzlich eine eingeschränkte Alltagskompetenz (→ Seite 249) festgestellt wurde, können sich Kosten für Betreuungsdienstleistungen von der Pflegekasse erstatten

Niederschwellige Betreuungsangebote

Dies sind Dienstleister, die überwiegend mit ehrenamtlichen Kräften arbeiten. Diese Dienstleister müssen nach Landesrecht anerkannt sein und die Qualität ihrer Arbeit nachweisen. Als Beispiele nennt das Pflegeversicherungsgesetz folgende Angebote:

- Betreuungsgruppen für Menschen mit erheblichem allgemeinem Betreuungsbedarf (zum Beispiel Menschen mit Demenz)
- Helferinnenkreise zur stundenweisen Entlastung der pflegenden Angehörigen (auch Tauschringe, Seniorengenossenschaften etc.)
- Agenturen zur Vermittlung von Betreuungsleistungen für Pflegebedürftige mit erheblichem allgemeinem Betreuungsbedarf
- Tagesbetreuung in Kleingruppen (oder Einzelbetreuung)
- Familienentlastende Dienste (FED)

lassen. Pro Kalenderjahr stehen dafür 460 Euro zur Verfügung, die jeweils in das folgende Jahr übertragen werden können, wenn sie nicht genutzt wurden. Im ersten Jahr wird der Betrag anteilig ab dem Monat der Antragstellung gezahlt.

Daher sollten im Bescheid der Pflegekasse immer auch Aussagen zu den Betreuungsleistungen enthalten sein. Wurden nach dem Erstgutachten keine Betreuungsleistungen anerkannt und verschlechtert sich der Gesundheitszustand des Versicherten, lohnt es sich, diese Leistungen erneut zu beantragen. Da sich die Gelder ins Folgejahr übertragen lassen, ist dies auch sinnvoll, wenn in absehbarer Zeit kein Einsatz eines Betreuungsdienstes geplant ist.

Der Betreuungsbetrag kann nur für gesetzlich festgelegte Dienstleistungen ausgegeben werden:

- Tages- oder Nachtpflege und Kurzzeitpflege
- Zugelassene Pflegedienste mit besonderen Angeboten der allgemeinen Anleitung und Betreuung
- Niedrigschwellige Betreuungsangebote

Betreuungsleistungen durch Verwandte, Freunde oder Nachbarn können nicht abgerechnet werden.

Hausnotruf

Der Hausnotruf gehört ebenfalls zu den technischen Hilfsmitteln, die auf Antrag und bei Bedarf von der Pflegekasse finanziert werden können. Für einen erfolgreichen Antrag ist es von Vorteil, wenn der Gutachter die Notwendigkeit des Hausnotrufgerätes festgestellt hat. Dann übernimmt die Pflegekasse die Kosten für den einmaligen Einbau sowie monatliche Kosten von maximal 17,90 Euro. Damit ist in der Regel nur der Basisanschluss finanziert. Ergänzungsleistungen wie Rauch-, Wasser- oder Gasmelder und tägliche Aktivitätskontrollen kosten Aufpreise, die zulasten der Pflegebedürftigen gehen.

Hilfsmittel

Die Pflegekasse bezuschusst Hilfsmittel, wenn diese die Pflege unterstützen oder erleichtern. Zum Verbrauch bestimmte Hilfsmittel sind beispielsweise saugende Bettschutzeinlagen, Handschuhe für die Pflegeperson oder Desinfektionsmittel. Saugende Vorlagen und andere Inkontinenzhilfen werden über die Krankenkasse finanziert.

Der monatliche Betrag von 31 Euro kann nach Rücksprache mit der Pflegekasse als Durchschnitt über mehrere Monate angerechnet werden, wenn der Kauf von Großpackungen Preisvorteile bringt.

Technische Hilfen, die die Pflege unterstützen, sind wie die Hilfsmittel der Krankenkassen in einem so genannten Hilfsmittelverzeichnis aufgelistet. Die typischen technischen Pflegehilfsmittel sollen die

Pflege erleichtern, zum Beispiel Pflegebetten und deren Zubehör sowie Pflegehilfsmittel zur Körperpflege, etwa Urinflaschen. Auch Lagerungsrollen sind als Pflegehilfsmittel anerkannt.

Technische Hilfsmittel stellt die Kasse nach Möglichkeit nur leihweise zur Verfügung.

Wohnungsanpassung

Um die häusliche Pflege zu sichern oder wesentlich zu erleichtern, bezuschusst die Pflegekasse Maßnahmen zur Wohnungsanpassung. Diese Anpassungsmaßnahmen beschränken sich auf die notwendigen Lebensbereiche wie Haus-/Wohnungszugang, Bad, Schlafzimmer oder Küche. Die Pflegekasse beteiligt sich sowohl an Umbaumaßnahmen in der Wohnung des Pflegebedürftigen als auch an einem Umzug in eine für die Pflege besser geeignete Wohnung. Basis für die Leistungen der Kasse sind die Angaben im Gutachten des Medizinischen Dienstes.

Der Zuschuss der Pflegekasse von bis zu 2 557 Euro bezieht sich auf den Gesamtumfang einer Baumaßnahme, etwa den kompletten Umbau des Bades. Eine weitere Maßnahme wird erst bezuschusst, wenn sich der Gesundheitszustand des Pflegebedürftigen oder der Hauptpflegeperson gravierend verändert hat und deshalb weitere Anpassungsmaßnahmen notwendig sind. Die Höhe des Zuschusses hängt von den Umbaukosten sowie vom Einkommen des Pflegebedürftigen ab.

Nicht übernommen werden reine Modernisierungsmaßnahmen, die Anschaffung von Haushaltsgroßgeräten oder für die Pflege nicht notwendige Baumaßnahmen wie ein überdachter Sitzplatz im Garten oder der Einbau einer elektrischen Markise.

Pflegekurse

Personen, die einen Menschen pflegen, der Leistungen der Pflegeversicherung erhält, können kostenfrei einen Pflegekurs (→ Seite 201) besuchen.

Soziale Absicherung der Pflegeperson

Viele Menschen, die einen Pflegebedürftigen versorgen, verzichten auf eine sozialversicherungspflichtige Beschäftigung. Um ihnen wenigstens ein Minimum an Sicherheit zu bieten, zahlt die Pflegeversicherung für Pflegepersonen Beiträge zur gesetzlichen Rentenversicherung und zur gesetzlichen Unfallversicherung. Außerdem gibt es Erleichterungen für Arbeitslose.

Voraussetzung ist jedoch, dass die Pflegeperson nicht mehr als 30 Stunden in der Woche einer Erwerbstätigkeit nachgeht und sie wenigstens 14 Stunden pro Woche den Pflegebedürftigen versorgt. Entscheidend für die Feststellung der Pflegezeit sind die Angaben im Gutachten des Medizinischen Dienstes. Voll Berufstätige, die jemanden pflegen, bekommen dafür keine Rentenpunkte anerkannt.

Sozialhilfe

Menschen, die ihren Lebensunterhalt nicht aus eigenem Einkommen oder Vermögen bestreiten können, haben ein Recht auf Leistungen der Sozialhilfe. Je nach Lebenssituation gibt es verschiedene Möglichkeiten der Hilfe. Diese sind zwar grundsätzlich im XII. Sozialgesetzbuch geregelt, allerdings haben die örtlichen Träger der Sozialhilfe – die Städte und Kreise – Spielräume für individuelle Entscheidungen. Dies betrifft auch die Anrechnung von Vermögen und die Unterhaltspflicht von Angehörigen. Daher sollten sich alle Personen mit geringem Einkommen und Vermögen beim örtlichen Sozialamt zu ihren Ansprüchen genau beraten lassen.

Im Folgenden werden die Leistungen dargestellt, die im Zusammenhang mit der Pflege und Versorgung älterer pflegebedürftiger Menschen häufig in Anspruch genommen werden.

Grundsicherung

Die Grundsicherung ist eine steuerfinanzierte Leistung für ältere oder erwerbsgeminderte Menschen. Es handelt sich dabei um eine spezielle Leistung der Sozialhilfe, bei der die Angehörigen eine deutlich geringere Verpflichtung zur Beteiligung am Unterhalt des Leistungsberechtigten haben als bei anderen Sozialhilfeleistungen.

Grundsicherung muss beim Sozialamt beantragt werden. Die Bewilligung erfolgt üblicherweise für einen Zeitraum von jeweils zwölf Monaten.

Voraussetzungen für Leistungen der Grundsicherung

Grundsicherung erhalten Personen, die über 65 Jahre alt sind und Volljährige, die aus medizinischen Gründen dauerhaft nicht arbeiten können. Zusätzlich müssen sie „bedürftig" sein, das heißt, dass ihr Einkommen und ihr Vermögen nicht ausreichen, um den Lebensunterhalt zu bestreiten.

Grundsicherung erhält nur, wer weniger als 2 600 Euro Vermögen besitzt. Übersteigt das Vermögen diesen Freibetrag, muss es in der Regel verwertet werden, bevor das Sozialamt Leistungen der Grundsicherung zahlt. Wenige Ausnahmen gelten beispielsweise für selbst genutzte Hausgrundstücke, staatlich geförderte Kapitalanlagen zur Altersvorsorge, Hausrat und Unterhaltungselektronik (sofern sie keine Luxusausstattung sind) oder Erbstücke mit besonderem ideellen Wert. In besonderen Härtefällen können weitere einzelne Vermögensgegenstände berücksichtigt werden.

Neben dem Vermögen wird eigenes Einkommen – anspruchsmindernd – berücksichtigt. Dazu wird zunächst das so genannte „bereinigte" Einkommen ermittelt, indem monatliches Einkommen (beispielsweise Rente, Gehalt, Mieteinnahmen, Zinseinkünfte) durch folgende Beträge gemindert wird:

- Steuern,
- Beiträge zu Sozialversicherungen,
- Versicherungsbeiträge, die nach Grund und Höhe angemessen oder gesetzlich vorgeschrieben sind wie Kfz-Versicherung, Hausrat- und Haftpflichtversicherungen,
- Werbungskosten in Zusammenhang mit einer Berufstätigkeit, wie Fahrtkosten zur Arbeitsstätte.

Vom Restbetrag bleiben 30 Prozent anrechnungsfrei. Der verbleibende Betrag wird dann bedarfsmindernd mit den Leistungen der Grundsicherung verrechnet.

Bei Eheleuten, die gemeinsam in einem Haushalt leben, wird das gemeinsame Einkommen herangezogen. Das gilt auch für eingetragene Lebenspartnerschaften und für eheähnliche Lebensgemeinschaften.

Umfang der Grundsicherung

Die Grundsicherung entspricht den „Leistungen zum Lebensunterhalt" und wird nach dem so genannten Regelsatz bemessen. Der durchschnittliche monatliche Eckregelsatz für den

Haushaltsvorstand lag zum 1. Januar 2005 in den alten Bundesländern und Berlin bei 345 Euro, in den neuen Bundesländern waren es 331 Euro. Die Bundesregierung plant, den Eckregelsatz in den neuen Ländern zum 1. Januar 2007 auf 345 Euro anzuheben. Für Haushaltsangehörige über 14 Jahre betrug der durchschnittliche Regelsatz 276 Euro. Jeweils halbjährlich können die Länder den Regelsatz anpassen. Darüber hinaus können sie die örtlichen Sozialhilfeträger ermächtigen, vom Regelsatz des Landes entsprechend den regionalen Gegebenheiten nach oben abzuweichen.

Der Regelsatz enthält alle monatlichen Kosten für Ernährung, Körperpflege, Kleidung, Hausrat und persönliche Bedürfnisse einschließlich der Teilnahme am kulturellen Leben. Anders als früher enthält der Eckregelsatz heute auch einen Anteil für „besondere Ausgaben". Das bedeutet, dass für größere Anschaffungen, zum Beispiel eine neue Waschmaschine, die Gelder aus dem Regelsatz eigenverantwortlich angespart werden müssen. Zusätzliche Hilfen sieht das geltende Recht grundsätzlich nicht vor.

Zusätzlich werden die tatsächlich anfallenden Kosten für die Wohnung und Heizung übernommen, sofern es sich um einen angemessenen Wohnraum handelt. Gegebenfalls muss in eine preiswertere Wohnung umgezogen werden.

Sonderausgaben für eine kostenintensive Ernährung, zum Beispiel für Allergiker, werden in angemessenem Rahmen erstattet.

Unterhaltspflicht von Angehörigen bei der Grundsicherung

Anders als bei den anderen Leistungen der Sozialhilfe sind die Rückgriffsmöglichkeiten auf die Kinder oder Eltern sehr eingeschränkt. Kinder des Antragstellers, deren Gesamteinkommen weniger als 100 000 Euro pro Jahr beträgt, bleiben von Forderungen unbehelligt. Diese Grenze gilt auch für das gemeinsame Einkommen der Eltern des Antragstellers. Übersteigt das Einkommen die 100 000-Euro-Grenze, erhält der Antragsteller keine Grundsicherung.

Grundsätzlich gilt die Annahme, dass diese Grenze nicht erreicht wird. Nur wenn der Sozialhilfeträger Anlass zur Vermutung hat, dass ein unterhaltspflichtiger Angehöriger die Grenze überschreitet, kann er eine entsprechende Auskunft einfordern.

Hilfe zur Pflege

Die Hilfe zur Pflege soll Pflegekosten decken, die nicht durch andere Sozialleistungsträger wie die Kranken- oder Pflegekasse finanziert werden und die die Pflegebedürftigen nicht aus eigenem Einkommen und Vermögen bestreiten können. Von Bedeutung ist die Hilfe zur Pflege zum einen für diejenigen, die zwar pflegebedürftig sind, jedoch die Leistungsvoraussetzungen der Pflegeversicherung nicht erfüllen, was auf viele Demenzkranke zutrifft. Zum anderen erhalten viele Menschen, die in einem Heim leben, Hilfe zur Pflege. Auch Hilfe zur Pflege muss beim Sozialamt beantragt werden.

Voraussetzungen für Leistungen der Hilfe zur Pflege

Hilfe zur Pflege erhalten Menschen, die wegen einer körperlichen, geistigen oder seelischen Krankheit oder Behinderung für die gewöhnlichen und regelmäßig wiederkehrenden Verrichtungen im Ablauf des täglichen Lebens in erheblichem oder höherem Maße der Hilfe bedürfen.

Der Hilfebedarf für die gewöhnlichen, regelmäßig wiederkehrenden Verrichtungen, bei denen der Pflegebedürftige auf Hilfe angewiesen ist, muss sich auf die Bereiche Körperpflege, Ernährung, Mobilität und hauswirtschaftliche Versorgung beziehen. Insofern besteht eine große Ähnlichkeit mit den Regelungen der Pflegeversicherung. In der Praxis bedeutet dies, dass das Gutachten des Medizinischen Dienstes der Krankenversicherung auch für die Leistungen der Sozialhilfe Bedeutung hat. Je nach örtlichem Sozialhilfeträger wird jedoch der Pflegebedarf zusätzlich durch einen Beauftragten der Behörde (zum Beispiel Sozialpsychiatrischer Dienst) erhoben.

Neben der Voraussetzung des Pflegebedarfs gelten dieselben Regelungen zur Feststellung der Bedürftigkeit wie bei der Grundsicherung (→ Grundsicherung, Voraussetzungen, Seite 259).

Umfang der Hilfe zur Pflege

Die Hilfe zur Pflege umfasst die Kosten für häusliche Pflege, Tages-/Nachtpflege, Kurzzeitpflege, vollstationäre Pflege sowie die Aufwendungen für Pflegehilfsmittel. Der Inhalt dieser Leistungen richtet sich nach den Regelungen der sozialen Pflegeversicherung. Allerdings werden alle tatsäch-

Sonderfall: Hilfe zur Pflege in stationären Einrichtungen

Wenn die Leistungen der Pflegeversicherung nicht ausreichen und die Antragsteller bedürftig sind, übernimmt der Sozialhilfeträger (Hilfe zur Pflege) die Pflegekosten, die Kosten für Unterkunft und Verpflegung sowie die Investitionskosten im Heim. Die Pflegebedürftigen müssen zur Finanzierung grundsätzlich ihr gesamtes Einkommen und Vermögen einsetzen. Besondere Renten, die Betroffene wegen dauerhafter körperlicher Beeinträchtigungen erhalten, wie zum Beispiel eine Kriegsbeschädigtenrente, sind anrechnungsfrei. Zur persönlichen Verfügung werden ihnen lediglich ein monatlicher Barbetrag (89,70 Euro in den alten und 86,06 Euro in den neuen Bundesländern), ein geringer Geldbetrag (zum Beispiel Erspartes) und einige besondere Wertgegenstände belassen. Bei Eheleuten wird das gemeinsame Einkommen und Vermögen herangezogen. Lebt ein Ehepartner außerhalb des Heimes, verhalten sich die Sozialhilfeträger in der Praxis zurzeit unterschiedlich. Einige Sozialämter rechnen dem Ehepartner nur die Ersparnis an, die dadurch entsteht, dass der Pflegebedürftige nicht mehr zu Hause wohnt. Andere Sozialhilfeträger fordern einen deutlich höheren Vermögenseinsatz. So bleibt dem zu Hause lebenden Ehegatten nur ein Betrag in Höhe der Hilfe zum Lebensunterhalt. Für Kriegsbeschädigte bestehen im Rahmen der Kriegsopferfürsorge Sonderregelungen. Hierzu bieten viele Kommunen spezielle Beratung an.

lich notwendigen Leistungen übernommen. Hier gibt es im Gegensatz zur Pflegeversicherung keine Deckelung.

Für die Hilfe zur Pflege gilt der Vorrang der häuslichen Pflege. Die Pflege in einer vollstationären Einrichtung übernimmt der Sozialhilfeträger in der Regel nur, wenn der Gutachter des Medizinischen Dienstes die Notwendigkeit der Heimaufnahme festgestellt hat.

Unterhaltspflicht von Angehörigen bei der Hilfe zur Pflege

Verwandte ersten Grades, das heißt Kinder und Eltern, sind zum Unterhalt verpflichtet, bevor die Hilfe zur Pflege gewährt wird. Bei Menschen mit Demenz stehen in der Praxis häufig die Verpflichtungen der Kinder der Pflegebedürftigen im Mittelpunkt.

Kinder gelten dann als leistungsfähig, wenn ihr bereinigtes Einkommen den monatlichen Mindestselbstbehalt nach den Unterhaltsleitlinien des zuständigen Oberlandesgerichts übersteigt. Dieser Mindestselbstbehalt für Alleinstehende liegt in

Beispielrechnung für einen alleinstehenden Angehörigen

Gehalt (brutto)	3 200 Euro
Mieteinnahmen	+ 750 Euro
Zinseinkünfte	+ 50 Euro
Einkommen pro Monat abzüglich anrechenbare Ausgaben:	4 000 Euro
Steuern	750 Euro
Sozialversicherung	+ 780 Euro
sonstige Versicherungen	+ 220 Euro
Werbungskosten	+ 100 Euro
	1 850 Euro
bereinigtes Einkommen	2 150 Euro
Mindestselbstbehalt	–1400 Euro
Überhang	750 Euro
Unterhaltsbetrag (50 % vom Überhang)	**375 Euro**

den meisten Bundesländern bei 1 400 Euro. Für verheiratete Unterhaltspflichtige erhöht sich der Mindestselbstbehalt um Beträge zwischen 950 Euro und 1 050 Euro. Von dem Einkommen, das den jeweiligen Mindestselbstbehalt übersteigt, müssen bis zu 50 Prozent zur Deckung des Unterhaltsbedarfs von Eltern eingesetzt werden. Darüber hinaus gibt es gesonderte Freibeträge, wenn der Unterhaltspflichtige noch für eigene Kinder sorgen muss. Dies gilt nicht nur für minderjährige Kinder, sondern auch für ältere, wenn offensichtlich ist, dass sie weiterhin auf Unterstützung angewiesen sind.

Ist der Bedarf eines Unterhaltspflichtigen aufgrund eines hohen Einkommens seines Ehegatten hinreichend gedeckt, muss auch die Hälfte eines Einkommens unterhalb des Mindestselbstbehalts für den Unterhalt eingesetzt werden.

Unterhaltspflichtige müssen auch ihr Vermögen bis zu einem gewissen Umfang einsetzen, um die Pflegekosten ihrer Angehörigen zu decken. Dabei haben die Sozialhilfeträger weite Spielräume, insbesondere wenn es sich um die Bewertung eines angemessenen Wohneigentums handelt. Im Einzelfall lohnt sich hier eine sozialrechtliche Beratung durch einen Fachanwalt.

Wer Unterhalt für einen Angehörigen zahlt, kann diese Aufwendungen als außergewöhnliche Belastung bei der Steuererklärung absetzen.

Pflegewohngeld

Einige Bundesländer gewähren so genanntes Pflegewohngeld, um die Investitionskosten bei der stationären Pflege zu decken. Der Vorteil des Pflegewohngeldes: Es gelten höhere Grenzen für das Einkommen und das Vermögen als bei der Hilfe zur Pflege. Dieses Verfahren soll vermeiden, dass Pflegebedürftige, die nur einen geringen Anteil der Heimkosten nicht aus eigenen Mitteln bestreiten können, unter die Regelungen der Hilfe zur Pflege fallen.

Pflegewohngeld gibt es in Hamburg, Mecklenburg-Vorpommern, Nordrhein-Westfalen, im Saarland und in Schleswig-Holstein. In Hamburg und Mecklenburg-Vorpommern müssen Pflegebedürftige selbst den Antrag auf Pflegewohngeld stellen. In den anderen Bundesländern übernimmt dies die Pflegeeinrichtung. Detaillierte Informationen über die Länderregelungen erteilen die Sozialdienste der Heime oder die zuständigen Sozialhilfeträger.

Schwerbehinderung

Menschen mit einer fortgeschrittenen Demenz erfüllen oft auch die Voraussetzungen, dass sie als schwerbehindert anerkannt werden können. Sie und ihre Begleitpersonen erhalten dann einige Vergünstigungen im öffentlichen Leben.

Antragsverfahren

Anträge auf die Ausstellung eines Schwerbehindertenausweises müssen beim zuständigen Versorgungsamt gestellt werden. Die Formulare dafür gibt es sowohl bei den Versorgungsämtern als auch bei Kommunen und in vielen Beratungsstellen zum Thema Pflege und Behinderung.

Dem Antrag müssen ein Lichtbild sowie vorhandene Unterlagen, die Auskunft über den Gesundheitszustand geben, beigelegt werden. Darüber hinaus sollten alle behandelnden Ärzte und Krankenhäuser benannt werden, die Auskünfte zur körperlichen oder geistigen Beeinträchtigung geben können. Dort wird das Versorgungsamt Berichte und Gutachten über den Gesundheitszustand des Antragstellers anfordern.

Seine Entscheidung trifft das Versorgungsamt aufgrund der Aktenlage. Das gesamte Verfahren kann mehrere Monate in Anspruch nehmen.

Grad der Behinderung und Merkzeichen

Schwerbehindert nach dem Schwerbehindertengesetz (Sozialgesetzbuch IX) ist, wer mindestens einen Grad der Behinderung von 50 hat. Dafür reichen allein geistige Einschränkungen, sofern sie schon weiter fortgeschritten sind.

Neben dem Grad der Behinderung sind die so genannten Merkzeichen (→ Kasten) im Schwerbehindertenausweis für die Gewährung von Vergünstigungen von Bedeutung.

Merkzeichen im Zusammenhang mit einer Demenzerkrankung

G – erhebliche Gehbehinderung: Das Merkzeichen G erhält, wer nicht mehr in der Lage ist, eine ortsübliche Wegstrecke zu Fuß zurückzulegen.
B – Begleitung: Personen, die ständig eine Begleitung benötigen, damit sie nicht sich oder andere gefährden, erhalten das Merkzeichen B.
H – Hilflosigkeit: Hilflos ist, wer ständig aufgrund seines Gesundheitszustandes fremde Hilfe benötigt. Dieser Zustand muss wenigstens sechs Monate andauern.
RF – Befreiung von der Rundfunkgebührenpflicht: Wer auch in Begleitung nicht mehr an öffentlichen Veranstaltungen teilnehmen kann und somit quasi an seine Wohnung gebunden ist, erhält das Merkzeichen RF. Voraussetzung ist ein Grad der Behinderung von 80.

Vergünstigungen für schwerbehinderte Menschen

Schwerbehinderte Menschen erhalten eine Fülle von Vergünstigungen. Diese sind abhängig vom Grad der Behinderung und vom Merkzeichen. Die folgende Liste zeigt nur einige Beispiele, die für Menschen mit Demenz bedeutsam sein können.

- Freifahrten oder Preisnachlässe im öffentlichen Nah- und Fernverkehr: Voraussetzung sind die Merkzeichen G oder H.
- Steuerermäßigung bei der Kfz-Steuer: Voraussetzung sind die Merkzeichen G oder H. Der Pkw muss auf den Ausweisinhaber zugelassen sein. Natürlich darf der Demenzkranke nicht mehr selbst fahren, sondern muss sich fahren lassen. Man muss zwischen den Vergünstigungen im öffentlichen Nah- und Fernverkehr und ermäßigter Kfz-Steuer wählen.
- Kostenlose Begleitung: Hat ein schwerbehinderter Mensch das Merkzeichen B, kann eine Begleitperson kostenlos im innerdeutschen Bahn- und Flugverkehr mitreisen. Auch bei Veranstaltungen zahlt die Begleitperson oft einen ermäßigten oder gar keinen Eintritt.
- Ermäßigung der Einkommensteuer: Schwerbehinderte Menschen mit einem Grad der Behinderung von wenigstens 45 können bei der Einkommensteuererklärung Abschläge sowie zusätzliche Aufwendungen etwa für eine Haushaltshilfe aufgrund der Demenzerkrankung geltend machen.
- Befreiung von Rundfunkgebühren: Schwerbehinderte Menschen mit dem Merkzeichen RF können beim Sozialamt die Befreiung von den Rundfunkgebühren beantragen. Außerdem berechtigt das Merkzeichen RF zu ermäßigten Telefongebühren bei der Telekom.
- Erweiterte Rechte als Arbeitnehmer: Schwerbehinderte Menschen erhalten im Arbeitsleben Vergünstigungen, etwa zusätzliche Urlaubstage und einen erweiterten Kündigungsschutz.

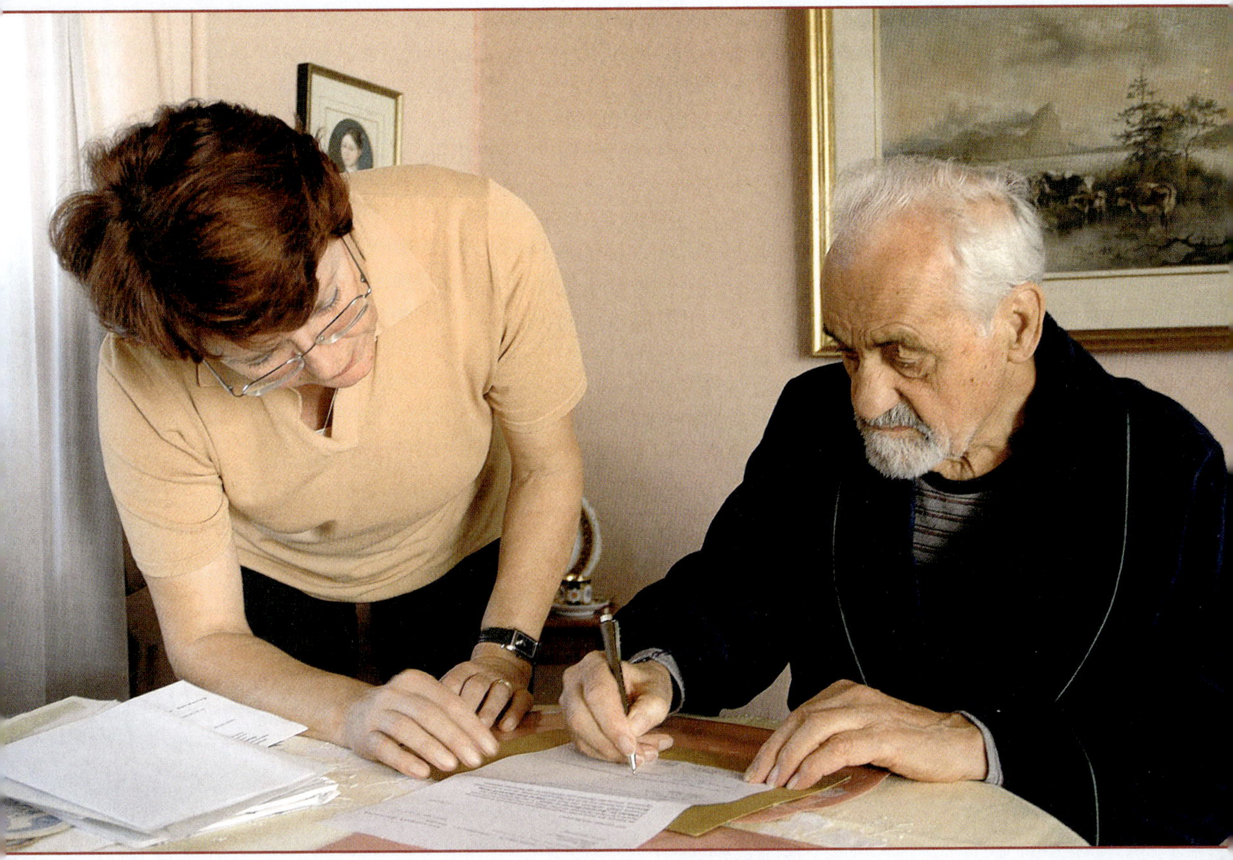

Richtig vorsorgen

Mit Fortschreiten der Krankheit verlieren Menschen mit Demenz mehr und mehr den Bezug zur Realität. Daher werden sich die Situationen häufen, in denen die Kranken nicht mehr angemessen über ihr Handeln entscheiden und sich den gesellschaftlichen Normen entsprechend verhalten können. Solange dies zu Hause oder im privaten Umfeld geschieht und nicht mit Gefahren für die Kranken oder ihre Mitmenschen verbunden ist, lässt es sich tolerieren. Irgendwann kommt jedoch der Punkt, an dem andere entscheiden müssen, was im Sinne der Betroffenen ist. Spätestens wenn eine rechtsgültige Unterschrift, beispielsweise unter den Heimvertrag, fällig ist, stellt sich die Frage, inwieweit Demenzkranke selbstständig ihr Handeln abwägen und beurteilen können und damit in der Lage sind, Rechtsgeschäfte zu tätigen.

Ist dies nicht der Fall, glauben viele Angehörige, dass sie dann anstelle der Kranken unterschreiben können. Dies trifft jedoch nicht zu, denn jeder volljährige Mensch in Deutschland hat das Grundrecht, selbst über sein Leben und Handeln zu bestimmen. Andere Personen dürfen diese Aufgabe nur übernehmen, wenn sie dazu vom Betreffenden bevollmächtigt oder vom Gericht als Betreuer bestellt wurden.

Bürgerrechte bei Demenz

Im Laufe ihrer demenziellen Erkrankung werden Menschen immer seltener in der Lage sein, ihre Rechte und Pflichten als Bürger wahrzunehmen. Allerdings bedeutet eine Demenz nicht automatisch, dass die Kranken keine Willenserklärung mehr abgeben oder für Schäden nicht haftbar gemacht werden können. Hier gilt es genau zu differenzieren.

Geschäftsfähigkeit

Es kommt immer wieder vor, dass demenzkranke Menschen unsinnige Dinge kaufen oder sich an der Haustür Telefonverträge und Zeitungsabos aufschwatzen lassen. In diesen Fällen stellt sich die Frage, ob die Geschäfte überhaupt rechtmäßig zustande gekommen sind. Denn wenn einer der Geschäftspartner geschäftsunfähig ist, gilt der Vertrag als nichtig und kann rückgängig gemacht werden.

Geschäftsunfähigkeit

Geschäftsunfähig ist,
- wer nicht das siebte Lebensjahr vollendet hat,
- wer sich in einem die freie Willensbildung ausschließenden Zustand krankhafter Störung der Geistestätigkeit befindet, sofern nicht der Zustand seiner Natur nach ein vorübergehender ist.

Quelle: § 104 Bürgerliches Gesetzbuch (BGB)

Der Gesetzgeber geht davon aus, dass Volljährige die Konsequenzen ihres Handelns ausreichend beurteilen und Entscheidungen treffen können. Damit sind sie in der Lage, Verträge abzuschließen und Willenserklärungen abzugeben. Das bedeutet auch, dass ein geschäftsfähiger Mensch für eingegangene Verbindlichkeiten und Schulden haftet.

Ein Indiz für die Geschäftsunfähigkeit eines Menschen kann die Einrichtung einer rechtlichen Betreuung sein. Allerdings bedeutet dies nicht im Umkehrschluss, dass eine betreute Person automatisch geschäftsunfähig ist. So mag beispielsweise die Betreuung notwendig sein, um einen komplizierten Pachtvertrag abzuschließen, aber der Betreute ist durchaus noch in der Lage, sich eigenständig einen neuen Fernseher zu kaufen.

Schließt ein Geschäftsunfähiger einen Vertrag ab, ist dieser nichtig. Derjenige, der sich auf die Nichtigkeit eines Vertrages beruft, muss die Geschäftsunfähigkeit zum Zeitpunkt des Geschäftsabschlusses nachweisen. Wer also als Betreuer das Zeitungsabo rückgängig machen will, muss – beispielsweise durch ein ärztliches Gutachten – beweisen, dass der Demenzkranke gar nicht in der Lage war, dieses Geschäft abzuschließen. Viele Firmen lassen sich darauf ein, wenn der Betreuer eines Demenzkranken ein ärztliches Attest vorlegt und eine Rückabwicklung des Vertrages fordert. Gelingt dies nicht, können im Rahmen eines gerichtlichen Verfahrens Gutachten eingeholt werden, die beweisen müssen, dass die betreffende Person zum Zeitpunkt des Geschäftsabschlusses tatsächlich geschäftsunfähig war. Bei Menschen mit Demenz kann sich dies schwierig gestalten, wenn sich der Prozessgegner darauf beruft, dass der Kranke zum Zeitpunkt des Geschäftsabschlusses einen „lichten Moment“ hatte. Es kommt dann entscheidend auf den Inhalt des Gutachtens an.

Um Gerichtsprozesse mit zweifelhaftem Ausgang zu vermeiden, sollten Betreuer prüfen, ob das Geschäft auf anderem Wege rückgängig zu machen ist. Haustürgeschäfte kann der Kunde mit einer Frist von 14 Tagen widerrufen. Außerdem kann der Betreuer Geschäftsleute, deren Laden der Demenzkranke leicht erreichen und dort Großeinkäufe tätigen könnte, auf die Geschäftsunfähigkeit hinweisen. Dann handeln sie auf eigene Gefahr. Eine weitere Möglichkeit besteht darin, dass das Vormundschaftsgericht zusätzlich zur Betreuung einen so genannten Einwilligungsvorbehalt anordnet. In diesem Fall muss der Betreuer jedem Rechtsgeschäft des Betreuten zustimmen, anderenfalls ist es unwirksam.

Eine Ausnahme besteht für die „Geschäfte des täglichen Lebens". Bei diesen Geschäften gibt es sofort Ware gegen Geld, wobei sie keine Gefahr für das Vermögen des Geschäftsunfähigen darstellen dürfen. Das bedeutet, dass Geschäftsunfähige beispielsweise ihre Lebensmittel rechtmäßig im Supermarkt nebenan kaufen können.

Rechtzeitig ein Testament erstellen

Ein Testament ist nur gültig, wenn der Erblasser testierfähig ist. Für die Testierfähigkeit gelten in Bezug auf die Fähigkeit, den eigenen Willen zu bilden, vergleichbare Voraussetzungen wie für die Geschäftsfähigkeit. Ist unklar, ob ein Mensch mit Demenz noch ein rechtswirksames Testament aufsetzen kann, sollte ein Notar hinzugezogen werden. Er muss sich davon überzeugen, dass sich der Unterzeichner über seinen Willen und die daraus folgenden Konsequenzen bewusst ist. Gibt es später Zweifel an der Gültigkeit des Testaments, muss die Person, die die Gültigkeit anzweifelt, beweisen, dass der Erblasser beim Abfassen seines Testaments nicht testierfähig war.
Liegt kein gültiges Testament vor, tritt die gesetzliche Erbfolge ein. Weitere Informationen:

Stiftung Warentest: Vererben und Erben. 6. aktualisierte Auflage, Berlin, 2005.

Verbraucherzentrale Nordrhein-Westfalen (Hrsg.): Nachlassplanung. 1. Auflage, Düsseldorf, 2006. Erhältlich über alle Verbraucherzentralen (Adressen → Seite 294).

Deliktfähigkeit und Aufsichtspflicht

Es gibt Berichte von Demenzkranken, die sich im Supermarkt die Taschen füllen und dann ohne zu zahlen das Geschäft verlassen oder die beim Besuch der Nachbarin deren Geschirr aus dem Schrank werfen. Ein gesunder volljähriger Mensch weiß, dass dieses Verhalten falsch ist. Er muss sowohl für den Schaden haften als auch die strafrechtlichen Konsequenzen, etwa wegen Diebstahls, tragen. Das Bürgerliche Gesetzbuch (§§ 827 ff. BGB) spricht hier von Deliktfähigkeit. Danach sind volljährige Menschen verantwortlich für ihre Handlungen. Ähnlich wie bei der Geschäftsunfähigkeit sind Menschen ausgenommen, die „aufgrund einer dauerhaften krankhaften Störung der Gehirnleistung nicht in der Lage sind, ihren Willen zu bilden". Sie sind deliktunfähig. Auch hier muss die Deliktunfähigkeit zum Zeitpunkt des Schadens bewiesen werden. Entscheidend ist dabei immer die Frage, ob der Kranke in der Lage war, die Rechtswidrigkeit seines Handelns zu erkennen.

Sind Demenzkranke deliktunfähig und verursachen einen Schaden, wird die Gegenseite prüfen, ob nicht andere Personen, wie Begleiter, Angehörige oder Betreuer, eine Aufsichtspflicht hatten. Laut Gesetz haften Eltern für die Taten ihrer deliktunfähigen Kinder. Diese Haftung lässt sich jedoch nicht ohne Weiteres auf Demenzkranke übertragen. So können nur diejenigen für die Schäden eines Demenzkranken haften, die entweder einen vertraglichen Auftrag zur Aufsicht haben, etwa das Personal in einem Heim, oder Angehörige, die als Betreuer für den Aufgabenbereich „alle Angelegenheiten" bestellt sind. Wer damit betraut ist, sollte sich beim Amtsgericht zu seiner Aufsichtspflicht ausführlich beraten lassen.

Selbst wenn Angehörige eine Aufsichtspflicht haben, können sie einen Demenzkranken nicht auf Schritt und Tritt beobachten. So wird im individuellen Einzelfall geprüft, ob der Aufsichtspflichtige alles ihm Mögliche getan hat, um seiner Aufsichtspflicht zu genügen. Weiß er zum Beispiel, dass der Demenzkranke in bestimmten Situationen Gegenstände vom Balkon wirft, muss er dafür sorgen, dass dieser den Balkon nicht ohne Aufsicht betritt und dort keine Gegenstände herumstehen. Geschieht das Missgeschick jedoch zum ersten Mal, ohne dass vorher Vergleichbares erkennbar war, wird die Aufsichtspflicht nicht so streng ausgelegt.

Eine besondere Aufsichtpflicht besteht im Zusammenhang mit offensichtlichen Gefahrensituationen wie Wasser, Feuer oder auch im Straßenverkehr.

Im Schadensfall wird es immer von der Einzelsituation abhängen, ob der Aufsichtspflichtige seiner Aufgabe in ausreichendem Maß nachgekommen ist.

Versicherungsschutz

Aufgrund des höheren Schadensrisikos sollten demenzkranke Menschen einen entsprechenden Versicherungsschutz haben, um die finanziellen Folgen in Grenzen zu halten.

Haftpflichtversicherung

Die private Haftpflichtversicherung ist für jedermann eine besonders wichtige Versicherung, denn sie springt ein, wenn der Versicherte einer anderen Person einen Schaden zugefügt hat. Bei Demenzkranken gilt dies genauso. Die meisten Menschen haben über lange Zeit eine private Haftpflichtversicherung abgeschlossen. Wenn die Diagnose Demenz feststeht, muss dies der Versicherung spätestens auf Nachfrage gemeldet werden. Im Versicherungsdeutsch spricht man von einer „nachträglichen Gefahrenerhöhung". In der Regel fragt die Versicherung spätestens mit der Zusendung der Beitragsrechnung nach, ob eine solche Gefahrenerhöhung eingetreten ist. Die Versicherung kann dann den Vertrag fristgerecht kündigen oder den Vertrag weiterlaufen lassen, eventuell mit erhöhten Beiträgen. Wurde die Versicherung nicht informiert und tritt dann ein Schadensfall ein, kann sie die Zahlung verweigern und den Vertrag kündigen.

Haftpflichtversicherung: Wichtig für Pflegende

Die Haftpflichtversicherung ist auch für diejenigen besonders notwendig, die die Aufsichtspflicht über Menschen mit Demenz haben. Denn wenn der Kranke nicht haftet, müssen sie eventuell für Schäden geradestehen. Auch hier ist es wichtig, bei bereits bestehenden Versicherungsverträgen auf die nachträgliche Gefahrenerhöhung hinzuweisen und sich schriftlich bestätigen zu lassen, dass die Versicherung im Schadensfall eintritt.

Besteht bisher keine private Haftpflichtversicherung, sollten Betreuer versuchen, eine solche für den Kranken abzuschließen. Sie sollten jedoch die Versicherung auf die Demenz hinweisen. Das Unternehmen ist nicht verpflichtet, einen Vertrag abzuschließen.

Tipp: Lassen Sie sich schriftlich bestätigen, dass ihre Versicherung auch Schäden im Zusammenhang mit der Demenz abdeckt.

Hausratversicherung

Die Hausratversicherung tritt bei Schäden ein, die im eigenen Haushalt passieren, unabhängig von der Person, die diese Schäden verursacht. Sie ist eigentlich nur dann sinnvoll, wenn es sich um wertvollen Hausrat handelt, der sich nicht ohne Not aus den finanziellen Ressourcen der Haushaltsmitglieder ersetzen lässt. Letztlich muss jeder für sich entscheiden, ob er lieber Beiträge für die Hausratversicherung zahlt oder das Risiko in Kauf nimmt, Schäden aus eigener Tasche zu ersetzen.

Prinzipiell gilt für die Hausratversicherung dasselbe wie für die private Haftpflichtversicherung. Bei laufenden Verträgen und beim Neuabschluss sollte die Versicherung über die Demenzkrankheit informiert werden und die Versicherten sollten sich die Schadensübernahme im Zusammenhang mit Demenz schriftlich bestätigen lassen.

Unfallversicherung

Demenzkranke können nicht nur anderen Personen Schäden zufügen, sondern auch sich selbst – etwa, indem sie stolpern und sich dadurch Verletzungen zuziehen. Bei Gesunden kann in diesem Fall eine Unfallversicherung beispielsweise Krankenhaustagegeld und eine Kapitalzahlung bei Invalidität leisten. Unfälle aufgrund geistiger Beeinträchtigungen sind in den Vertragsbedingungen der Unfallversicherungen ausgenommen. Aus diesem Grund sollten Menschen mit Demenz diese Versicherung kündigen.

Unfallversicherung für Pflegende

Privater Versicherungsschutz bei Unfällen ist für diejenigen zu empfehlen, die einen Demenzkranken versorgen und pflegen. Die Pflegeversicherung zahlt die Beiträge zur gesetzlichen Unfallversicherung nur, wenn die Pflegeperson wenigstens 14 Stunden pro Woche mit der Versorgung des Kranken beschäftigt ist. Zudem sind die Geldleistungen der gesetzlichen Unfallversicherung keinesfalls ausreichend, und sie zahlt erst ab einer Invalidität von 20 Prozent.

Rechtliche Betreuung

Sind Menschen mit Demenz nicht mehr in der Lage, für bestimmte Situationen eine eigene Entscheidung zu treffen, weil sie Umfang und Konsequenzen nicht verstehen oder einschätzen können, dürfen nicht einfach die Angehörigen handeln. Nur wer ein gesetzliches Vertretungsrecht hat, darf anstelle der Kranken entscheiden. Der einfachste Weg ist, frühzeitig eine Vollmacht auszustellen (→ Vorsorgevollmacht, Seite 280). Liegt keine Vollmacht vor, bleibt nur die Einrichtung einer gesetzlichen Betreuung.

Wahlrecht auch für Menschen mit Demenz

Jeder volljährige Deutsche hat das Recht, an politischen Wahlen teilzunehmen. Sind seine körperlichen oder geistigen Fähigkeiten eingeschränkt, steht ihm eine angemessene Unterstützung zu, damit er sein Wahlrecht ausüben kann. Auch demenzkranke Menschen, die durch einen Betreuer in verschiedenen Angelegenheiten vertreten werden, haben ein Wahlrecht. Nur wenn sich der Aufgabenbereich der Betreuung ausdrücklich auf „alle Angelegenheiten" bezieht, wird der Betreute aus der Wählerliste gestrichen.

Heimbewohner haben ebenfalls ein Wahlrecht. Angehörige und Betreuer sollten darauf achten, dass Heimbewohner entweder das Wahlbüro aufsuchen können oder Unterlagen zur Briefwahl angefordert werden.

Antragsverfahren

Eine Betreuung wird vom Vormundschaftsgericht, einer Abteilung des Amtsgerichts, eingerichtet. Üblicherweise ist das Amtsgericht am Wohnort des Betroffenen zuständig. Um das Verfahren einzuleiten, gibt es zwei Wege. Entweder stellt der Betroffene selbst beim Gericht einen Antrag oder das Gericht erhält die Anregung zu einer Betreuung von einer anderen Stelle, beispielsweise vom Krankenhaus oder von den Angehörigen.

Das Gericht muss in Zusammenarbeit mit der Betreuungsbehörde feststellen, ob eine Betreuung notwendig ist und wenn ja, für welche Aufgabenbereiche. Dazu wird sich der

Amtsrichter oder Rechtspfleger einen persönlichen Eindruck vom Kranken verschaffen, das heißt, er kommt in dessen Wohnung oder in die Klinik. In Ausnahmefällen ist eine Anhörung auch im Gerichtsgebäude möglich. Außerdem wird der Richter weitere Personen wie Angehörige und andere Vertrauenspersonen befragen. Zusätzlich wird ein Gutachten eines Sachverständigen zu Notwendigkeit, Umfang und Dauer der Betreuung in Auftrag gegeben.

Aus all diesen Informationen muss sich der Amtsrichter ein Urteil bilden. Eine Betreuung wird nur eingerichtet, wenn der Betroffene aufgrund einer Krankheit oder Behinderung seine Angelegenheiten ganz oder teilweise nicht mehr regeln kann. Dazu muss der Richter feststellen, welche Ereignisse dies sind und ob dafür aktuell Handlungsbedarf besteht. Eine vorsorgliche Betreuung, ohne akuten Handlungsbedarf, soll es nicht geben.

Üblich sind beispielsweise folgende Aufgabenbereiche der Betreuung:
- Vermögenssorge
- Aufenthaltsbestimmung
- Gesundheitssorge
- persönliche Angelegenheiten
- alle Angelegenheiten

Der Richter bestimmt den Betreuer nach Vorschlag der Betreuungsbehörde. Dabei soll er in erster Linie die Wünsche des Betroffenen berücksichtigen, die dieser beispielsweise in einer Betreuungsverfügung (→ Seite 284) festgehalten hat. Vorrang haben Betreuer, die die Aufgabe ehrenamtlich ausüben. Befindet sich im persönlichen Umfeld des Kranken keine Person, die bereit oder in der Lage ist, diese Aufgaben wahrzunehmen, muss der Richter einen beruflich tätigen Betreuer wählen.

Das Gericht gibt seine Entscheidung dem Betroffenen, dem Betreuer und der Betreuungsbehörde bekannt. Der Betreuer erhält eine Urkunde, die ihn als Betreuer ausweist.

Betreuung ist keine Entmündigung

Das heutige Betreuungsverfahren hat nichts mit der früheren Entmündigung zu tun, denn es geht nicht darum, dem Betreuten einen Willen aufzudrängen.
Der Betreuer soll den Betreuten dabei unterstützen, seine Wünsche umzusetzen und ihn in Angelegenheiten, die er selbst nicht regeln kann, vertreten.

Rechte und Pflichten des Betreuers

Der Betreuer soll den Betroffenen als gesetzlicher Vertreter bei der Wahrung seiner Wünsche und Interessen unterstützen, soweit es seinem Aufgabenkreis entspricht. Dabei muss er die Wünsche des Betroffenen berücksichtigen und darf nicht seine eigenen Maßstäbe zur Grundlage seiner Entscheidungen machen. Der Betreuer ist verpflichtet, den Betreuten regelmäßig zu besuchen, um sich einen persönlichen Eindruck zur aktuellen Situation zu verschaffen. Er darf sich nicht nur auf die Erledigung des Schriftverkehrs beschränken.

Mindestens einmal jährlich muss der Betreuer das Gericht informieren, wie sich die persönlichen Verhältnisse des Betreuten entwickelt haben. Dies umfasst auch die Auskunft, ob die Aufgabenbereiche geändert werden müssten.

Betreuer mit dem Aufgabenbereich der Vermögenssorge verpflichten sich, ein Verzeichnis des Vermögens anzulegen und in regelmäßigem Abstand detailliert über die Einnahmen und Ausgaben zu berichten. Sind Vater, Mutter, ein Ehegatte oder ein Kind zum Betreuer bestellt, sind diese von der jährlichen Rechnungslegung befreit, es sei denn, das Gericht hat dies ausdrücklich angeordnet. Sie müssen aber wenigstens alle zwei Jahre eine Aufstellung des Vermögens beim Gericht einreichen. Außerdem haben sowohl der Betreute selbst als auch seine späteren Erben ein Auskunftsrecht. Daher sollten Betreuer immer alle Belege aufbewahren.

Die Betreuung kostet Geld

Ehrenamtliche Betreuer haben ein Recht auf eine pauschale Aufwandsentschädigung von 323 Euro pro Jahr oder höhere Aufwendungen, wenn sie diese einzeln nachweisen. Beruflich tätige Betreuer erhalten je nach Qualifikation eine Vergütung von 27, 33,50 oder 44 Euro pro Stunde. Je nach Aufenthaltsort und Dauer der Betreuung werden pauschal zwischen zwei und achteinhalb Stunden pro Monat angesetzt. Zusätzlich muss der Betreute die Kosten des Gerichts tragen, wenn er ein Vermögen von mehr als 25 000 Euro besitzt. Je nach Höhe des Vermögens ist dann eine jährliche Gebühr von mindestens 10 Euro fällig.

Die Betreuung erlischt mit dem Tod des Betreuten. Der Betreuer muss den Todesfall dem Vormundschaftsgericht mitteilen. Die Organisation der Bestattung ist dann Sache der Angehörigen oder gegebenenfalls der örtlichen Ordnungsbehörde. Betreuer mit der Aufgabe der Vermögenssorge müssen eine Schlussrechnung über den Kontostand und das Vermögen vorlegen.

Der Betreuer hat ein Recht auf eine Aufwandsentschädigung (→ Kasten, Seite 276), die der Betreute aus seinem Vermögen aufbringen muss. Nur wenn der Betreute Einkommen und Vermögen hat, die in etwa unterhalb der Freigrenzen für Leistungen der Sozialhilfe liegen, übernimmt der Staat – das heißt das Justizministerium des Bundeslandes – die Kosten.

Der Betreuer sollte eine Haftpflichtversicherung abschließen, die bei Schäden, die der Betreute verursacht hat, eintritt. Die Kosten für diese Versicherung kann er sich erstatten lassen.

Betreuer haben das Recht auf angemessene Unterstützung und Beratung. Die örtlichen Betreuungsvereine sollen Betreuer regelmäßig fortbilden und sie in Einzelfragen beraten.

Betreuung in persönlichen Angelegenheiten

Im öffentlichen Blickfeld standen in letzter Zeit vor allem Gerichtsurteile im Zusammenhang mit der ärztlichen Heilbehandlung und freiheitsentziehenden Maßnahmen. Solche schwerwiegenden Entscheidungen, die erhebliche Auswirkungen auf die Lebensverhältnisse des Betreuten haben, darf der Betreuer nicht ohne Zustimmung des Gerichts treffen. Dies gilt im Übrigen auch, wenn er die Wohnung auflösen oder das Haus verkaufen möchte.

Heilbehandlung und Abbruch lebenserhaltender Maßnahmen

Alle medizinischen Eingriffe und Behandlungen erfordern das Einverständnis des Patienten. Ist dieser nicht einwilligungsfähig, muss an seiner Stelle ein Bevollmächtigter oder Betreuer zustimmen. Bei Maßnahmen, bei denen die begründete Gefahr besteht, dass der Kranke davon einen schweren, länger andauernden Schaden erleiden oder gar sterben könnte, müssen sich Betreuer und Bevollmächtigte ihre Entscheidung vom Gericht genehmigen lassen. Dies gilt nach einer Entscheidung des Bundesgerichtshofs im Jahr 2003 auch für den Abbruch von lebenserhaltenden Maßnahmen, falls der behandelnde Arzt vorschlägt, diese weiterzuführen.

Unterbringung und Freiheitsentzug

Schwierig sind Entscheidungen über eine „Unterbringung", das heißt, wenn der Betreute in eine geschlossene Einrichtung oder eine geschlossene Abteilung eines Krankenhauses oder Altenheims eingewiesen werden soll. Dies bedeutet einen erheblichen Eingriff in seine Persönlichkeitsrechte. Deshalb ist eine Unterbringung nur zulässig, wenn die Gefahr besteht, dass der Kranke sich selbst erheblichen Schaden zufügt oder tötet oder wenn eine notwendige medizinische Heilbehandlung sonst nicht durchgeführt werden kann. Auch bei dieser Maßnahme muss das Gericht zustimmen.

In der Praxis passiert es jedoch wesentlich häufiger, dass den Kranken auf andere Weise die Freiheit entzogen wird, ohne dass sich die Handelnden darüber stets bewusst sind. Bauchgurte im Bett oder Rollstühle, die am Aufstehen hindern, gehören ebenso zu freiheitsentziehenden Maßnahmen wie das Einschließen in einem Zimmer oder einer Wohnung oder die Gabe von starken Beruhigungsmitteln. Oft geschieht dies mit den besten Absichten, denn man möchte schließlich nur verhindern, dass dem Kranken etwas zustößt. Dennoch muss das Gericht auch diese Maßnahmen genehmigen.

Susanne F.:

„An einem Wintermorgen klingelte der Nachbar meine Eltern aus dem Bett. Auf dem Weg zum Melken hatte er meine Großmutter bei Minusgraden nur mit einem Nachthemd bekleidet mit blutüberströmtem Gesicht vor dem Kuhstall am anderen Ende des Dorfes gefunden. Sie konnte sich an nichts erinnern, aber sie musste wohl über Nacht aus dem Fenster geklettert sein, wobei sie sich die Nase brach und diverse Schürfwunden zuzog. Für meine Eltern war klar: Dieser Ausflug hätte tödlich enden können. Also wurden an den Fenstern abschließbare Riegel angebracht und die Tür zum Schlafzimmer abends abgeschlossen, damit keine weiteren Unfälle passieren konnten. Meistens merkte meine Großmutter nicht, dass sie eingeschlossen war. An anderen Abenden hämmerte sie jedoch so laut an ihre Zimmertür, dass ich im anderen Teil des Hauses davon aufwachte."

Vollmachten und Verfügungen

Steht eine wichtige Entscheidung an, die der Kranke nicht mehr selbstständig treffen kann, müssen andere diese Aufgabe übernehmen. Um ein Betreuungsverfahren zu vermeiden, kann man mit verschiedenen Verfügungen und Vollmachten vorsorgen:

- In der **Vorsorgevollmacht** bestimmt der Vollmachtgeber eine oder mehrere Personen, die in seinem Namen tätig werden sollen, wenn er selbst keine Entscheidungen mehr treffen kann.
- In der **Betreuungsverfügung** wird in erster Linie festgelegt, wer der Betreuer sein soll, falls eine rechtliche Betreuung notwendig wird.
- Die **Patientenverfügung** richtet sich direkt an den behandelnden Arzt. So kann der Patient seinen Willen mitteilen, welche Behandlungen er im Krankheitsfall wünscht und unter welchen Voraussetzungen er keine weitere Behandlung mit lebenserhaltenden Maßnahmen möchte.

Für eine umfassende Vorsorge ist es empfehlenswert, alle drei Verfügungen aufzusetzen und an den entscheidenden Stellen auf die jeweils anderen zu verweisen.

Die Verfügungen beziehen sich auf Entscheidungen zu Lebzeiten. Spätestens nach Erteilung des Erbscheins verlieren sie ihre Gültigkeit. Daher ist darüber hinaus ein Testament (→ Seite 270) empfehlenswert.

Gut beraten

Eine kompetente Beratung – in der Regel kostenfrei – zu all den hier beschriebenen Vollmachten und Verfügungen bieten die örtlichen Betreuungsvereine, die kommunale Betreuungsstelle oder die Rechtspfleger beim Vormundschaftsgericht, einer Abteilung beim Amtsgericht. Zu den juristischen Fragen beraten auch Rechtsanwälte und Notare. Speziell zu den medizinischen Aspekten von vorsorgenden Verfügungen sollte sich jeder bei einem Arzt seines Vertrauens beraten lassen.

Vorsorgevollmacht

Vollmachten dienen dazu, dass eine oder mehrere Personen benannt werden, die an Stelle des Vollmachtgebers Geschäfte tätigen und Entscheidungen treffen dürfen. Der Unterschied zwischen „normalen" Vollmachten und einer Vorsorgevollmacht besteht lediglich darin, dass die Vorsorgevollmacht nicht ab dem Ausstellungstermin genutzt werden soll, sondern ein anderer Zeitpunkt festgelegt wird, ab dem der Bevollmächtigte die Vollmacht verwenden kann.

Empfehlenswert ist eine Vollmacht, die ab dem Ausstellungsdatum gültig und damit für den Bevollmächtigten nach außen jederzeit verwendbar ist. Die Bedingungen zur Verwendung werden lediglich im so genannten Innenverhältnis, also nur zwischen Vollmachtgeber und Bevollmächtigtem festgelegt. Damit kann der Bevollmächtigte in der Regel problemlos alle anstehenden Entscheidungen regeln.

Beispiel für eine Vorsorgevollmacht

Ich, Frieda Müller, geb. am 20. Januar 1938, wohnhaft in der Ottostraße 4, Freudenstadt, erteile heute meinem Sohn Peter Müller, geb. am 30. Mai 1963, wohnhaft in Feldstraße 2, Neustadt, eine Generalvollmacht, mich in allen persönlichen Angelegenheiten gegenüber außenstehenden Personen und Behörden zu vertreten. Allerdings bestimme ich im Innenverhältnis zwischen mir und meinem Sohn, dass Peter diese Vollmacht erst dann nutzen darf, wenn ich selbst wegen Krankheit oder Unfall oder sonstiger geistiger Störung nicht in der Lage bin, eine eigene Entscheidung zu treffen. Diesen Zustand muss er sich entweder von dem behandelnden Arzt im Krankenhaus oder von meinem Hausarzt Dr. Schmidt schriftlich bestätigen lassen.

Freudenstadt, den 5. Februar 2006 Frieda Müller
Neustadt, den 6. Februar 2006 Peter Müller

Eine Vollmacht kann nur derjenige ausstellen, der voll geschäftsfähig ist. Das heißt, der Vollmachtgeber muss mindestens 18 Jahre alt und in der Lage sein, Entscheidungen aufgrund von vernünftigen Überlegungen zu treffen. Darüber hinaus gibt es nur wenige Anforderungen, die eine Vollmacht erfüllen muss, damit sie anerkannt wird.

Der Vollmachtgeber muss seinen vollen Namen mit Geburtsdatum und möglichst auch die aktuelle Adresse angeben und die Vollmacht mit Ort und Datum unterschreiben.

Der Bevollmächtigte muss ebenfalls mit vollem Namen und Geburtsdatum genannt sein, die aktuelle Adresse ist zwar nicht notwendig, aber empfehlenswert. Damit für alle Beteiligten deutlich ist, dass der Bevollmächtigte bereit ist, die ihm zugedachte Aufgabe anzunehmen, sollte auch er unter Angabe von Ort und Datum unterschreiben.

Geldinstitute und die Post verlangen oft sofort gültige Vollmachten auf hauseigenen Formularen.

Um einer Person eine Vollmacht zu erteilen, reicht prinzipiell schon ein Satz. Dieser lässt sich aber auch noch konkretisieren. Vor allem sollten die persönlich besonders wichtigen Aspekte Berücksichtigung finden.

Der Bevollmächtigte kann auch verpflichtet werden, regelmäßig im Sinne des Vollmachtgebers tätig zu werden, beispielsweise indem er sich um das Wohl einer dritten Person oder um ein Tier sorgen muss.

Mustertexte für Vollmachten

Wer seine Vollmacht nicht mit eigenen Worten formulieren möchte, findet inzwischen viele Mustertexte für Vollmachten. Einige können auch aus dem Internet herunter geladen werden, beispielsweise auf den Seiten des Justizministeriums NRW: *www.justiz.nrw.de/IndexSeite/Service/formulare/index.html*

Wer Musterformulare verwendet, muss sich allerdings darüber im Klaren sein, dass solche Muster oft nicht genügend Raum lassen, um eigene Vorstellungen näher auszuführen.

Eine notarielle Beurkundung ist nur notwendig, wenn die Vollmacht für Grundstückserwerb oder -verkauf benötigt wird oder sich auf ein größeres Vermögen oder Firmeneigentum bezieht.

Je nach Umfang der Vollmacht hat der Bevollmächtigte einen weiten Aufgabenbereich und eine große Verantwortung. Deshalb sollten nur solche Personen eine Vollmacht erhalten, denen der Vollmachtgeber in vollem Umfang vertraut und die ihre Bereitschaft zur Übernahme der Aufgaben erklären.

Wer mehr als einen Bevollmächtigten benennen möchte, die sich die Aufgabe teilen, muss genau festlegen, wer für welche Bereiche Entscheidungen treffen soll. Außerdem sollten nicht beide ihre Entscheidungen gegenseitig aufheben können.

Zur Arbeitserleichterung des Bevollmächtigten trägt bei, wenn er das Recht hat, weiteren Personen eine Untervollmacht zu erteilen. So kann der Bevollmächtigte beispielsweise andere Personen mit Behördengängen beauftragen, die für ihn selbst zeitlich nur schwer einzurichten sind.

Ein Bevollmächtigter hat weitreichende Rechte, die persönlichen Angelegenheiten des Vollmachtgebers zu bestimmen. Eine routinemäßige Überwachung des Bevollmächtigten durch offizielle Stellen gibt es nicht. Nur bei Entscheidungen zu schwerwiegenden medizinischen oder freiheitsbeschränkenden Maßnahmen muss das Amtsgericht zustimmen.

Da der Bevollmächtigte im Bedarfsfall ein Original der Vollmacht vorlegen muss, ist es am einfachsten, ihm dieses gleich auszuhändigen. Wer Sorge hat, dass der Bevollmächtigte zu früh von seiner Vollmacht Gebrauch macht, kann sie auch an anderer Stelle hinterlegen, beispielsweise bei einem Notar oder einem guten Freund, der die Anweisung hat, die Vollmacht erst nach Bestätigung der Wirksamkeitsbedingungen auszuhändigen.

Um eine Vollmacht zu widerrufen oder zu ändern, reicht es, wenn der Vollmachtgeber alle Originale der alten Vollmacht von seinen Bevollmächtigten zurückfordert. Ist dies nicht möglich oder ist er unsicher, ob er wirklich alle Originale eingesammelt hat, kann er einen Widerruf formulieren oder eine neue Vollmacht ausstellen. Darin muss festgelegt sein, dass die alte Vollmacht nicht mehr gültig ist. Wichtig ist, dass aus dem Datum hervorgeht, welche Vollmacht die aktuelle ist. Wurde die erste Vollmacht notariell beurkundet, müssen auch der Widerruf oder die neue Vollmacht notariell beurkundet werden. Voraussetzung für den gültigen Widerruf ist, dass der Vollmachtgeber auch zum Zeitpunkt des Widerrufs voll geschäftsfähig ist.

Vorsorgeregister der Bundesnotarkammer

Sinnvoll ist die Registrierung der Vollmacht im zentralen Vorsorgeregister der Bundesnotarkammer. Über ein Formular werden die wichtigsten Daten der Vollmacht an zentraler Stelle gespeichert. So lässt sich im Zweifelsfall durch die Gerichte – und nur diese dürfen die Daten einsehen – prüfen, ob eine Vollmacht vorliegt und welche Aufgabenbereiche sie umfasst. Am einfachsten ist die Registrierung über das Internet unter: *www.vorsorgeregister.de*.

Grenzen der Vorsorgevollmacht bei schwerwiegenden Entscheidungen

Mit der Vorsorgevollmacht lässt sich auch ein Vertreter für schwerwiegende persönliche Entscheidungen bestimmen. In der Praxis sind die Vollmachten über medizinische Entscheidungen und über freiheitsbeschränkende Maßnahmen von besonderer Bedeutung. Damit die Vollmacht für diese Bereiche gelten kann, müssen diese Aufgabenbereiche nicht nur ausdrücklich benannt sein, sondern es ist darüber hinaus auch die Zustimmung des Vormundschaftsgerichts notwendig. Es muss prüfen, ob dem Willen des Vollmachtgebers entsprochen wird.

Wenn der Bevollmächtigte über schwerwiegende medizinische Maßnahmen, wie eine größere Operation, entscheiden soll, muss dies in der Vollmacht mit Hinweis auf § 1904 Bürgerliches Gesetzbuch (BGB) ausdrücklich erwähnt sein.

Wer eine Patientenverfügung verfasst hat, kann in der Vollmacht darauf verweisen und festlegen, dass Entscheidungen im dort dargestellten Sinne zu treffen sind. Liegt keine gesonderte Patientenverfügung vor, sollten grundsätzliche Überzeugungen und Wünsche bezüglich der medizinischen Behandlung in die Vollmacht integriert werden.

Beispiel

Mein Bevollmächtigter soll in Absprache mit den Ärzten auch über meine medizinische Heilbehandlung, Untersuchungen, Eingriffe und Medikamentengaben entscheiden. Dies gilt ausdrücklich auch für die in § 1904 BGB genannten Maßnahmen, die unter Umständen zu meinem Tod oder schwerwiegenden und länger andauernden gesundheitlichen Schäden führen können.

Über das Schriftliche hinaus sollte der Vollmachtgeber ausführlich mit dem Bevollmächtigten über seine Vorstellungen zur medizinischen Behandlung und auch Voraussetzungen für deren Beendigung sprechen. Vieles lässt sich im Gespräch einfacher klären als in schriftlichen Unterlagen.

Ähnliche Regelungen wie bei der medizinischen Behandlung gelten auch für die Bestimmung über den Aufenthaltsort, über freiheitsbeschränkende Maßnahmen oder die freiheitsentziehende Unterbringung.

Wenn die Vollmacht die Bestimmung des Aufenthaltsortes umfasst, kann der Bevollmächtigte beispielsweise über den Heimeinzug und die Auflösung der Wohnung entscheiden.

Anders sieht es aus, wenn eine so genannte Unterbringung oder freiheitsbeschränkende Maßnahmen notwendig sein sollten. Die Entscheidungsbefugnis bei freiheitsentziehenden oder -beschränkenden Maßnahmen (→ Unterbringung, Seite 278) muss ausdrücklich in der Vollmacht erwähnt werden (§ 1906 BGB). Und selbst dann ist wiederum eine richterliche Genehmigung notwendig.

Beispiel

Ich ermächtige meinen Bevollmächtigten ausdrücklich, auch über die Anwendung der in § 1906 BGB genannten freiheitsentziehenden Maßnahmen oder eine Unterbringung, die mit Freiheitsentzug verbunden ist, zu entscheiden.

Betreuungsverfügung

Nicht jeder ist in der glücklichen Lage, dass er wenigstens eine Vertrauensperson hat, die er zur Übernahme persönlicher Entscheidungen bevollmächtigen kann und möchte. Um dennoch Entscheidungen über das eigene Schicksal beeinflussen zu können, gibt es die Möglichkeit der Betreuungsverfügung. Diese Verfügung hat keinen Einfluss darauf, ob vom Gericht eine Betreuung eingerichtet wird. Die Voraussetzungen und das Verfahren hierzu sind gesetzlich geregelt (→ Rechtliche Betreuung, Seite 274). Mit der Betreuungsverfügung kann der Betroffene jedoch Einfluss auf die Wahl des Betreuers nehmen und bei Bedarf auch seine Wünsche und Vorstellungen darlegen, die der Betreuer beachten sollte.

Eine Betreuungsverfügung kann jeder Mensch erstellen, auch ohne geschäftsfähig zu sein. Sie muss schriftlich verfasst sein und sollte den vollen Namen und den Geburtstag des Verfassers sowie möglichst auch seine aktuelle Adresse enthalten. Die Verfügung muss mit Angabe des Datums unterschrieben werden. Wenn eine Person als Betreuer gewünscht wird, muss diese mit vollem Namen und Geburtstag benannt werden. Hilfreich ist die Angabe ihrer aktuellen Adresse und

Telefonnummer, damit das Gericht im Bedarfsfall denjenigen schnell und einfach erreichen kann. Nach Möglichkeit sollte der Wunschbetreuer die Verfügung unterschreiben und so signalisieren, dass er für die Übernahme der Aufgabe bereitsteht.

Es gibt zahlreiche Mustervordrucke für Betreuungsverfügungen. Für alle gilt, dass sie zwar die grundsätzlichen Anforderungen erfüllen, aber wenig Raum für individuelle Wünsche lassen. Gute Vordrucke lassen dafür ausreichend Freiraum zum Ergänzen.

Die Inhalte der Betreuungsverfügung sind abhängig davon, ob daneben auch eine Vorsorgevollmacht und/oder eine Patientenverfügung existieren. Ist dies der Fall, reicht ein Satz, um die Betreuungsverfügung in die bestehenden Unterlagen zu integrieren.

Beispiel

Für den Fall dass die Einrichtung einer Betreuung notwendig wird, bestimme ich, dass meine Bevollmächtigte Marie Kanter, geboren am 12. Januar 1954, auch als meine Betreuerin bestellt wird. Auch im Betreuungsfall möchte ich, dass die Inhalte meiner Vorsorgevollmacht und Patientenverfügung beachtet werden.

Gut aufbewahren

Damit das Gericht im Falle einer notwendigen Betreuung von einer vorliegenden Betreuungsverfügung erfährt, kann die Verfügung bei vielen Amtsgerichten hinterlegt werden. Andernfalls sollte die Betreuungsverfügung zu Hause aufbewahrt und bei Bedarf dem Gericht vorgelegt werden.
Wer seine Vorsorgevollmacht im Zentralregister der Bundesnotarkammer registrieren lässt, kann diese mit seiner Betreuungsverfügung ergänzen.

Wer keine Vorsorgevollmacht oder Patientenverfügung verfasst hat, kann in der Betreuungsverfügung näher ausführen, wie er sich die Regelung seiner persönlichen Angelegenheiten vorstellt.

Wer keine Person als Betreuer festlegen möchte, kann auch nur seine Wünsche bezüglich der Regelung seiner Angelegenheiten nennen. In diesem Fall wird das Gericht einen Betreuer suchen. Falls kein ehrenamtlicher Betreuer im Familien- oder Bekanntenkreis auffindbar ist, wird das Gericht bei Betreuungsvereinen fragen oder einen Berufsbetreuer einsetzen. Es ist auch möglich, festzulegen, wer **nicht** der Betreuer werden soll.

Patientenverfügung

Ärzte sind zum einen verpflichtet, Leben zu retten, andererseits müssen sie von Gesetzes wegen bei allen Eingriffen eine Einwilligung des Patienten erhalten, da sie sich sonst wegen Körperverletzung strafbar machen können. Steht eine Untersuchung oder Behandlung an, zu der ein Patient sich weder zustimmend noch ablehnend äußern kann, befindet sich der Arzt im Dilemma, möglicherweise gegen eine der gesetzlichen Regelungen zu verstoßen. Deshalb muss er vor einem Eingriff versuchen, den Patientenwillen zu ergründen. Die Patientenverfügung ist dann eine Möglichkeit, dem Arzt den eigenen Willen mitzuteilen.

Eine Patientenverfügung kann jeder ausstellen, der sich über die Konsequenzen seiner Entscheidungen bewusst ist. Dazu muss der Verfügende nicht geschäftsfähig sein. Für die Anerkennung der Patientenverfügung kann es hilfreich sein, wenn eine weitere Person bestätigt, dass sich der Verfasser über die Konsequenzen seiner Verfügung im Klaren ist. Im Idealfall ist dies ein Arzt, mit dem sich der Verfasser vorher umfassend über die Inhalte der Verfügung beraten hat.

Beispiel

Hiermit bestätige ich, dass Frau Anna Lüning mit mir, Dr. Martin Ehrlich, ausführlich die in dieser Patientenverfügung festgelegten Maßnahmen besprochen hat und sich der Konsequenzen daraus bewusst ist.
Datum, Ort, Unterschrift des Arztes

Zur Form einer Patientenverfügung liegen bisher keine verbindlichen Regeln vor, allerdings zeichnet sich immer mehr ab, welche Bedingungen erfüllt sein müssen, damit die Verfügung mit hoher Wahrscheinlichkeit anerkannt wird. Allein aus Beweisgründen sollte die Verfügung schriftlich abgefasst sein.

Seit einigen Jahren wird die Verbindlichkeit von Patientenverfügungen zunehmend anerkannt. So hat beispielsweise die Bundesärztekammer explizit auf die wichtige Rolle von Patientenverfügungen hingewiesen.

Auch ein Urteil des Bundesgerichtshofs im März 2003 (Az. XII ZB 2/03) hebt die Bedeutung der Patientenverfügung hervor. Das Urteil hat zur Konsequenz, dass die Patientenverfügung auch für Entscheidungen der Amtsgerichte bei der Zustimmung zu schwerwiegenden medizinischen Eingriffen oder für deren Beendigung eine wichtige Rolle spielt.

Nach wie vor sind Patientenverfügungen nicht gesetzlich verankert. Auf Bundesebene haben jedoch sowohl die „Arbeitsgruppe Patientenautonomie am Lebensende“ (Zypries-Kommission) des Bundesjustizministeriums als auch die „Enquete-Kommission Ethik und Recht der modernen Medizin“ des Bundestages Rahmenbedingungen für die Gültigkeit von Patientenverfügungen formuliert. Diese Ergebnisse lassen zusammen mit den Grundsätzen der Bundesärztekammer auf die folgenden Voraussetzungen für die Gültigkeit einer Patientenverfügung schließen:

- Die Verfügung muss sich auf die konkrete Behandlungssituation beziehen.
- Es dürfen keine Anhaltspunkte dafür bestehen, dass die Patientenverfügung nicht mehr gelten soll.

Diesen Anforderungen können Musterverfügungen, bei denen eventuell sogar nur noch Aussagen zum Ankreuzen enthalten sind, nicht voll genügen. Auch wenn es aufwendiger ist, sollte eine Patientenverfügung daher mit eigenen Worten formuliert werden. Einige Veröffentlichungen bieten keine fertigen Muster, sondern Textbausteine als nützliche Formulierungshilfen an.

Die Verfügung sollte den vollen Namen, Geburtstag und die aktuelle Adresse des Verfassers sowie seine Unterschrift mit Datum und Ort enthalten. In regelmäßigen Abständen, etwa alle zwei Jahre oder vor größeren medizinischen Eingriffen, sollten die Inhalte mit einer erneuten Unterschrift und Datum bestätigt werden. Es ist in jedem Fall sinnvoll, seine Patientenverfügung regelmäßig zu überprüfen.

Strittig ist nach wie vor, unter welchen Umständen Regelungen in Patientenverfügungen gelten sollen, die der Verfügende bezüglich Verweigerung oder Abbruch lebenserhaltender Maßnahmen getroffen hat. In der öffentlichen Diskussion wird überwiegend die Meinung vertreten, dass die Wünsche zu diesen Maßnahmen nur zugestanden werden sollen, wenn der Sterbeprozess bereits eingesetzt hat oder unmittelbar bevorsteht. Einige Organisationen vertreten die Meinung, dass diese Regelungen auch für Menschen anerkannt werden sollen, die im Wachkoma liegen oder aufgrund einer demenziellen Erkrankung nicht mehr in der Lage sind, eine Entscheidung zu treffen. Wie schwierig diese Entscheidung sein kann, wurde bereits am Beispiel der PEG-Sonde beschrieben (→ PEG-Sonde: Ja oder nein?, Seite 164).

Die Patientenverfügung soll den behandelnden Ärzten die Wünsche zur Behandlung darlegen. Dies kann die grundsätzliche Einstellung zu medizinischen Behandlungsmaßnahmen betreffen, die der Verfügende ablehnt oder denen er zustimmt. Wichtig ist, auch die persönliche Einstellung zu schwerwiegenden medizinischen Eingriffen zu beschreiben. Hier sollte mit Bezug auf die persönliche Situation (vorhandene schwere Krankheit oder Diagnose) genau dargestellt sein, welche Eingriffe akzeptabel sind und unter welchen Bedingungen welche Behandlung nicht durchgeführt werden soll. Dies gilt insbesondere für lebenserhaltende Maßnahmen.

Beispiel

Sollte ich mich in der Endphase einer tödlich verlaufenden Krankheit befinden oder unwiederbringlich bewusstlos sein, ohne dass Aussicht auf Heilung besteht, möchte ich keinen Einsatz von lebensrettenden Maßnahmen wie zum Beispiel Wiederbelebung nach Herzstillstand.

Außerdem möchte ich, dass alle lebenserhaltenden Maßnahmen wie zum Beispiel Ernährung per Magensonde eingestellt werden, wenn weder Aussicht auf Heilung noch Aussicht auf ein eigenständiges Leben bestehen. Dafür nehme ich auch in Kauf, dass ich kurzzeitig Leiden ertragen muss, weil ich verhungern oder verdursten könnte.

Ich möchte, dass alle zur Verfügung stehenden Mittel genutzt werden, um mir Leiden durch Schmerzen oder Ängste zu nehmen. Ich möchte dies auch, wenn dadurch vielleicht gesundheitliche Schäden oder ein früherer Tod eintreten.

Auch zur Verwendung von Schmerzmitteln sollte die Patientenverfügung eine Aussage enthalten.

Beispiel

Ich habe bei meiner Mutter erlebt, welche Schmerzen bei einer Krebserkrankung auftreten können. Deshalb möchte ich in jedem Fall ausreichend mit Schmerzmitteln behandelt werden. Das möchte ich auch dann, wenn damit Bewusstseinseintrübungen verbunden sind oder dadurch eventuell ein früherer Tod eintritt.

Als Laie fällt es schwer, sich Krankheiten, deren Behandlung und Konsequenzen realistisch vorzustellen. Deshalb sollte jeder, der eine Patientenverfügung verfassen möchte, unbedingt mit einem Arzt seines Vertrauens sprechen und sich erklären lassen, welche Folgen der Einsatz und die Verweigerung bestimmter medizinischer Maßnahmen nach sich zieht. Bei der Gelegenheit kann der Arzt dann auch gleich auf der Patientenverfügung bestätigen, dass der Verfasser sich über die Konsequenzen seiner Entscheidung bewusst war.

Die Inhalte der Patientenverfügung lassen sich jederzeit ändern oder widerrufen. Aber selbst wenn eine aktuelle Patientenverfügung vorliegt, muss der Arzt prüfen, ob Anzeichen dafür bestehen, dass die Verfügung nicht mehr gelten soll. Das kann bedeuten, dass der Patient auch im Krankenbett, zur Not durch Kopfschütteln oder andere Zeichen, äußern kann, wenn er einer Behandlung oder Untersuchung nicht zustimmt. Allerdings wird dann der Arzt versuchen, weitere Anhaltspunkte für eine Entscheidung zu suchen.

Eine Patientenverfügung muss im Bedarfsfall schnell zur Hand sein. Daher sollte sie an einem gut zugänglichen Ort hinterlegt werden. Sinnvoll ist es, zusätzlich in der Brieftasche eine Hinweiskarte auf die Patientenverfügung, den Aufbewahrungsort und eine Kontaktperson bei sich zu tragen.

Buchtipp

Weitere Informationen, Textbausteine und Muster zu den oben genannten Verfügungen und Vollmachten finden Sie im Ratgeber „Patientenverfügung, Vorsorgevollmacht und Betreuungsverfügung“ der Verbraucherzentralen. Diesen Ratgeber können Sie für 5,90 Euro in allen Beratungsstellen der Verbraucherzentralen erwerben oder bestellen über *www.verbraucherzentrale.de*.

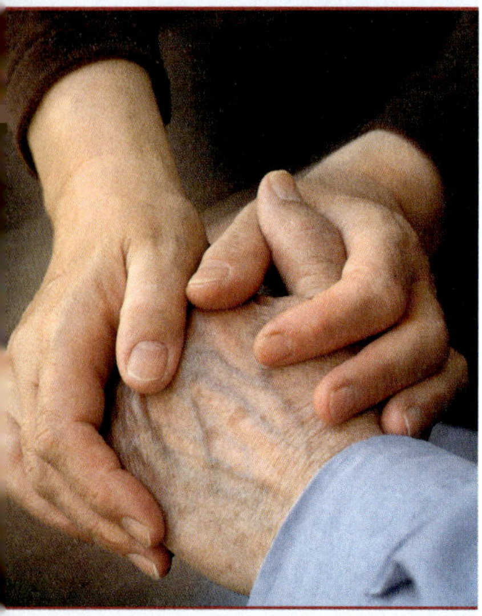

Service

Literatur

Demenz allgemein

Bundesministerium für Gesundheit:
Wenn das Gedächtnis nachlässt. Stand: 2006. Bestellnr. A 504
Bundesministerium für Gesundheit
Referat Öffentlichkeitsarbeit
11055 Berlin
Tel. 0 180 5/52 78 52 71,
Fax 0 180 5/52 78 52 72
(je 12 Cent/Min. aus dem Festnetz)
info@bmg.bund.de
www.bmg.bund.de

Deutsche Alzheimer Gesellschaft e.V. (Hrsg.):
Alzheimer – Was kann ich tun? Erste Hilfe für Betroffene, Band 2 der Praxisreihe, 5. Auflage, Berlin, 2005.
Erhältlich über die Deutsche Alzheimer Gesellschaft e.V.
(Adresse → Seite 293).

Niemann-Mirmehdi, M., Mahlberg, R.:
Alzheimer. Was tun, wenn die Krankheit beginnt? Stuttgart, Trias Verlag, 2003

Zacharias, S.:
Diagnose Alzheimer: Helmuth Zacharias.
Erhältlich nur über die Hirnliga e.V.
(Adresse → Seite 293).

Betreuung und Pflege

Alzheimer Europe (Hrsg.):
Handbuch der Betreuung und Pflege von Alzheimer-Patienten.
2. überarbeitete Auflage, Stuttgart, New York, Georg Thieme Verlag, 2005

Alzheimer Europe (Hrsg.):
Kinderbuch „Liebe Oma“, 1. Auflage 1999 (Nachdruck).
Erhältlich über die Deutsche Alzheimer Gesellschaft e.V.
(Adresse → Seite 293).

Deutsche Alzheimer Gesellschaft e.V. (Hrsg.):
Leben mit Demenzkranken. Hilfen für schwierige Verhaltensweisen und Situationen im Alltag, Band 5 der Praxisreihe, 2. Auflage, Berlin, 2004.
Erhältlich über die Deutsche Alzheimer Gesellschaft e.V.
(Adresse → Seite 293).

Klessmann, E.: Wenn Eltern Kinder werden und doch die Eltern bleiben. Die Doppelbotschaft der Altersdemenz. 5. Auflage, Bern, Verlag Hans Huber, 2001

Powell, J.: Hilfen zur Kommunikation bei Demenz. Aus dem Englischen übersetzt von Britta Maciejewski, Köln, 2002. Erhältlich über das Kuratorium Deutsche Altershilfe (KDA) e.V. (Adresse → Seite 293).

Tönnies, I.: Abschied zu Lebzeiten. Wie Angehörige mit Demenzkranken leben. 2. Auflage, Bonn, Psychiatrie-Verlag, 2004

Weidenfelder, M.: Mit dem Vergessen leben: Demenz. Verwirrte alte Menschen verstehen und einfühlsam begleiten. Stuttgart, Kreuz Verlag, 2004

Begleiterkrankungen

Stiftung Warentest: Depressionen überwinden. 3. Auflage, Berlin, 2005

Pflegeversicherung

Deutsche Alzheimer Gesellschaft e.V. (Hrsg.): Leitfaden zur Pflegeversicherung. Antragstellung, Begutachtung, Widerspruchsverfahren. Schriftenreihe Band 1, 7. Auflage, Berlin, 2006. Erhältlich über die Deutsche Alzheimer Gesellschaft e.V. (Adresse → Seite 293).

Verbraucherzentrale NRW (Hrsg.): Pflegefall – was tun? 6. Auflage, Düsseldorf, 2006

Ernährung und Wohnen

aid Infodienst Verbraucherschutz, Ernährung, Landwirtschaft e.V. (Hrsg.): Ernährung im hohen Alter. Ratgeber für Angehörige und Pflegende. 2. Auflage, Köln, 2005. Bestellung: aid Infodienst Verbraucherschutz Ernährung Landwirtschaft e. V., Friedrich-Ebert-Straße 3 53177 Bonn Tel. 02 28/84 99-0 Fax 02 28/84 99-177 www.aid.de

Deutsche Alzheimer Gesellschaft e.V. (Hrsg.): Ernährung in der häuslichen Pflege Demenzkranker. Band 6 der Praxisreihe, 2. Auflage, Berlin, 2004. Erhältlich über die Deutsche Alzheimer Gesellschaft e.V. (Adresse → Seite 293).

Deutsche Alzheimer Gesellschaft e.V. (Hrsg.): Technische Hilfen für Demenzkranke. Orientierungshilfe für den Umgang mit technischen Unterstützungsmöglichkeiten bei der Betreuung Demenzkranker. Schriftenreihe Band 4, 2. Auflage, Berlin, 2004. Erhältlich über die Deutsche Alzheimer Gesellschaft e.V. (Adresse → Seite 293).

Kolb, Christian: Nahrungsverweigerung bei Demenzkranken. PEG-Sonde – ja oder nein? 3. überarb. Auflage, Mabuse-Verlag, Frankfurt/M., 2004

Rechtliche Vorsorge

Bundesministerium der Justiz (Hrsg.): Betreuungsrecht. Berlin, Januar 2006.

Bundesministerium der Justiz (Hrsg.): Patientenverfügung. Berlin, Januar 2006.
Bestellung:
Publikationsversand der Bundesregierung
Postfach 48 10 09
18132 Rostock
Tel. 0 1888/80 80 800
Fax 0 1888/10 80 80 800
www.bmj.bund.de

STIFTUNG WARENTEST: Vererben und Erben. 6. aktualisierte Auflage, Berlin, 2005.

Verbraucherzentrale Nordrhein-Westfalen (Hrsg.): Patientenverfügung, Vorsorgevollmacht und Betreuungsverfügung. 8. Auflage, Düsseldorf, 2006. Erhältlich über alle Verbraucherzentralen (Adressen → Seite 293).

Verbraucherzentrale Nordrhein-Westfalen Nachlassplanung. 1. Auflage, Düsseldorf, 2006

Romane

Bayley, J.: Elegie für Iris. Beck Verlag, 2002

Suter, M.: Small World. Diogenes-Verlag, 2000

Wright, C.: Briefe für Emily. Fischer-Verlag, 2005

Filme

Iris. Regie: Richard Eyre, DVD 2006. (Unter anderen mit Judi Dench und Kate Winslet.)

Meine Schwester Maria. Regie: Maximilian Schell, DVD 2003

Mein Vater. Regie: Andreas Kleinert, Fernsehfilm 2002
Bestellung: Katholisches Filmwerk GmbH,
Postfach 11 11 52,
60046 Frankfurt/Main,
www.filmwerk.de
Kosten: 39 Euro inkl. MwSt. plus Versand.

Fernsehmitschnitte des Westdeutschen Rundfunks

Der Tag, der in der Handtasche verschwand. Fernsehfilm aus der Dokumentationsreihe Menschen hautnah. 01.05.2002.

Rosen im Winter. Fernsehfilm aus der Dokumentationsreihe Menschen hautnah. 23.11.2005.

Beide Mitschnitte können Sie unter der folgenden Adresse bestellen:
Westdeutscher Rundfunk
Zentrale Aufgaben
Fernsehen
Mitschnittservice
50600 Köln
Fax 02 21/2 20 80 41
E-Mail:
mitschnittservice@wdr.de

Die Kosten liegen jeweils bei 43,50 Euro (inklusive MwSt. und Versand).
Die Bearbeitungszeit liegt zurzeit bei zirka drei bis vier Wochen. Mitschnitte dürfen ausschließlich für private Zwecke genutzt werden.

Adressen und Kontakte (eine Auswahl)

Deutsche Alzheimer Gesellschaft e.V.
Selbsthilfe Demenz
Friedrichstraße 236
10969 Berlin
Tel. 0 30/2 59 37 95-0
Fax 0 30/2 59 37 95-29
info@deutsche-alzheimer.de
www.deutsche-alzheimer.de
Alzheimertelefon: 0 180 3/17 10 17
(9 Cent/Minute aus dem Festnetz)
Sprechzeiten: Mo.–Do. 9–18 Uhr, Fr. 9–15 Uhr

Bundesarbeitsgemeinschaft Wohnungsanpassung e.V.
c/o Koordinierungsstelle rund ums Alter
Mühlenstraße 48
13187 Berlin
Tel. 0 30/4 75 31-7 19
Fax 0 30/4 75 31-8 92
info@wohnungsanpassung.de
www.wohnungsanpassung.de

Bundesarbeitsgemeinschaft für Alten- und Angehörigenberatungsstellen BAGA e.V.
Huntestraße 21
48431 Rheine
Mobiltelefon 0 171/1 87 74 55
info@baga.de
www.baga.de

Hirnliga e.V.
Geschäftsstelle
Postfach 1366
51657 Wiehl
Tel. 0 700/44 76 54 42
(Normaltarif aus dem Festnetz)
Mo.–Fr. 8.30 – 13 Uhr
GS@hirnliga.de
www.hirnliga.de

Kuratorium Deutsche Altershilfe (KDA)
An der Pauluskirche 3
50677 Köln
Tel. 02 21/93 18 47-0
Fax 02 21/93 18 47-6
www.kda.de

NAKOS
Nationale Kontakt- und Informationsstelle zur Anregung und Unterstützung von Selbsthilfegruppen
Wilmersdorfer Straße 39
10627 Berlin
Tel. 0 30/31 01 89 60
Fax 0 30/31 01 89 70
selbsthilfe@nakos.de
www.nakos.de

Sozialverband Deutschland e.V.
Stralauer Str. 63
10179 Berlin
Tel. 0 30/72 62 22-0
Fax 0 30/72 62 22-311
contact@sozialverband.de
www.sovd.de
Sie erhalten hier Informationen zu Kontaktadressen in Wohnortnähe.

Sozialverband VdK Deutschland e.V.
Hauptsitz
Wurzerstraße 4 a
53175 Bonn
Tel. 02 28/8 20 93-0
Fax 02 28/8 20 93-43
kontakt@vdk.de
www.vdk.de
Sie erhalten hier Informationen zu Kontaktadressen in Wohnortnähe.

Verbraucherzentralen

Verbraucherzentrale Bundesverband e.V. (vzbv)
Markgrafenstraße 66
10969 Berlin
Tel. 0 30/58 00-0
Fax 0 30/58 00-2 18
info@vzbv.de
www.vzbv.de

Verbraucherzentrale Baden-Württemberg e.V.
Paulinenstraße 47
70178 Stuttgart
Tel. 07 11/66 91-10
Fax 07 11/66 91-50
info@verbraucherzentralebawue.de
www.verbraucherzentrale-bawue.de

Verbraucherzentrale Bayern e.V.
Mozartstraße 9
80336 München
Tel. 0 89/5 39 87-0
Fax 0 89/53 75 53
www.verbraucherzentrale-bayern.de

Verbraucherzentrale Berlin e.V.
Bayreuther Straße 40
10787 Berlin
Tel. 0 30/2 14 85-0
Fax 0 30/2 11 72 01
mail@verbraucherzentraleberlin.de
www.verbraucherzentrale-berlin.de

Verbraucherzentrale Brandenburg e.V.
Templiner Straße 21
14473 Potsdam
Tel. 03 31/2 98 71-0
Fax 03 31/2 98 71-77
info@vzb.de
www.vzb.de

Verbraucherzentrale des Landes Bremen e.V.
Altenweg 4
28195 Bremen
Tel. 04 21/1 60 77-7
Fax 04 21/1 60 77 80
info@vz-hb.de
www.verbraucherzentrale-bremen.de

Verbraucherzentrale Hamburg e.V.
Kirchenallee 22
20099 Hamburg
Tel. 0 40/2 48 32-0
Fax 0 40/2 48 32-2 90
info@vzhh.de
www.vzhh.de

Verbraucherzentrale Hessen e.V.
Große Friedberger Straße 13–17
60313 Frankfurt/Main
Tel. 0 69/97 20 10-0
Fax 0 69/97 20 10-50
vzh@verbraucher.de
www.verbraucher.de

Neue Verbraucherzentrale in Mecklenburg-Vorpommern e.V.
Strandstraße 98
18055 Rostock
Tel. 03 81/2 08 70 50
Fax 03 81/2 08 70 30
info@nvzmv.de
www.nvzmv.de

Verbraucherzentrale Niedersachsen e.V.
Herrenstraße 14
30159 Hannover
Tel. 05 11/9 11 96-0
Fax 05 11/9 11 96-10
info@vzniedersachsen.de
www.vzniedersachsen.de

Verbraucherzentrale Nordrhein-Westfalen e.V.
Mintropstraße 27
40215 Düsseldorf
Tel. 02 11/38 09-0
Fax 02 11/38 09-1 72
vz.nrw@vz-nrw.de
www.verbraucherzentrale-nrw.de

Verbraucherzentrale Rheinland-Pfalz e.V.
Ludwigstraße 6
55116 Mainz
Tel. 0 61 31/28 48-0
Fax 0 61 31/28 48-66
verbraucherzentrale-rlp@verbraucherzentrale-rlp.de
www.verbraucherzentrale-rlp.de

Verbraucherzentrale des Saarlandes e.V.
Trierer Straße 22
66111 Saarbrücken
Tel. 06 81/5 00 89-0
Fax 06 81/5 88 09-22
vz-saar@vz-saar.de
www.vz-saar.de

Verbraucherzentrale Sachsen e.V.
Brühl 34–38
04109 Leipzig
Tel. 03 41/6 88 80 80
Fax 03 41/6 89 28 26
vzs@vzs.de
www.vzs.de

Verbraucherzentrale Sachsen-Anhalt e.V.
Steinbockgasse 1
06108 Halle
Tel. 03 45/2 98 03 29
Fax 03 45/2 98 03 26
vzsa@vzsa.de
www.vzsa.de

Verbraucherzentrale Schleswig-Holstein e.V.
Bergstraße 24
24103 Kiel
Tel. 04 31/5 90 99-0
Fax 04 31/5 90 99-77
info@verbraucherzentrale-sh.de
www.verbraucherzentrale-sh.de

Verbraucherzentrale Thüringen e.V.
Eugen-Richter-Straße 45
99085 Erfurt
Tel. 03 61/5 55 14-0
Fax 03 61/5 55 14-40
info@vzth.de
www.vzth.de

Gedächtnissprechstunden/ Gedächtnisambulanzen

Aufgaben, Funktionen und Berufsgruppen

Quelle: *www.alzheimerforum.de/2/8/1/1/sprechst.html*
Stand: August 2006

Typische Aufgaben und Funktionen

- Demenzkrankheiten frühzeitig erkennen und behandeln
- Pflegende Angehörige beraten
- Die Infrastruktur zur weiteren Erforschung der Ursachen und Behandlungsmöglichkeiten von Hirnleistungsstörungen im Alter (unter anderem klinische Prüfung von neuen Arzneimitteln) bereitstellen

Berufsgruppen	**... und Schwerpunkte ihrer Arbeit in Gedächtnissprechstunden/Gedächtnisambulanzen**
Psychiater Internisten Neurologen	• Diagnose der verschiedenen Formen von Demenz, zum Beispiel Abklären von internistischen, neurologischen Krankheiten und schwerwiegenden seelischen Störungen
Psychologen	• Durchführung von Testuntersuchungen • Anwendung kognitiver Trainingsverfahren (→ Seite 88)
Sozialpädagogen	• Vermittlung von ambulanten Hilfen • Auswahl geeigneter Tagesstätten oder Pflegeheime • Beratung bei rechtlichen und finanziellen Fragen

Wie sollten Sie vorgehen? Kontaktieren Sie die Gedächtnissprechstunde/Gedächtnisambulanz und vereinbaren Sie einen Termin. Meist wird ein Überweisungsschein eventuell Einweisungsschein des behandelnden Arztes benötigt. Falls vorhanden, nehmen Sie Unterlagen und Vorbefunde mit. Scheuen Sie sich nicht, um Rat und Hilfe zu fragen. Selbstverständlich wird die Schweigepflicht gewahrt.

Adressen

Diese Liste ist nach den Postleitzahlen geordnet.
Sie erhebt keinen Anspruch auf Vollständigkeit.

Stand: August 2006

Gedächtnissprechstunde/ Gedächtnisambulanz	Anschrift	Tel./Fax
Universitätsklinikum TU Dresden Klinik und Poliklinik für Psychiatrie und Psychotherapie	Fetscherstraße 74 **01307** Dresden	Tel. 03 51/4 58-27 97
Psychiatrische Klinik und Poliklinik der Universität Leipzig	Johannisallee 34 **04317** Leipzig	Tel. 03 41/97-2 43 04 Fax 03 41/97-2 46 62
HELIOS-Kliniken Zwenkau Geriatriezentrum/ Gedächtnisambulanz	Pestalozzistraße 9 **04442** Zwenkau	Tel. 03 42 03/4 21 49
Klinik und Poliklinik für Psychiatrie und Psychotherapie der Universität Halle	Julius-Kühn-Straße 7 **06097** Halle	Tel. 03 45/5 57-36 40
Neurologische Poliklinik Charité Berlin	Luisenstraße 11–13 **10115** Berlin	Tel. 0 30/4 50-57 20 79 Fax 0 30/4 50-56 09 12
Psychiatrische Universitätsklinik Charité im St. Hedwig Krankenhaus	Große Hamburger Straße 5–11 **10115** Berlin	Tel. 0 30/23 11 21 20 Fax 0 30/23 11 27 90
Vivantes Wenckebach-Klinikum Klinikum für Psychiatrie, Psychotherapie/ Gerontopsychiatrisches Zentrum	Wenckebachstraße 23 **12099** Berlin	Tel. 0 30/75 61-23 04
Neurologische Poliklinik Universitätsklinikum Benjamin Franklin	Hindenburgdamm 30 **12200** Berlin	Tel. 0 30/84 45-22 55
Vivantes Krankenhaus Hellersdorf ö.B. Wilhelm-Griesinger-Krankenhaus Gerontopsychiatrische Abteilung	Brebacher Weg 15 Haus 41 5.OG Station GA 71 **12683** Berlin	Tel. 0 30/56 80-35 60 Tel. 0 30/56 80-35 91 Fax 0 30/56 80-35 62
St. Joseph-Krankenhaus Berlin-Weißensee Fachklinik für Neurologie und Psychiatrie Gerontopsychiatrisches Zentrum	Gartenstraße 1–5 **13088** Berlin	Tel. 0 30/9 27 90-2 57 Tel. 0 30/9 27 90-4 70 Tel. 0 30/9 27 90-3 22 Fax 0 30/9 27 90-7 00

Gedächtnissprechstunde/ Gedächtnisambulanz	Anschrift	Tel./Fax
Evangelisches Geriatriezentrum Berlin (EGZB)	Reinickendorfer Straße 61 **13347** Berlin	Tel. 0 30/45 94–19 75 Tel. 0 30/45 94–10 00 Fax 0 30/45 94–19 38
Klinik und Hochschulambulanz für Psychiatrie und Psychiatrie Charité – Universitätsmedizin Berlin Campus Benjamin Franklin	Nußbaumallee 38 bzw. Eschenallee 3 **14050** Berlin	Tel. 0 30/84 45–83 10 Fax 0 30/84 45–83 50
Landesklinik Brandenburg	Anton-Saefkow-Allee 2 **14772** Brandenburg an der Havel	Tel. 0 33 81/78–22 01 Tel. 0 33 81/78–22 18 Fax 0 33 81/78–25 43
Landesklinik Eberswalde Gerontopsychiatrisches Zentrum	Oderberger Straße 8 **16225** Eberswalde	Tel. 0 33 34/53–3 67 Tel. 0 33 34/53–2 48
Klinik und Poliklinik für Psychiatrie und Psychotherapie am Zentrum für Nervenheilkunde	Gehlsheimer Straße 20 **18147** Rostock	Tel. 03 81/4 94– 96 89
HELIOS-Kliniken Schwerin Friedrich-Flemming-Klinik Klinik für Alterspsychiatrie	Wismarsche Straße 393–397 **19049** Schwerin	Tel. 03 85/5 20–33 88 Fax 03 85/5 20–33 08
Kreiskrankenhaus Prignitz	Dobberziner Straße 112 **19348** Perleberg	Tel. 0 38 76/30 32 01
Klinik für Psychiatrie und Psychotherapie der Universität Hamburg Ambulanz in der Poliklinik	Martinistraße 52 **20246** Hamburg	Tel. 0 40/4 28 03–32 20 Tel. 0 40/4 28 03–22 28 Fax 0 40/4 28 03–42 37 Fax 0 40/4 28 03–32 18
Universitätsklinik Hamburg-Eppendorf	Martinistraße 52 **20246** Hamburg	Tel. 0 40/4 28 03–32 20
Neurologischpsychiatrische Schwerpunktpraxis	Neuer Wall 32 **20354** Hamburg	Tel. 0 40/30 70–89 88 Fax 0 40/30 70–89 94
Asklepios Klinik Harburg Abt. für Psychiatrie und Psychotherapie Memory Clinic	Eißendorfer Pferdeweg 52 **21075** Hamburg	Tel. 0 40/79 21–32 43 Fax 0 40/79 21–30 90

Gedächtnissprechstunde/ Gedächtnisambulanz	Anschrift	Tel./Fax
Institutsambulanz der Psychiatrischen Klinik Häcklingen/Uelzen Anmeldungen für Häcklingen	Am Wischfeld 16 **21335** Lüneburg	Tel. 0 41 31/70 08–85
Klinikum Nord-Ochsenzoll Abteilung für Geriatrie	Langenhorner Chaussee 560 Haus 15 **22419** Hamburg	Tel. 0 40/52 71–23 37 Tel. 0 40/52 71–24 04 Tel. 0 40/52 71–21 99 Tel. 0 40/52 71–24 45 Fax 0 40/52 71–16 05
Albertinen-Haus Zentrum für Geriatrie Memory-Clinic	Sellhopsweg 18–22 **22459** Hamburg	Tel. 0 40/55 81–18 52 Tel. 0 40/55 88–29 04 Fax 0 40/55 81–10 00
Memory-Sprechstunde Senioren-Residenz Godenblick	Godenbergredder 7 **23714** Malente	Tel. 0 45 23/9 96–6 00
Memory-Sprechstunde H.-G. Creutzfeldt Institut	Waitzstraße 6 **24105** Kiel	Tel. 04 31/5 67–3 50 Fax 04 31/5 67–3 51
Klinik für Psychiatrie und Psychotherapie der Christian-Albrechts Universität Kiel	Niemannsweg 147 **24105** Kiel	Tel. 0431/597–2585 Tel. 0431/597–2681
Gerontopsychiatrische Tagesklinik Diakoniewerk Kropp	Johannesallee **24848** Kropp	Tel. 0 46 24/8 01–1 50 Fax 0 46 24/8 01–1 00
Klinik für Psychiatrie und Psychosomatik Klinikum Elmshorn	Agnes-Karll-Allee **25337** Elmshorn	Tel. 0 41 21/7 98–7 38
Memory-Sprechstunde FA für Nervenheilkunde, Psychiatrie und Psychotherapie	Rohdestraße 5 (ab 01.04.2007 Kapitän-Alexander-Straße 1) **27472** Cuxhaven	Tel. 0 47 21/3 40–18/–19 Fax 0 47 21/5 32 44
Memory-Clinic-Bremerhaven Neurologische Abteilung des Zentralkrankenhaus Reinkenheide	Postbrookstraße 103 **27574** Bremerhaven	Tel. 04 71/2 99–27 43
Institutsambulanz der Psychiatrischen Klinik Häcklingen/Uelzen	Alewinstraße 17 **29525** Uelzen	Tel. 05 81/97 65 40

Gedächtnissprechstunde/ Gedächtnisambulanz	Anschrift	Tel./Fax
Henriettenstiftung Hannover	Marienstraße 72–90 **30171** Hannover	Tel. 05 11/2 89–34 87 Tel. 05 11/2 89–33 50 Tel. 05 11/2 89–32 23 Fax 05 11/2 89–30 04
Krankenhaus Lindenbrunn Neurologische Abteilung und Klinische Neurophysiologie Ambulanz für Gedächtnisstörungen und Demenzerkrankungen	Am Lindenbrunn 1 **31683** Coppenbrügge	Tel. 0 51 56/78 22 92 Fax 0 51 56/78 22 88
Memory-Clinic Eggeland-Klinik VKA/Kur- und Rehabilitationszentrum mit Abteilung für Geriatrische Rehabilitation	Bahnhofstraße 1 **33014** Bad Driburg	Tel. 0 52 53/9 86–0 Fax 0 52 53/9 86–1 00
Gerontopsychiatrische Ambulanz des Westfälischen Zentrums für Psychiatrie und Psychotherapie Paderborn	Mallinckrodtstraße 22 **33098** Paderborn	Tel. 0 52 51/16 09–2 10 Fax 0 52 51/16 09–2 11
Westfälische Klinik Gütersloh Gerontopsychiatrisches Zentrum	Herrmann-Simon-Straße 3 **33334** Gütersloh	Tel. 0 52 41/9 20–90 Fax 0 52 41/9 20–9 14
Bielefelder Gedächtnisambulanz Universität Bielefeld	Universitätsstraße 25 **33501** Bielefeld	Tel. 05 21/1 06–35 21 Tel. 05 21/1 06–44 85
Ambulanz am Zentrum für Psychiatrie der Justus-Liebig-Universität Gießen	Am Steg 22 **35385** Gießen	Tel. 06 41/99–4 57 24
Klinik für Psychiatrie und Psychotherapie	Licher Straße 106 **35394** Gießen	Tel. 06 41/4 03–4 14 Fax 06 41/4 03–4 71
Klinik für Psychiatrie und Psychotherapie Universität Göttingen	Von-Siebold-Straße 5 **37075** Göttingen	Tel. o5 51 /39–1 42 58 Tel. 05 51/39–84 84 Tel. 05 51/39–66 11
Klinik für Psychiatrie und Psychotherapie Universität Göttingen	Robert-Koch-Straße 40 **37075** Göttingen	Tel. 05 51/39 84 84 Fax 05 51/39 66 92

Gedächtnissprechstunde/ Gedächtnisambulanz	Anschrift	Tel./Fax
Klinik für Neurologie I Universität Magdeburg	Leipziger Straße 44 **39120** Magdeburg	Tel. 03 91/67-1 42 06 Fax 03 91/67-19 03 68
Klinik für Neurologie II Universität Magdeburg	Leipziger Straße 44 **39120** Magdeburg	Tel. 03 91/67-1 50 31 Fax 03 91/67-1 50 32
Psychiatrie – Psychotherapie Schwerpunktpraxis Hirnleistungsstörungen	Hohenzollernstraße 1–5 **40211** Düsseldorf	Tel. 02 11/1 69 10 40
Krankenhaus Elbroich Abt. für Gerontopsychiatrie und Gerontopsychotherapie	Am Falder 6 **40589** Düsseldorf	Tel. 02 11/75 60-3 01 Fax 02 11/75 60-3 09
Psychiatrische Klinik und Poliklinik Universität Düsseldorf	Bergische Landstraße 2 **40629** Düsseldorf	Tel. 02 11/9 22-42 01 Fax 02 11/9 22-42 13
Fliedner Krankenhaus Bereich Gerontopsychiatrie	Thunesweg 58 **40885** Ratingen	Tel. 0 21 02/3 03-3 81 Tel. 0 21 02/3 03-3 81 Fax 0 21 02/3 03-2 82
Gerontopsychiatrisches Zentrum Wuppertal Gedächtnissprechstunde der Ambulanz	Wesendonkstraße 7/ Ecke Hofaue **42103** Wuppertal	Tel. 02 02/49 66-60 Fax 02 02/49 66-6 29
Evangelische Stiftung Tannenhof Memory Clinic	Remscheiderstraße 76 **42899** Remscheid	Tel. 0 21 91/12 11 73
Gerontopsychiatrische Ambulanz der Westfälischen Klinik Dortmund	Marsbruchstraße 15 **44287** Dortmund	Tel. 02 31/45 03-6 41
Westfälisches Zentrum für Psychiatrie	Alexandrinenstraße 1 **44791** Bochum	Tel. 02 34/50 77-1 01 Fax 02 34/50 77-2 35
DRK Gesellschaft für Beratung und Betreuung mbH	An der Holtbrügge 8 **44795** Bochum-Weitmar	Tel. 02 34/94 45-1 45
Neurologische Uniklinik Bochum	In der Schornau 23–25 **44892** Bochum	Tel. 02 34/2 99-37 00 Fax 02 34/2 99-37 09

Gedächtnissprechstunde/ Gedächtnisambulanz	Anschrift	Tel./Fax
Kompetenzzentrum für Gerontopsychiatrie der Klinik für Psychiatrie und Psychotherapie der Universität Duisburg-Essen	Wickenburgstraße 23 **45147** Essen	Tel. 02 01/87 07-0
Memory Clinic Essen des Elisabeth Krankenhaus Geriatriezentrum Haus Berge	Germaniastraße 3 **45356** Essen	Tel. 02 01/63 11-1 33 Fax 02 01/63 11-1 39
Kreisgesundheitsamt Recklinghausen, Sozialpsychiatrischer Dienst	Kurt-Schumacher-Allee 1 **45657** Recklinghausen	Tel. 0 23 61/53 21 45 Fax 0 23 61/53 22 45
Gerontopsychiatrische Ambulanz des Westfälischen Zentrums Herten Psychiatrie, Psychotherapie und Psychosomatik	Im Schlosspark 20 **45699** Herten	Tel. 0 23 66/8 02-0 Tel. 0 23 66/8 02-3 19 Fax 0 23 66/8 02-4 49
Gesundheitsamt der Stadt Bottrop	Gladbecker Straße 66 **46236** Bottrop	Tel. 0 20 41/70- 37 73 Tel. 0 20 41/70- 35 00 Fax 0 20 41/70-39 59
Gerontopsychiatrisches Zentrum Kleve Memory-Clinic Instituts-ambulanz Sternbuschklinik	Nassauer Allee 93-97 **47533** Kleve	Tel. 0 28 21/81 30 70 Fax 0 28 21/81 22 98
Memory-Clinic der Westfälischen Klinik Münster Abt. Gerontopsychiatrie	Friedrich-Wilhelm-Weber-Straße 30 **48147** Münster	Tel. 02 51/5 91-52 69 Tel. 02 51/5 91-52 68 Fax 02 51/5 91-48 68
Gerontopsychiatrisches Zentrum Münster Clemens-Wallrath-Haus	Josefstraße 4 **48151** Münster	Tel. 02 51/52 02-0 Fax 02 51/52 02-62
Klinikum Osnabrück GmbH Neurologische Ambulanz	Am Finkenhügel 1 **49076** Osnabrück	Tel. 05 41/4 05-0 Tel. 05 41/4 05-65 01 Fax 05 41/4 05-41 98
Max-Planck-Institut für neurologische Forschung Köln	Gleuelerstraße 50 **50931** Köln-Lindenthal	Tel. 02 21/47 26-3 13 Fax 02 21/47 26-2 98

Gedächtnissprechstunde/ Gedächtnisambulanz	Anschrift	Tel./Fax
Gerontopsychiatrisches Zentrum Köln-Mülheim der Rheinischen Kliniken Köln	Adamsstraße 12 **51063** Köln	Tel. 02 21/60 60 85-02 Fax 02 21/60 60 85-18
Gerontopsychiatrisches Zentrum der Rheinischen Kliniken Köln	Adamstraße 12 **51063** Köln	Tel. 02 21/60 60 85-00 Fax 02 21/60 60 85-01
Gerontopsychiatrische Fachambulanz der Rheinischen Kliniken Köln	Wilhelm-Griesinger-Straße 23 **51109** Köln-Merheim	Tel. 02 21/89 93-2 01 Fax 02 21/89 93-5 90
Institutsambulanz des Alexianer-Krankenhaus Klinik für Psychiatrie, Psychotherapie und Neurologie Demenz-Servicezentrum für die Region Köln und das südliche Rheinland	Kölner Straße 64 **51149** Köln	Tel. 0180 3/88 00 11-1 70 Fax 0180 3/88 00 11-1 29 (beides 12 Cent/Minute aus dem Festnetz)
Gerontopsychiatrische Ambulanz des Alexianer Krankenhauses	Alexianergraben 33 **52064** Aachen	Tel. 02 41/47 70 11 24 Fax 02 41/47 70 12 22
Universitätsklinikum der RWTH Aachen Neurologische Klinik Spezialsprechstunden in der Neuropsychologie	Pauwelsstraße 30 **52074** Aachen	Tel. 02 41/80-8 84 26 Fax 02 41/80-8 25 98
Universitätsklinikum der RWTH Aachen Poliklinik Spezialsprechstunden der Poliklinik Psychiatrie und Psychotherapie	Pauwelsstraße 30 Aufzug B5, Etage 3, Flur 11 (Rezeption B5) **52074** Aachen	Tel. 02 41/80-8 96 38 Tel. 02 41/80-8 95 08 Tel. 02 41/80-8 95 16
Diagnostik- und Behandlungszentrum für Gedächtniserkrankungen im Alter (DBGA) Klinik und Poliklinik für Psychiatrie und Psychotherapie Universität Bonn	Sigmund-Freud-Straße 25 **53105** Bonn	Tel. 02 28/2 87-63 67

Gedächtnissprechstunde/ Gedächtnisambulanz	Anschrift	Tel./Fax
Memory Clinic Gerontopsychiatrisches Zentrum Rheinische Kliniken Bonn	Kaiser-Karl-Ring 20 **53111** Bonn	Tel. 02 28/5 51-25 67 Fax 02 28/5 51-29 24
Paritätische Tagesklinik und Instituts-Ambulanz für Psychiatrie und Psychotherapie	Drechslerweg 25 **55128** Mainz	Tel. 0 61 31/78 96-0
Psychiatrische Klinik und Poliklinik Universität Mainz	Untere Zahlbacher Straße 8 **55131** Mainz	Tel. 0 61 31/17-73 40
Ambulanz der Psychiatrie des Siegener Kreiskrankenhauses	Weidenauer Straße 86 **57076** Siegen	Tel. 02 71/7 05-19 01 Fax 02 71/7 05-19 94
Ambulanz für Hirndiagnostik und Hirnfunktionstraining Stadtkrankenhaus Soest	Senator-Schwartz-Ring 8 **59494** Soest	Tel. 0 29 21/90 12 05 Fax 0 29 21/90 11 11
Westfälische Klinik Lippstadt Abteilung für Gerontopsychiatrie	Eickelbornstraße 19 **59556** Lippstadt	Tel. 0 29 45/9 81-10 30
Memory Clinic Klinik am Stein Geriatrisches Zentrum Olsberg	Wattmecke 1–7 **59939** Olsberg	Tel. 0 29 62/8 08-1 00 Fax 0 29 62/8 08-2 98
Klinik für Psychiatrie und Psychotherapie I Johann Wolfgang Goethe Universität Frankfurt am Main	Heinrich-Hoffmann-Straße 10 **60528** Frankfurt/M.	Tel. 0 69/63 01-59 96 Fax 0 69/63 01-58 11
Spezialsprechstunde für Kognitive Neurologie und Demenz Universitätsklinik für Neurologie	Schleusenweg 2–16 **60528** Frankfurt/M.	Tel. 0 69/63 01-74-68
Zentrum für soziale Psychiatrie Bergstraße	Ludwigstraße 54 **64646** Heppenheim	Tel. 0 62 52/16-1 Tel. 0 62 52/16-3 83
Zentrum für Soziale Psychiatrie Rheinblick Klinik Rheinhöhe Institutsambulanz für Erwachsene	Eberleinstraße 48 **65195** Wiesbaden	Tel. 06 11/18 14 23

Gedächtnissprechstunde/ Gedächtnisambulanz	Anschrift	Tel./Fax
Memory Clinic Asklepios Paulinen Klinik Zentrum für internistische u. geriatrische Medizin [ZIGM] Fachbereich Memory Clinic	Geisenheimer Straße 10 **65197** Wiesbaden	Tel. 06 11/8 47-28 01 Fax 06 11/8 47-28 03
Neurozentrum Hochheim Privates Institut für Hirnfunktionsanalyse und Begutachtungsfragen	Weiherstraße 1 **65239** Hochheim am Main	Tel. 0 61 46/83 58 58 Fax 0 61 46/83 58 59
Gedächtnisklinik Otto-Fricke-Krankenhaus Fachklinik für Geriatrie und Orthopädie	Martha-von-Opel-Weg 34 **65307** Bad Schwalbach	Tel. 0 61 24/5 06-4 08 Tel. 0 61 24/5 06-4 12 Fax 0 61 24/5 06-5 32
Saarland Heilstätten GmbH Geriatrie Sonnenberg	Sonnenbergstraße **66110** Saarbrücken	Tel. 06 81/88 9-22 01 Fax 06 81/88 9-26 30
Universitätskliniken des Saarlandes Nervenklinik und Poliklinik Psychiatrie und Psychotherapie	Kirberger Straße Gebäude 90 **66421** Homburg/Saar	Tel. 0 68 41/16-2 42 10 Tel. 0 68 41/16-2 43 69
Krankenhaus Zum Guten Hirten	Semmelweisstraße 7 **67071** Ludwigshafen	Tel. 06 21/68 19-0
Klinik Sonnenwende	Sonnenwendstraße 86 **67098** Bad Dürkheim	Tel. 0 63 22/7 94-2 13
Westpfalz-Klinikum GmbH Neurologische Klinik	Hellmut-Hartert-Straße 1 **67655** Kaiserslautern	Tel. 06 31/2 03-17 92 Fax 06 31/2 03-19 77
Medizinisches Zentrum Glanblick	Schulweg 1 **67749** Offenbach Hundheim	Tel. 0 63 82/92 14-0
Zentralinstitut für Seelische Gesundheit	J 5 **68159** Mannheim	Tel. 06 21/17 03-33 06 Tel. 06 21/17 03-33 01 Tel. 06 21/17 03-33 03 Tel. 06 21/17 03-33 04 Tel. 06 21/17 03-33 02 Fax 06 21/17 03-33 05

Gedächtnissprechstunde/ Gedächtnisambulanz	Anschrift	Tel./Fax
Psychiatrische Universitätsklinik	Voßstraße 4 **69115** Heidelberg	Tel. 0 62 21/56-44 31 Tel. 0 62 21/56-44 46 Fax 0 62 21/56-44 35
Alzheimer Initiative Evangelische Gesellschaft Stuttgart e.V. Alzheimer Beratungsstelle/Angehörigengruppe	Büchsenstraße 34 **70174** Stuttgart	Tel. 07 11/20 54-3 74 Fax 07 11/20 54-4 99
Memory-Clinic im Rahmen der Tagesklinik für Ältere an der Klinik für Psychiatrie und Psychotherapie im Bürgerhospital Stuttgart	Türlenstraße 22 **70191** Stuttgart	Tel. 07 11/2 53-29 74 Tel. 07 11/2 53-28 52 Tel. 07 11/2 53-00 Fax 07 11/2 53-29 89
Memory Ambulanz Klinik für Geriatrische Rehabilitation am Robert-Bosch-Krankenhaus Stuttgart	Auerbachstraße 110 **70376** Stuttgart	Tel. 07 11/81 01-31 58 Fax 07 11/81 01-29 69
Memory Clinic der Universitätsklinik für Psychiatrie und Psychotherapie	Stauffenbergstraße 10 **72074** Tübingen	Tel. 0 70 71/29-8 71 26
Psychiatrische Universitätsklinik Tübingen, Memory Clinic	Osianderstraße 24 **72076** Tübingen	Tel. 0 70 71/ 29 8-23 02 Fax 0 70 71/29 41 41
SOFA Sozialpsychiatrischer Dienst für alte Menschen	Stuttgarter Straße 2 **72622** Nürtingen	Tel. 0 70 22/78 58 30 Fax 0 70 22/78 58 40
Demenz Zentrum der Enzkreis-Kliniken	Marxzeller Straße 50 **75305** Neuenbürg	Tel. 0 70 82/49 14-0 Fax 0 70 82/49 14-12
Städtisches Klinikum Klinik für Psychiatrie und Psychotherapie	Kaiserallee 10 **76133** Karlsruhe	Tel. 07 21/9 74- 37 10 (Pforte) Tel. 07 21/9 74- 37 04
Neurologische Abteilung am Klinikum Karlsbad-Langensteinbach	Guttmannstraße 1 **76307** Karlsbad	Tel. 0 72 02/61-33 69 Tel. 0 72 02/61-34 08 Fax 0 72 02/61-61 75
Rehaklinik Klausenbach	Klausenbach 1 **77787** Nordrach	Tel. 0 78 38/82-0 Tel. 0 78 38/82-2 50 Fax 0 78 38/82-4 26

Gedächtnissprechstunde/ Gedächtnisambulanz	Anschrift	Tel./Fax
Kliniken Schmieder Memoryklinik	Tafelholz 8 **78473** Allensbach	Tel. 0 75 33/8 08-11 05
Zentrum für Psychiatrie Reichenau (ZPR)	Feursteinstraße 55 **78479** Reichenau	Tel. 0 75 31/9 77-0 Tel. 0 75 31/9 77-4 24 Tel. 0 75 31/9 77-1 05 Fax 0 75 31/9 77-5 70
Neurogeriatrie- und Memory-Ambulanz Zentrum für Geriatrie und Gerontologie Freiburg	Lehener Straße 88 **79106** Freiburg	Tel. 07 61/2 70-70 98 Tel. 07 61/2 70-70 77 Fax 07 61/2 70-70 89
Memory Praxis Hochrhein	Untere Haspelstraße 15 **79761** Waldshut-Tiengen	Tel. 0 77 51/70 00 36
Universität München Psychiatrische Klinik Station D2	Nußbaumstraße 7 **80336** München	Tel. 0 89/51 60-58 20 Tel. 0 89/51 60-58 24 Fax 0 89/51 60-58 08
Max-Planck-Institut für Psychiatrie	Kraepelinstraße 2–10 **80804** München	Tel. 0 89/3 06 22-3 79 Tel. 0 89/3 06 22-3 68
Neurologische Klinik und Poliklinik der Ludwig-Maximilians-Universität (Schwerpunkt sind degenerative Demenzen vom Nicht-Alzheimer-Typ)	Postfach 701260 **81366** München	Tel. 0 89/70 95-36 90 Tel. 0 89/70 95-48 21 Fax 0 89/70 95-48 01
Alzheimer-Zentrum Psychiatrische Klinik der Technischen Universität München	Möhlstraße 26 **81675** München	Tel. 0 89/41 40-42 75 Tel. 0 89/41 40-42 79 Tel. 0 89/41 40-42 69 Tel. 0 89/41 40-42 85
Geriatrische Ambulanz Städt. Krankenhaus Neuperlach Memory Clinik	Oskar-Maria-Graf-Ring 51 **81737** München	Tel. 0 89/6794-22 84 Fax 0 89/6794-24 55
Alzheimer Therapiezentrum der Neurologischen Klinik Bad Aibling	Kolbermoorer Straße 72 **83043** Bad Aibling	Tel. 0 80 61/38 79-0 Fax 0 80 61/38 79-11 Service-Tel. 0 180 5/2 24 14 02 (12 Cent/Minute aus dem Festnetz)

Gedächtnissprechstunde/ Gedächtnisambulanz	Anschrift	Tel./Fax
Bezirkskrankenhaus Gabersee	Gabersee 7 Haus 2 **83512** Wasserburg	Tel. 0 80 71/71-3 47
Psychiatrisches Krankenhaus Agatharied	St. Agathastraße 1 **83734** Hausham	Tel. 0 80 26/3 93 44 97 Fax 0 80 26/3 93 44 97
Bezirkskrankenhaus Taufkirchen (Vils)	Bräuhausstraße 5 **84416** Taufkirchen (Vils)	Tel. 0 80 84/9 34-4 07 Tel. 0 80 84/9 34-2 12 Fax 0 80 84/9 34-4 00
Psychiatrische Institutsambulanz Danuvius Klinik GmbH	Bei der Schleifmühle 34 **85049** Ingolstadt	Tel. 08 41/93 39-8 00 Fax 08 41/93 39-8 11
Klinikum Ingolstadt Memory Clinic	Krummnauerstraße 25 **85049** Ingolstadt	Tel. 08 41/8 80-22 05 Fax 08 41/8 80-22 09
Klinik für Psychiatrie, Psychotherapie, Psychosomatik im Bezirkskrankenhaus Augsburg	Dr.-Mack-Straße 1 **86156** Augsburg	Tel. 08 21/48 03-1 15 Tel. 08 21/48 03-1 26 Fax 08 21/48 03-2 66
Memory Clinic der Hessing Stiftung Geriatrische Rehabilitationsklinik	Butzstraße 25 **86199** Augsburg	Tel. 08 21/9 09-4 24
Sozialpsychiatrischer Dienst Neuburg-Schrobenhausen Praxis für Neurologie und Psychotherapie	Caritasverband Neuburg-Schrobenhausen Spitalplatz C 193 **86633** Neuburg an der Donau	Tel. 0 84 31/6 48 85 55 Fax 0 84 31/6 48 81 00
Zentrum für Psychiatrie Die Weissenau Geronto-psychiatrische Ambulanz	Weingarthoferstraße 2 **88214** Ravensburg	Tel. 07 51/76 01-0 Tel. 07 51/76 01-24 04 Tel. 07 51/76 01-22 59 Fax 07 51/76 01-4 22 59
Zentrum für Psychiatrie Münsterklinik Zwiefalten Gerontopsychiatrische Ambulanz	Hauptstraße 9 **88529** Zwiefalten	Tel. 0 73 73/10-0 Tel. 0 73 73/10-32 16
Poliklinik für Neurologie der Universität Ulm	Steinhövelstraße 9 **89075** Ulm	Tel. 07 31/5 00-2 45 64 Tel. 07 31/5 00-2 14 34 Fax 07 31/5 00-2 67 45

Gedächtnissprechstunde/ Gedächtnisambulanz	Anschrift	Tel./Fax
Klinik für Psychiatrie und Psychotherapie am Klinikum Nürnberg-Nord	Prof.-Ernst-Nathan-Straße 1 **90419** Nürnberg	Tel. 09 11/3 98-39 43 Fax 09 11/3 98-39 42
Gedächtnis-Zentrum Universität Erlangen-Nürnberg	Nägelsbachstraße 25 **91052** Erlangen	Tel. 0 91 31/85-2 25 19 Fax 0 91 31/85-2 65 61
Institut für Psychogerontologie Universität Erlangen-Nürnberg	Nägelsbachstraße 25 **91052** Erlangen	Tel. 0 91 31/85-2 65 26 Fax 0 91 31/85-2 65 54
Klinik mit Poliklinik für Psychiatrie und Psychotherapie der Universität Erlangen-Nürnberg	Schwabachanlage 6 und 10 **91054** Erlangen	Tel. 0 91 31/85-3 45 97
Neurologische Klinik und Poliklinik Universitätsklinikum Erlangen	Schwabachanlage 6 **91054** Erlangen	Tel. 0 91 31/85-3 44 55 Fax 0 91 31/85-3 65 96
Bezirkskrankenhaus Ansbach	Feuchtwanger Straße 38 **91522** Ansbach	Tel. 09 81/46 53-0
Bezirksklinikum Regensburg	Universitätsstraße 84 **93053** Regensburg	Tel. 09 41/9 41-12 00 Tel. 09 41/9 41-0 Fax 09 41/9 41-12 05
Asklepios Klinik Schaufling	Hausstein 2 **94571** Schaufling	Tel. 0 99 04/77-34 64 Fax 0 99 04/77-55 71
Klinikum Bayreuth Geriatrische Tagesklinik	Preuschwitzer Straße 101 **95445** Bayreuth	Tel. 09 21/4 00-12 60 Tel. 09 21/4 00-12 68 Tel. 09 21/4 00-12 62 Fax 09 21/4 00-66 09
Nervenklinik Bamberg	St. Gertreu-Straße 14–18 **96049** Bamberg	Tel 09 51/9 54 11 06
Alzheimer Therapiezentrum im Klinikum Staffelstein	Am Kurpark 11 **96231** Bad Staffelstein	Tel. 0 95 73/56-3 64 Fax 0 95 73/56-5 52
Psychiatrische Universitätsklinik Würzburg	Füchsleinstraße 15 **97080** Würzburg	Tel. 0931/203-2 90
Geriatrische Klinik und Tagesklinik c/o Geriatrisches Zentrum	Nordhäuser Straße 74 **99089** Erfurt	Tel. 03 61/7 81-28 50

Stichwortverzeichnis

A

Affektivität 26
Aggression 113, 116, 178, 192
Aggressives Verhalten 69
Agitiertheit 68
Aids-Syndrom 47
Alkoholabhängigkeit 30
Alkoholenzephalopathie 41
Alkoholmissbrauch 41
Alleinleben 119
– Grenzen 122
Alltagskompetenz 90
– eingeschränkte 249 (Kriterien)
Alzheimer, Alois 52
Alzheimerkrankheit
– Behandlung 71, 87
– Entstehung und Symptome 51
– Frühsymptome 97
– Medikamente 71
– Stadien 97
– Verlauf 97
Alzheimer-Typ 52
Ambulante Pflegedienste 209
– Behandlungspflege 209, 223, 230, 239
– Grundpflege 209, 239, 246
– psychiatrische Behandlungspflege 209, 239
Amyloid 53
Anämie 30
Anamnese 24
Angehörige → auch Familie
– Einbinden in Therapie 73
– Unterhaltspflicht 258, 260, 262
Angst 65
– als Ursache aggressiven Verhaltens 193
Antidementiva 74, 81
Antidepressiva 74, 83
– tetrazyklische 84
– trizyklische 84
Antipsychotika (Neuroleptika) 85
– Schlaganfallrisiko 86
Appetit 155
Aricept 76
Auffälliges Verhalten 181
Auffassungsvermögen, Störung des 26
Aufmerksamkeitsstörungen 26
Aufsichtspflicht (Haftung) 271
Autofahren 184, 185
Axura 10 mg 80
Azetylcholin 30, 38, 55, 56
Azetylcholinesterasehemmer 76

B

Babyfon 137
Baden 168
Badezimmer 135
Basale Stimulation 150
Behandelbare Demenz 29, 30, 41
→ auch reversible Demenz
Behandlung
– Alzheimer-Demenz 71, 87
– behandelbare Demenzen 44
Behandlungspflege 239
→ auch Ambulante Pflegedienste
Behavioral and Psychological Symptoms of Dementia (BPSD) 59
Belastbarkeit
– Grenzen und Konflikte 188
Beratungs- und Anlaufstellen 230
Beruhigungsmittel 178
Beschäftigung eines Demenzkranken 129
Bestehlen
– Vorwürfe 188
– Wahn 100
Beta-42-Amyloid 53
Betreuer
– gesetzlicher 276
– Berufsbetreuer 285
Betreutes Wohnen 225
Betreuungsangebote 203
– Gruppenangebote 207
– niedrigschwellige 208
– stundenweise zu Hause 208
Betreuungsdienste 207
Betreuungskosten
– Kostenerstattung 255
– niederschwellige Betreuungsangebote 255
– Pflegedienste 256
– Tages-/Nacht-/Kurzzeitpflege 256
Betreuungsperson finden 195, 196
Betreuungsvereine 277, 279, 285

Betreuungsverfügung 275, 279, 284
Bewegungsmangel 58
Bewegungstherapie 93
Bezugspersonen 191
Biografische Rekonstruktion → Erinnerungstherapie
Biografischer Hintergrund 129
Blasenkatheter 172
Blutdruckmessung 26
Bluthochdruck 58
Blutungen 27
Bodengleiche Dusche 135
Botenstoffe (Neurotransmitter) 54
BPSD → Behavioral and Psychological Symptoms of Dementia

C
Cholesterin 57
Chromosomen 56
Citalopram 84
Computertomografie (CT) 26
Creutzfeld-Jacob 34

D
Demenz 24, 26
– behandelbare Demenzen 40
– bei Infektionen und Entzündungen des Gehirns 47
– gefäßbedingte und vaskuläre 26
– Risiko 12
Demenzformen 30, 34
Demenzieller Prozess 19
Denkverlangsamung 26
Depression 47, 65
– Beratung und Psychotherapie 50
– Initiale Depression 83
– Medikamente 47, 83, 84
Depressive Verstimmung 15
Deutsche Alzheimer Gesellschaften 231
– niedrigschwellige Betreuungsangebote 208
Diabetes mellitus 42
Diagnose 15
Diebstahl (Vorwurf) → Bestehlen → Misstrauen
Dihydroergotoxin 82
Donepezil 76
Dopamin 38
Dopaminmangel 39
Durchblutungsstörung 57 → auch vaskuläre Demenz
Duschen 168

E
Ebixa 10 mg 80
Echokardiografie (EKG) 26
EEG 22
Ehrenamt 217
Ehrenamtliche Hilfen 216
Eiweißstoff → Amyloid 53
Ekel 170, 191
– Ursachen 192
EKG 26
Elektroenzephalogramm (EEG) 26
Emotionale Schwingungsfähigkeit 26
Emotionen
– der Kranken 140
Entspannen
– Snoezeln 151
Entspannungstechniken für Angehörige 197, 202
Enzephalitis 47
Erbfaktoren 56
Ergotherapie 90
Erinnerungen nutzen 146
Erinnerungsalbum 147
Erinnerungstherapie 91
Erschöpfung der Pflegeperson 116, 196
Essen auf Rädern 163
Essen/Trinken 121, 151, 155, 173
– anreichen 158
– Auswahl von Speisen und Getränken 160
– Finger-Food 157
– Hauptmahlzeit 158
– selbstständiges 156
Exelon 76
Exploration 15

F
Facharzt
– für Neurologie 24
– für Psychiatrie 24
Fahrtüchtigkeit 186
Familie 109, 198
– Beschämung 181
– Isolation 180
– Kontakte pflegen 180
– Rollenwechsel als Konfliktursache 112
Fenster
– sichern 132
Fernsehen 144, 176
– Wahnvorstellungen 178
Fettstoffwechsel 42
– Störungen 58
Feuer 184
– Gefahren 133

Finanzielle Hilfen 237
Freiheitsbeschränkende Maßnahmen 283, 284
Freiheitsentzug 278
Fremdanamnese 18
Frontalhirn 30
Frontotemporale Demenz (Morbus Pick) 34
Führerschein → Autofahren

G
Galantamin 76
Gangstörung 44
Gartenarbeit 174
Gedächtnis 12
Gedächtnisleistung 28
Gedächtnissprechstunde 22, 231
Gedächtnisstörung 26
Gedankensperrung 26
Gefahren 124
Gehirnjogging 88
Gehirnzellen 52
Geistige Leistungsfähigkeit 47
Geld 122
Genetische Tests 28, 56
Gerüche 156
Geschäftsfähigkeit 268, 280
Geschäftsunfähigkeit 269
Gesetzlicher Betreuer 276
– Betreuungsvereine 277, 279
– Haftpflichtversicherung 277
Gesprächskreise für pflegende Angehörige 196, 198, 200
Gestik 144, 149
Ginkgo biloba 82
Glukosestoffwechsel 57
Glutamat 55, 56
Glutamatrezeptorantagonisten 78
Grenzen der Belastbarkeit 184, 193
– Konflikte 188
Grenzen der Leistungsfähigkeit 116, 192, 196
Grenzen des Alleinlebens 118
Grundpflege
→ ambulante Pflegedienste
Grundsicherung (Lebensunterhalt) 258
Gruppenangebote von Betreuungsdiensten 207

H
Haftpflichtversicherung 194, 272
Halluzinationen 26, 68
Haloperidol 86
Harnprobleme 44
→ auch Inkontinenz
Hauptmahlzeit 158
Hausarbeit
– als Beschäftigung 170
Hausarzt
– Aufgaben und Rolle 15, 72
Haushalt 122
Haushaltsdienste 212
Häusliche Krankenpflege 211, 239, 242
Hausnotrufgerät 134
– Zuschüsse 256
Hausratversicherung 273
Haustiere → Tiere
Hauswirtschaftliche Hilfen 210
Heilbare Demenzformen
→ reversible Demenzformen
Heim → Pflegeheim
Herd → Kochherd
Herumnesteln 102, 150
Herzinsuffizienz 30
Hilfe zur Pflege 261
– Unterhaltspflicht von Angehörigen 262
Hilfsmittel
– Ansprüche auf 240
– Zuschüsse 242
Hippokampus 54
Hirnabbauprozess 27
Hirndurchblutungsstörungen
– Risikofaktoren 36
Hirninfarkt 36
Hirnkammern 52
– Erweiterung der 27
Hirnrinde 52
Hirntumor 45
HIV-Infektion 47
Hoher Blutdruck 58
Hörprobleme 143

I
ICD 10 (WHO) 20
Ich-Störungen 26
Impfung 58
Infarkt 27
Initiale Depression 83
Inkontinenz
– Hilfsmittel 171
– Kleidungswechsel 170
– Ursachen 170

J
Juristische Maßnahmen
– Testament 74, 270
– Vorsorgevollmacht 74, 279, 280

K

Kinder 182
Kleidung 169
Kochherde als Gefahrenquelle 133
Kognition 60
Kognitives Training („Gehirnjogging") 88
Kognitives Vermögen 17
Kombinationsleistung der Pflegeversicherung 253
Kommunikation 141
– mit Wörtern 144
– ohne Worte 149
– Schwierigkeiten 142
Konflikte 111, 187
– bei der Körperpflege 69, 167
– Rollenwechsel der Familienmitglieder 112
Kontinuität
– in der Betreuung 204
Koordination 24
Körperpflege 121, 166
– ambulanter Pflegedienst 167
– Baden/Duschen 168
– Fußpflege 167
– Konflikte 69, 167
– Rasieren 168
– Schamgefühl 167
– Schminken 169
Krankenhaus 118
Krankenkasse 238, 235
Krankenversicherung 238
Krisentelefon 234
Kunsttherapie 92
Kupferablagerung 44
Kupferionen 43
Kurse
– für pflegende Angehörige 201
Kurzzeitgedächtnis 60
Kurzzeitpflege 119, 205, 221, 254
– bei Urlaub 202

L

Laborchemische Untersuchungen 28
Laboruntersuchungen 22
Langzeitgedächtnis 60
Lebensende
– Ernährung 165
→ auch Sondenernährung
Lebenserhaltende Maßnahmen 286, 288
– Abbruch der 277, 287
Leistungen
– der gesetzlichen Krankenkasse 238
– der Pflegeversicherung 251
– der Sozialhilfe 258
Lewy-Körperchen-Demenz 35
Liquor-Untersuchung (Lumbalpunktion) 28
Lustlosigkeit 15

M

Magensonde → Sondenernährung → PEG-Sonde
Magnetresonanztomografie (MRT) 26
Mahlzeiten 173
– gestalten 155
Make-up → Schminken
Malen 177
Mangelernährung 124
Männer
– und Hausarbeit 177
MDK 244, 247
Medicproof 244
Medikamente 75
– Nebenwirkungen als Demenzursache 46
Medizinischer Dienst der Krankenversicherung (MDK) 244
– Gutachten 247
Melperon 86
Memantine 79
Memory-Klinik 231
Merkfähigkeit 15
– Störungen 26
Mimik 144, 145, 149
Mini-Mental-Status-Test (MMST) 23
Mirtazapin 84
Misstrauen 66, 100, 188
Mobile Soziale Dienste 212
Morbus Alzheimer 52
Morbus Pick
→ Frontotemporale Demenz
Motorik 24
Multiple Sklerose 47
Musik 130, 151, 176
Musiktherapie 92

N

Nachbarn 194
Nachtpflege 218, 253
Nachtruhe 178 → auch Schlafstörungen
Nahrungsergänzungsmittel 153
Nervenarzt 25
Nervenzellen 24
Nesteln 102, 150
Netzwerk, neuronales 55
Neurodegenerative Erkrankung 24

Neurofibrillen 53
Neuroleptika 74, 85
→ auch Antipsychotika
– Haloperidol 86
– Melperon 86
– Pipamperon 86
– Risperidon 86
Neurologische Untersuchung 24
Neurologisch-psychiatrische Untersuchung 24
Neurotransmitter 30, 54
Nicergolin 82
Niedrigschwellige Betreuungsangebote 208, 235, 256
Nimodipin 82
Noradrenalin 56, 84
Normaldruck-hydrozephalus 44
Nortriptylin 84
Notarielle Beurkundung 281

O

Oberflächensensibiliät 25
Orientierung
– in der Wohnung 128
Orientierungshilfen
– räumliche 129
Orientierungsstörung 15, 26, 61
Orientierungsvermögen, räumliches 12
Ortungsgerät 137

P

Parkinsonkrankheit 38, 39, 80, 164,
Patientenverfügung 165, 279, 283, 285, 286
PEG-Sonde 164, 288
Pflegeangebote 203
Pflegeberatung 232
Pflegedienste 235
– ambulante 209
Pflegegeld 251
Pflegeheim 117, 205, 223
– Heimvertrag 268
Pflegekassen 235
Pflegekurse 256
– für Angehörige 201
Pflegenottelefon
→ Krisentelefon
Pflegesachleistung 253
Pflegestufen 245
– Mindestvoraussetzung 252
– Widerspruch 250
Pflegetagebuch 248
Pflegeversicherung 243, 251
Pflegewohngeld 264
Pflege-Wohngemeinschaften 227
Pipamperon 86
Pirazetam 82
Plaques, senile 53, 55
Positronenemissions-tomografie (PET) 27
Psychiatrische Behandlungspflege 209, 239
→ auch ambulante Pflegedienste
Psychologische Diagnostik 21
Psychomotorik 26
Psychopharmaka 74
Psychotherapie 74, 88
Pupillenreaktion 25
Pyritinol 82

Q

Qualitätskriterien
– Betreuungs- und Pflegeangebote 204

R

Radio 144, 176
Rasieren 168
Rauchen 58, 184
Reboxetin 84
Rechtliche Betreuung 274
Reden und Erzählen 175
Reminyl 76
Rentenversicherung
– der Pflegeperson 258
Reversible Demenzformen 30, 34, 40
Rezeptor 54
Riechhirn 54
Risikofaktoren für Hirn-durchblutungsstörungen 36
Risperidon 86
Rivastigmin 39, 76
Röntgen 26
Rund-um-die-Uhr-Betreuung 214

S

Schädelhirntrauma 45
Schamgefühl 181
– bei der Körperpflege 167
Schilddrüsenhormon, Mangel 42
Schilddrüsenunterfunktion 30
Schlafstörungen 69, 70, 178
– Nachtpflege 218
Schlaganfall 36
Schluckstörungen 159

Schminken 169
Schreien 192
Schuldgefühl 113, 119, 198
Schwerbehinderung
– Ausweis 264
– Merkzeichen 265
Screening-Test 23
Sehprobleme 143
Selbstbestimmungsrecht 195
Selbsthilfegruppen 194, 198, 200, 216
– gründen 196
Selbstständigkeit und Orientierung in der Wohnung 128
Selektive Serotonin-Wiederaufnahmehemmer 84
Sensibilität 24
Serotonin 38, 56
Sertralin 84
Sexualität 199
Sicherheit
– in der Wohnung 131
Single-Photon-Emissions-Computertomografie (SPECT) 27
Sinnesreize 150
Sinnestäuschungen 26
Snoezeln 151
Sondenernährung (PEG-Sonde) 164
– Patientenverfügung 288
Sozialamt 234
Sozialgericht 250
Sozialhilfe 258
– Hilfe zur Pflege 261
Sozialverhalten 28
Spezialambulanz 22
Sporadische Erkrankung 56
Sport 176
Sprache 12, 21
→ auch Kommunikation
– anpassen 144
– Einschränkungen 141
– Störungen 63
Sprachverständnis 21, 63
Sprachzerfall 63
Stationäre Pflege 255
Sterben 106, 166, 198
Stimmung 28
Stirn- und Schläfenbereich 45
Störungen
– der Gedächtnisfunktion 47
– des logischen und abstrakten Denkens 28
– des Schlaf-Wach-Rhythmus 69
– des zweckmäßigen Handelns 63
Sturzgefahren 132
Synaptischer Spalt 55
Syndrom-Kurz-Test (SKT) 23
Syphilis 47

T

Tages-/Nachtpflege 218, 253
Tagesablauf 120, 130
– Gestaltung 129, 172
Tagesmüdigkeit 70
Tagespflege 119, 205, 218
Tag-Nacht-Rhythmus 178
Tanzen 176
Tanztherapie 92
Tau-Proteine 54
Technische Geräte 131
Telefon 131
Telefonseelsorge 234
Testament 74, 270, 279
Testpsychologische Untersuchungen 21
Therapie → Behandlung
Tiefensensibilität 25
Tiere 125, 183
Todesfall 276
Treppen sichern 132
Trinken und Essen 121, 151
Trinken, ausreichend 154
Tumore 27

U

Übende Verfahren 74
Überforderung 116
Übergewicht 58
Uhren-Test 23
Umherwandern 68, 128, 193
→ auch Agitiertheit
Umzug 123, 125
– Einbeziehen des Kranken 119
– ins Heim 117
Unfällen vorbeugen 132
Unfallversicherung 273
– der Pflegeperson 258, 273
Unruhe 68
→ auch Agitiertheit
Unterernährung 153, 164
Unterhaltspflicht von Angehörigen 260, 262
Untervollmacht 282
Urlaub 202
– Kurzzeitpflege 202

V

Validation 148
Vaskuläre Demenz 35
– vorbeugen 38
Venlafaxin 84
Verhalten, auffälliges 64, 181

Verhaltensstörung 15
Verhaltenstherapie 90
Verhinderungspflege 208, 211, 254
– stundenweise 254
Verlassen der Wohnung 136
Verlauf der Alzheimerkrankheit 95
Verlaufsbeobachtung 21
Verlieren von Gegenständen 189
Vermeiden als Bewältigungsstrategie 100
Versorgungs- und Betreuungssituation 74
Verwahrlosung 123
Virusinfektion 47
Visuell evozierte Potenziale (VEP) 26
Vitamin D 152
Vitamin-B1-Mangel 43, 153
Vitamin-B12-Mangel 41, 153
Vollmacht 280, 281
– Widerruf 282
Vorbeugung der vaskulären Demenz 38
Vormundschaftsgericht 136, 274, 283
– gesetzliche Betreuung 123
Vorsorgeregister der Bundesnotarkammer 282
Vorsorgevollmacht 74, 279, 280

W

Wahlrecht 274
Wahn 67
Wahnvorstellungen 26, 130
– durch Fernsehen 178
Wahrnehmung 24
Wahrnehmungsstörungen 130
Wandern 193
→ auch Umherwandern
Wasserschäden, Schutz vor 134
Weglaufbarrieren 137
Weglaufen 136
Wernicke-Korsakoff-Syndrom 41
Widerspruch bei Pflegestufe 250
– Sozialgericht 256
Wiedererkennen 64
Wilsonsche Erkrankung 43
Wohlfahrtsverbände 235
– niedrigschwellige Betreuungsangebote 208
Wohnberatung 128, 233
Wohngemeinschaften 126
→ auch Pflege-Wohngemeinschaften
Wohnung
– gestalten 127
– technische Hilfen 127
Wohnungsanpassung 257
Wutausbrüche 192

Z

Zahnarzt 156
Zentrales Nervensystem 24, 28
Zentralregister der Bundesnotarkammer 285
Zerfahrenheit im Denken 26
Zuckerkrankheit
→ Diabetes mellitus
Zusammenleben mit Demenzkranken 117, 119
Zusätzliche Betreuungsleistungen 209
Zuzahlungen der Krankenkassen 242
Zweckmäßiges Handeln
– Störungen 63

Impressum

Herausgeber und Verlag

Stiftung Warentest
Lützowplatz 11–13
10785 Berlin
Tel. 0 30 / 26 31-0
Fax 0 30 / 26 31-25 25
www.stiftung-warentest.de

Vorstand
Dr. jur. Werner Brinkmann

Weitere Mitglieder der Geschäftsleitung
Hubertus Primus (Publikationen)
Dr.-Ing. Peter Sieber (Untersuchungen)

Verbraucherzentrale Nordrhein-Westfalen e.V.
Mintropstraße 27
40215 Düsseldorf
Tel. 0 180 5/00 14 33 (12 Cent pro Minute aus dem Festnetz)
Fax 02 11/38 09-235
www.verbraucherzentrale-nrw.de

Vorstand
Klaus Müller

Mitherausgeber
Verbraucherzentrale Bundesverband e.V. (vzbv)
Verbraucherzentrale Hamburg e.V.
Verbraucherzentrale Hessen e.V.
Verbraucherzentrale Niedersachsen e.V.
Verbraucherzentrale Thüringen e.V. (Adressen → Seite 294)

Autoren
Medizinischer Teil: Dr. med. Dr. phil. Günter Niklewski,
Leitender Arzt der Klinik für Psychiatrie und Psychotherapie
am Klinikum Nürnberg
Dr. phil. Rose Riecke-Niklewski,
Psychologische Psychotherapeutin, Nürnberg

Pflegeteil: Dipl. oec. troph. Heike Nordmann,
Verbraucherzentrale Nordrhein-Westfalen,
wissenschaftliche Mitarbeiterin Demenz-Servicezentrum
für die Region Aachen/Eifel

Lektorat
Stiftung Warentest
Uwe Meilahn (Leitung)
Ursula Rieth
Heike Plank
Verbraucherzentrale Nordrhein-Westfalen
Dr. Hannah Friege

→

Fachliche Beratung: *Prof. Dr. med. Peter Berlit,* Alfred Krupp Krankenhaus, Neurologische Klinik mit Klinischer Neurophysiologie, Essen
Prof. Dr. rer. nat. Gerd Glaeske, Universität Bremen, Zentrum für Sozialpolitik (ZeS); pharmafacts, Freiburg
Dr. med. Eberhard Hesse, 1. Vorsitzender des PRO DEM e.V. zur regionalen Versorgung alter Menschen mit Hirnleistungsstörungen, Stuhr (bei Bremen)
Sabine Jansen, Geschäftsführerin der Deutschen Alzheimer Gesellschaft e.V., Selbsthilfe Demenz, Berlin
Christian Koch, Dipl. Soz.arb. und Case-Manager, Pflegeberatung der Verbraucherzentrale NRW für den Kreis Unna
Annette Richert, 1. Vorsitzende der Alzheimer Gesellschaft Berlin, Oberärztin am Krankenhaus Hedwigshöhe, Funktionsbereich Gerontopsychiatrie, Berlin
Christine Sowinski, Dipl.-Psych. und Krankenschwester, Koordinierungsstelle der Landesinitiative Demenz-Service NRW im Kuratorium Deutsche Altershilfe (KDA) Köln
Ulrike Steckkönig, FINANZtest

Layout, Satz und Litho: tiff.any GmbH, Berlin

Titel und Bildauswahl: Sylvia Heisler
Bildbeschaffung: Lars Neupert
Fotos: Titelfoto: Avenue-images; SUPERBILD (S. 6, 11); Klinikum für Psychiatrie und Psychotherapie am Klinikum Nürnberg (S. 23, 44, 53, 54); Bigot /Andia (S. 33); epd-Bild: Bertold Fernkorn (S. 50), Werner Krueper (S. 95), Cathia Hecker (S. 9, 107, 139, 203); AGE / Mauritius (S. 71); gettyimages Karen Beard (S. 87), Push (S. 188); Heike Nordmann (S. 135, 147); Verbraucherzentrale NRW (S. 206); Ralph Kaiser (S. 173); Peter Duddek / VISUM (S. 237); Sozialdienst Germering (S. 10, 267); Hans-Jürgen Wiedl (S. 290)
Grafiken: Kati Hammling (S. 12, 34, 66, 96)

Verlagsherstellung: Rita Brosius, Kerstin Uhlig

Druck: Grafisches Centrum Cuno, Calbe

Einzelbestellung und Vertrieb: **STIFTUNG WARENTEST**
Postfach 81 06 60, 70523 Stuttgart
Tel. 0 180 5 / 00 24 67, Fax 0 180 5 / 00 24 68
(jeweils 12 Cent pro Minute aus dem Festnetz)
www.stiftung-warentest.de
und bei allen Verbraucherzentralen (Adressen → Seite 294)

Redaktionsschluss: August 2006